Agnieszka Peralta Martin

Strahlend und gesund ab 40

Agnieszka Peralta Martin

Strahlend und gesund ab 40

Ihr ganzheitlicher Fahrplan
für frisches Aussehen, vitale Haut
und mehr Energie

VAK Verlags GmbH
Kirchzarten bei Freiburg

Hinweis des Verlags

Dieses Buch dient der Information über Möglichkeiten der Gesundheitsvorsorge. Wer sie anwendet, tut dies in eigener Verantwortung. Die Autorin und der Verlag beabsichtigen nicht, Diagnosen zu stellen oder Therapieanleitungen zu geben. Die hier vorgestellten Vorgehensweisen sind nicht als Ersatz für professionelle Behandlung bei ernsthaften Beschwerden zu verstehen.

Bibliographische Information der Deutschen Nationalbibliothek
Die Deutsche Nationalbibliothek verzeichnet diese Publikation in der Deutschen Nationalbibliographie; detaillierte bibliographische Daten sind im Internet über http://dnb.d-nb.de abrufbar.

VAK Verlags GmbH
Eschbachstraße 5
79199 Kirchzarten
Deutschland
E-Mail: info@vakverlag.de
www.vakverlag.de

Produktion: Schmieder Media GmbH, Lünen
Lektorat: Sabine Schmieder, Lünen
Covergestaltung: Kathrin Steigerwald, Hamburg
Layout und Satz: Klaus Lingenauber, Hamburg
Druck: Westermann Druck Zwickau GmbH
Printed in Germany
ISBN: 978-3-86731-293-6

Inhalt

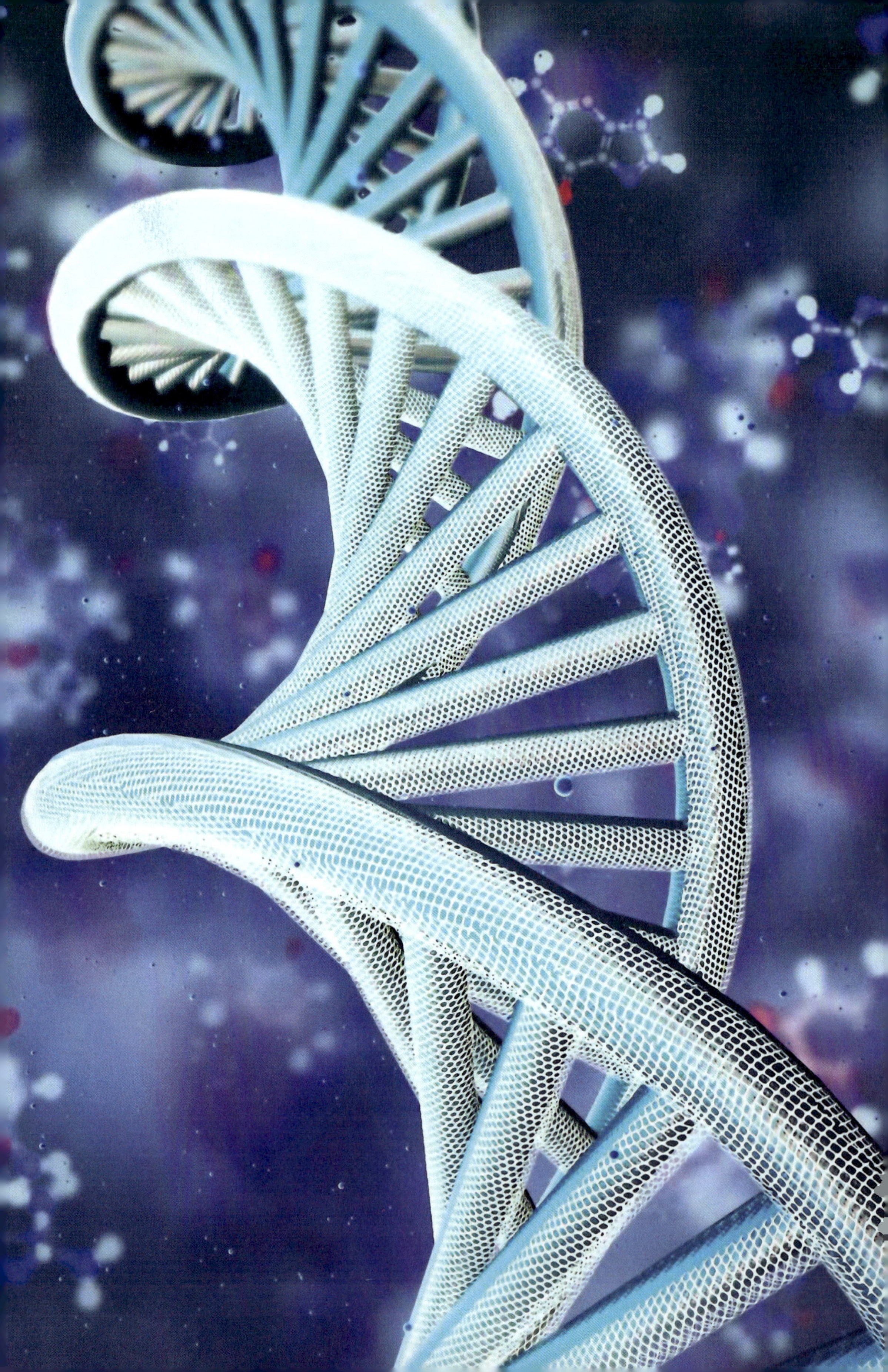

Kapitel 1

Unsere Genetik – unabwendbares Schicksal?

Die DNA – unser genetischer Bauplan, der Aussehen, Stoffwechsel und Reaktionen auf die Umwelt bestimmt.

Unsere Gene beeinflussen weit mehr als nur unser äußeres Erscheinungsbild. Sie spielen eine zentrale Rolle bei der Entwicklung unserer Persönlichkeit, unseres Denkvermögens und bei zahlreichen Stoffwechselvorgängen in unserem Körper. In unserer genetischen Ausstattung ist festgelegt, mit welchen Anlagen wir auf die Welt kommen.

Dazu gehört nicht nur, ob wir blaue oder braune Augen haben, ob unser Haar glatt oder lockig, hell oder dunkel wächst, sondern auch, wie unser Organismus funktioniert und auf Umwelteinflüsse reagiert. So bestimmen unsere Gene beispielsweise, wie leistungsfähig unsere Organe arbeiten, wie gut unser Immunsystem auf bestimmte Reize oder Schadstoffe anspricht und mit welchem Risiko wir im Laufe unseres Lebens bestimmte Erkrankungen entwickeln, darunter Diabetes, verschiedene Krebsarten oder Autoimmunerkrankungen.

Auch unsere psychische Grundausstattung wird durch unsere Gene geprägt. Jeder Mensch bringt eine individuelle Kombination von Persönlichkeitsmerkmalen mit: Manche Menschen sind von Natur aus gelassen und belastbar, andere hingegen reagieren empfindlich auf Stress - oft infolge einer geringeren, genetisch bedingten psychischen Resilienz.

Unsere Fähigkeit, mit Herausforderungen und Belastungen umzugehen, ist zu einem gewissen Grad angeboren. Wir können sie durch gezieltes Training und Stressbewältigung zwar verbessern, doch dafür benötigen wir Ausdauer, Geduld und Kontinuität.

Es wird deutlich: Jeder Mensch ist ein Unikat, sowohl in seinem äußeren Erscheinungsbild als auch in seinem emotionalen und psychischen Empfinden. Auch der Alterungsprozess verläuft individuell - niemand altert gleich. Doch woran liegt das? Mit zunehmendem Alter steigt die Wahrscheinlichkeit, dass sich genetisch bedingte oder andere Erkrankungen entwickeln. Dies hängt zum einen mit dem natürlichen Verschleiß von Zellen und Geweben zusammen und zum anderen damit, dass die Fähigkeit unseres Körpers, regenerative Prozesse aufrechtzuerhalten, allmählich nachlässt.

Reparaturmechanismen, die in jungen Jahren effizient arbeiten - etwa zur Beseitigung geschädigter Zellen oder zur Zellneubildung -, funktionieren im Alter weniger zuverlässig. Dadurch steigt das Risiko für chronische Erkrankungen, Entzündungen oder degenerative Prozesse.

Es ist von zentraler Bedeutung, die grundlegenden Prozesse des Alterns zu verstehen. Dieses Wissen hilft Ihnen dabei, besser nachzuvollziehen, was im Laufe der Zeit in Ihrem Körper geschieht. Denn der Alterungsprozess beginnt nicht an der Oberfläche. Er beginnt im Inneren und wird erst mit der Zeit im Äußeren sichtbar. Wenn Körperzellen altern, können sie ihre Aufgaben nicht mehr in vollem Umfang erfüllen.

Das kann sich in vielen Bereichen des Körpers bemerkbar machen, unter anderem in einer veränderten Hautstruktur und nachlassender Vitalität. Nur wenn Sie diese biologischen Veränderungen verstehen, können Sie gezielt und frühzeitig darauf reagieren. Mit dem richtigen Verständnis und der Entscheidung für passende Maßnahmen haben Sie die Möglichkeit, Ihr frisches, vitales Erscheinungsbild lange zu bewahren und zugleich Ihr inneres Gleichgewicht zu stärken.

Ihr Anti-Aging-Weg

Dabei gibt es nicht den einen richtigen Anti-Aging-Weg, sondern viele verschiedene Möglichkeiten. Welche Maßnahmen für Sie sinnvoll sind, hängt von Ihrer körperlichen Verfassung, Ihrer aktuellen Lebensphase und Ihren persönlichen Bedürfnissen ab. In diesem Ratgeber möchten wir Ihnen nicht nur wissenschaftlich fundiertes Wissen rund um das Thema Altern vermitteln, sondern auch praktische, leicht verständliche und vor allem realistische Tipps für Ihren Alltag an die Hand geben.

Das Altern ist ein äußerst komplexer biologischer Prozess, über den wir heute bereits vieles wissen - doch längst nicht alles. Die Forschung hat in den vergangenen Jahren beeindruckende Fortschritte gemacht: Wir verstehen immer besser, wie Zellalterung, die sogenannte Telomerverkürzung, epigenetische Veränderungen und chronische Entzündungen zusammenwirken. Gleichzeitig ist noch vieles ungeklärt und unser Verständnis wächst permanent weiter. Klar ist jedoch: Altern verläuft nicht nach einem starren Schema, sondern ist ein dynamischer Prozess, den wir mitgestalten und positiv beeinflussen können. Gerade ab dem 40. Lebensjahr nehmen viele Menschen erste Veränderungen wahr: Die Haut wirkt müder, die Regeneration verlangsamt sich, die Energie lässt leichter nach - körperlich wie geistig.

Doch genau hier liegt eine große Chance: Wer versteht, was in seinem Körper vor sich geht, kann bewusst gegensteuern, mit gezielten Maßnahmen, die die Zellgesundheit fördern, Entzündungen reduzieren und Vitalität sowie ein frisches Aussehen bis ins hohe Alter unterstützen.

Vermutlich sind wir uns einig: Nur ein gesunder Körper kann echte Frische und Vitalität nach außen ausstrahlen. Doch was genau bedeutet eigentlich „gesund" - vorwiegend auf körperlicher Ebene?

Körperliche Gesundheit beschreibt einen Zustand, in dem alle Organsysteme optimal funktionieren, der Stoffwechsel im Gleichgewicht ist, die Zellen gut versorgt sind und der Körper in der Lage ist, sich selbst zu regenerieren und Belastungen standzuhalten. Dazu zählen eine stabile Verdauung, die Nährstoffe effizient aufnimmt, und ein funktionierendes Immunsystem, das Krankheitserreger abwehrt.

Kurz gesagt:
Ein gesunder Körper ist leistungsfähig, widerstandsfähig und im Einklang mit sich selbst. Genau aus diesem Grund legen wir in diesem Ratgeber den Fokus nicht nur auf äußere Aspekte, sondern widmen uns auch intensiv der körperlichen und seelischen Balance sowie der optimalen Versorgung mit essenziellen Nährstoffen.

Denn nur, wer sich von innen heraus gestärkt, energievoll und möglichst fit fühlt, kann diese innere Kraft und Gesundheit auch nach außen tragen, sichtbar im Erscheinungsbild und spürbar in der Ausstrahlung.

Nun möchten wir Ihnen die zentralen Merkmale und Mechanismen des biologischen Alterns kurz präsentieren.

Die wichtigsten Erkenntnisse aus der Altersforschung

Die Altersforschung hat in den vergangenen Jahren große Fortschritte gemacht, und mit ihr ist auch unser Verständnis dafür gewachsen, was im Körper wirklich passiert, wenn wir älter werden. Altern ist längst nicht mehr nur eine Frage von Falten, grauen Haaren oder nachlassender Fitness. Vielmehr handelt es sich um einen vielschichtigen biologischen Prozess, der tief in unseren Zellen beginnt. Wissenschaftler auf der ganzen Welt beschäftigen sich heute intensiv mit den inneren Mechanismen des Alterns, also mit den Veränderungen, die in unseren Zellen, unserem Stoffwechsel und unserem Regenerationssystem stattfinden. Dabei wurden in den vergangenen Jahren zentrale Faktoren identifiziert, die eine Schlüsselrolle im Alterungsprozess spielen. In diesem Abschnitt stellen wir Ihnen die wichtigsten Erkenntnisse vor, die erklären, warum unsere Energie nachlässt, warum der Körper Nährstoffe anders verwertet und was auf zellulärer Ebene geschieht, wenn unsere biologische Uhr tickt. Diese Erkenntnisse bilden die Grundlage für viele moderne Anti-Aging-Strategien und zeigen, wie eng Zellgesundheit, Lebensstil und ein frisches, vitales Erscheinungsbild miteinander verbunden sind.

Abnehmende Energieproduktion der Zellen

So wie ein Fahrzeug Treibstoff braucht, um fahren zu können, benötigt unser Körper Energie, damit unzählige Stoffwechselprozesse ablaufen können. Dazu gehören Tausende biochemischer Reaktionen wie Enzymaktivitäten, Hormonwirkungen, die Neubildung von Zellen und Zellbestandteilen, Abbau- und Reparaturprozesse sowie die Übertragung von Signalen. Die Aufgabe der Energieerzeugung übernehmen die sogenannten Mitochondrien, auch als „Zellkraftwerke" bezeichnet. Sie produzieren das sogenannte Adenosintriphosphat (kurz ATP). ATP funktioniert in der Zelle wie ein „Energiespeicher": Es speichert Energie und gibt sie genau dann frei, wenn die Zelle sie für ihre Funktionen benötigt. Mit dem Alter werden diese Zellkraftwerke jedoch weniger effizient und erzeugen immer weniger Energie. Dadurch sinkt die Leistungsfähigkeit der Zellen und der Energieengpass führt dazu, dass wichtige Stoffwechselprozesse nicht mehr reibungslos funktionieren. Gleichzeitig steigt die Produktion schädlicher Nebenprodukte, was wir als oxidativen Stress bezeichnen. Die entstehenden freien Radikale können Zellbestandteile schädigen und so zu irreparablen Schäden innerhalb der Zelle führen.

Infobox

Unser Lebensstil hat einen großen Einfluss darauf, wie gut unsere Mitochondrien funktionieren und wie schnell ihre Leistung beim Älterwerden nachlässt. Dauerhafter Stress, eine unzureichende Versorgung mit wichtigen Nährstoffen sowie Krankheiten und chronische Medikamenteneinnahme können unseren Zellkraftwerken ordentlich zusetzen. Dieser Energiemangel macht sich durch allgemeine Symptome bemerkbar:

- **Chronische Müdigkeit**
  Wenn Sie sich trotz einer durchgeschlafenen Nacht erschöpft, kraft- und antriebslos fühlen, könnte eine gestörte Energieproduktion in den Zellen die Ursache sein.

- **Konzentrationsschwäche und mentale Fatigue**
  Reduzierte mentale Leistungsfähigkeit aufgrund einer verminderten Mitochondrienfunktion macht sich durch Vergesslichkeit bemerkbar, die Betroffenen können sich nicht mehr wie gewohnt ausdrücken (Wortfindungsstörungen) und fühlen sich innerlich benommen.

Achtung! Die hier genannten Symptome und Befindlichkeitsstörungen sind sehr allgemein und können diverse Ursachen haben. Sollten Sie sich über einen längeren Zeitraum unwohl und kraftlos fühlen, sollten die Ursachen ärztlich abgeklärt werden. Im späteren Teil des Ratgebers werden wir uns näher mit den möglichen Ursachen für chronische Ermüdung befassen.

- **Geschwächtes Immunsystem**
  Jede Immunzelle benötigt Energie, um Erreger zu erkennen und zu bekämpfen. Wenn die Energiekraftwerke geschwächt sind, arbeiten auch die Immunzellen langsamer und weniger effektiv. Das kann zu einer höheren Infektanfälligkeit und schwächerer Abwehrkraft führen.

- **Haut- und Haarveränderungen**
  Haut- und Haarzellen benötigen kontinuierlich Energie, um sich zu erneuern, zu teilen und neues Gewebe aufzubauen. Ist die Mitochondrienfunktion eingeschränkt, verlangsamen sich diese Regenerationsprozesse deutlich. Die Haut wirkt weniger rosig und verliert ihren natürlichen Glow. Sie erscheint fahl, trockener und reagiert empfindlicher auf äußere Reize. Auch die Wundheilung verläuft langsamer. Gleichzeitig wird das Haarwachstum gebremst. Die Haare wachsen langsamer und können dünner oder brüchiger werden.

Weitere unspezifische Symptome bei unzureichender Energieproduktion auf zellulärer Ebene können sein: Kälteempfindlichkeit, verlangsamter Stoffwechsel und Gewichtszunahme, eingeschränkte Funktion hormonbildender Organe wie Nebenniere oder Schilddrüse.

In diesem Ratgeber erhalten Sie zahlreiche Informationen und praktische Tipps, um die Funktion der Energiekraftwerke Ihrer Zellen gezielt zu unterstützen und damit mehr Vitalität im Alltag zu erlangen.

Veränderter Stoffwechsel von Nährstoffen

Mit zunehmendem Alter verändert sich die Verstoffwechselung sowohl mit Makro- (Fetten, Proteinen und Kohlenhydraten) als auch mit Mikronährstoffen (Vitamine, Mineralstoffen und Spurenelementen).

Makronährstoffe:

Mit zunehmendem Alter kommt es zu einem fortschreitenden Abbau der Muskelmasse. Um dem entgegenzuwirken, sollte die Zufuhr von hochwertigem Eiweiß über die Ernährung erhöht werden. Eine ausreichende Proteinzufuhr trägt nicht nur zum Erhalt der Muskelmasse und -kraft bei, sondern unterstützt auch die Funktion des Immunsystems, welches im Alter ebenfalls anfälliger wird.

Auch der Fettstoffwechsel verändert sich im Alter. Die Fettaufnahme im Dünndarm nimmt ab, während gleichzeitig die Konzentrationen an freien Fettsäuren (Bestandteile von Fetten), Triglyzeriden (Fachbezeichnung für Blutfette sowie Fette aus der Nahrung) sowie des „schlechten" LDL-Cholesterins im Blut ansteigen können. Parallel dazu sinkt häufig der Anteil des „guten" HDL-Cholesterins, das eine wichtige Rolle beim Rücktransport von Fetten zur Leber spielt. Das HDL-Cholesterin hilft dabei, überschüssiges Cholesterin aus dem Blut und den Gefäßwänden zu entfernen und übt damit einen schützenden Effekt auf die Arterien aus.

Eine weitere typische Stoffwechselveränderung im Alter betrifft den Kohlenhydratstoffwechsel. Die Empfindlichkeit der Zellen gegenüber Insulin nimmt ab. Insulin wirkt dabei wie ein Schlüssel: Es „öffnet" die Zellen für die Aufnahme von Glukose (Zucker) aus dem Blut. Ist zu wenig Insulin vorhanden oder reagieren die Zellen nicht mehr ausreichend darauf, verbleibt die Glukose im Blutkreislauf. Dies kann zur Entwicklung eines Diabetes mellitus Typ 2 führen – einer Erkrankung, bei der der Blutzuckerspiegel dauerhaft erhöht ist und unbehandelt das Risiko für Herz-Kreislauf-Erkrankungen, Nervenschäden und andere Folgeerkrankungen deutlich erhöht ist.

Gute Nachricht! In den meisten Fällen können wir den Makronährstoff-Stoffwechsel über unseren Lebensstil maßgeblich beeinflussen. Bestimmte genetisch bedingte Fettstoffwechselstörungen, wie die familiäre Hypercholesterinämie oder erhöhtes Lipoprotein (a), lassen sich durch den Lebensstil hingegen kaum bis gar nicht beeinflussen. In solchen Fällen ist eine medikamentöse Therapie unerlässlich.

Der Einfluss metabolischer Veränderungen auf das äußere Erscheinungsbild und die Vitalität

Stoffwechselstörungen wie Diabetes mellitus Typ 2 oder Fettstoffwechselstörungen betreffen nicht nur innere Organe und Gefäße. Sie haben auch sichtbare Auswirkungen auf das äußere Erscheinungsbild und das persönliche Wohlbefinden. Ein zentraler Mechanismus dabei sind chronische, oft unbemerkte Entzündungsprozesse, die den Körper auf mehreren Ebenen belasten.

Bei Stoffwechselstörungen kommt es häufig zu niedriggradigen Entzündungen, auch „stille Entzündungen" genannt. Anders als akute Entzündungen verlaufen sie ohne Fieber oder Schmerzen und bleiben deshalb lange unbemerkt. Ein wichtiger Laborwert, der Hinweise auf solche Prozesse liefert, ist das C-reaktive Protein (CRP). Werte bis 1 Milligramm pro Liter gelten als normal, Werte zwischen 1 und 5 Milligramm pro Liter können auf stille Entzündungen hindeuten. Werte über 5 Milligramm pro Liter deuten meist auf eine akute Entzündung hin.

Diese stillen Entzündungen können langfristig Gewebe und Gefäße schädigen, den Alterungsprozess beschleunigen und chronische Erkrankungen wie Arteriosklerose, Herz-Kreislauf-Erkrankungen, Leberverfettung oder Demenz fördern. Sie entstehen unter anderem durch überschüssiges Bauchfett, Insulinresistenz, oxidativen Stress und veränderte Fettstoffwechselparameter wie hohe LDL- oder Triglyzeridwerte.

Entzündungen wirken sich auch negativ auf das Erscheinungsbild der Haut und auf das allgemeine Energielevel aus. Sie können die Zellregeneration der Haut verlangsamen und die Bildung von Kollagen hemmen, was zu einer schlaffen, müden Haut führt. Gleichzeitig beeinträchtigen sie die Mikrozirkulation, also die feine Versorgung der Haut mit Sauerstoff und Nährstoffen. Dadurch sieht die Haut oft blass aus und es fehlt ihr der so begehrte Glow. Zudem fördern chronische Entzündungsprozesse oxidativen Stress, der nicht nur die Hautalterung beschleunigt, sondern auch Unreinheiten und ein unebenes Hautbild begünstigen kann.

Ferner sinkt bei andauernden Entzündungen häufig auch die körperliche und mentale Vitalität. Viele Betroffene fühlen sich müde, abgeschlagen und antriebslos. Die entzündlichen Prozesse laufen unterschwellig ab, beeinflussen jedoch das gesamte Wohlbefinden spürbar.

Ein weiterer bedeutender Faktor, der das äußere Erscheinungsbild im Alter maßgeblich beeinflusst, ist der altersbedingte Muskelabbau. Bleibt dieser Muskelabbau unbehandelt – also ohne gezieltes Krafttraining und eine ausreichende Versorgung mit Eiweiß –, hat das sicht- und spürbare Folgen für Körper und Haut.

Mit dem Verlust von Muskelmasse nimmt auch der Muskeltonus (die natürliche Straffheit der Muskeln) ab, wodurch das Gewebe insgesamt an Spannung verliert. Das zeigt sich nicht nur am Körper, sondern auch im Gesicht: Die Haut wirkt schlaffer und weniger straff. Gleichzeitig verschlechtert sich die Durchblutung der Haut, wodurch sie schlechter mit Sauerstoff und wichtigen Nährstoffen versorgt wird. Das Resultat ist ein Hautbild, das oft blass, leblos und weniger strahlend erscheint.

Muskulatur erfüllt jedoch nicht nur eine ästhetische Funktion. Sie ist ein zentraler Motor des Stoffwechsels. Sie hilft dabei, den Blutzuckerspiegel zu regulieren, stärkt das Immunsystem und trägt entscheidend zu einem aktiven, vitalen Körpergefühl bei. Geht Muskelmasse verloren, schwindet daher nicht nur körperliche Stärke, sondern auch Lebensenergie, was sich im äußeren Erscheinungsbild und im Alltag bemerkbar macht.

Zusätzlich wirkt sich regelmäßige körperliche Aktivität positiv auf die Körperhaltung aus: Wer seine Muskulatur gezielt stärkt, steht aufrechter, bewegt sich sicherer und beugt so Haltungsschäden und Rückenschmerzen vor. Eine gestärkte Muskulatur (insbesondere im Rumpfbereich) entlastet Wirbelsäule und Gelenke und kann bestehende Beschwerden deutlich lindern.

Nicht zuletzt stärkt Bewegung das Selbstbewusstsein. Menschen, die regelmäßig Sport treiben, erleben sich selbst als kraftvoller und belastbarer, was sich nicht nur körperlich, sondern auch mental zeigt. Eine verbesserte Haltung, mehr Körperspannung und das Gefühl, etwas für sich selbst zu tun, wirken sich positiv auf Ausstrahlung, Stimmung und Lebensqualität aus.

Mikronährstoffe

Für gesunde ältere Menschen gelten im Wesentlichen die gleichen Nährstoffempfehlungen wie für junge Erwachsene – mit Ausnahme des erhöhten Eiweißbedarfs. Dabei sollte man jedoch stets bedenken, dass der Alterungsprozess individuell sehr verschieden verläuft. Körperliche und geistige Leistungsfähigkeit verändern sich von Mensch zu Mensch unterschiedlich stark.

Begleitend zum Älterwerden treten verschiedene körperliche Veränderungen auf, die den Bedarf an bestimmten Nährstoffen beeinflussen.

Ein besonders wichtiges, aber oft unterschätztes Thema im Alter ist der Vitamin-B12-Spiegel. Vitamin B12, auch Cobalamin genannt, spielt eine entscheidende Rolle für die Blutbildung, die Nervenfunktion und die geistige Leistungsfähigkeit. Doch gerade im höheren Lebensalter kommt es häufig zu einem Mangel.

Ursache dafür ist unter anderem die nachlassende Produktion von Magensäure, die im Alter oft deutlich zurückgeht. Magensäure ist notwendig, damit das Vitamin B12 aus der Nahrung im Darm aufgenommen werden kann. Fehlt diese ausreichende Magensäure, kann das Vitamin nicht optimal verwertet werden, selbst wenn genügend Vitamin B12 über die Nahrung aufgenommen wird. Auch bestimmte in Deutschland weitverbreitete Medikamente, wie Magensäureblocker oder das häufig eingesetzte Antidiabetikum Metformin, können die Aufnahme von Vitamin B12 im Verdauungstrakt beeinträchtigen.

Ein Vitamin-B12-Mangel bleibt leider häufig unbemerkt oder wird nicht ausreichend beachtet, obwohl er erhebliche gesundheitliche Folgen haben kann - von Erschöpfung und Konzentrationsproblemen bis zu neurologischen Störungen. Da Vitamin B12 im Körper, vorwiegend in der Leber, gespeichert wird, entwickelt sich ein Mangel meist schleichend und zeigt sich nicht von heute auf morgen.

Stammzellalterung

Wir werden mit einer bestimmten Anzahl von Stammzellen, also bisher nicht ausdifferenzierten Zellen, aus denen sich alle anderen Zellen entwickeln, geboren. Diese Zellen dienen unserem Körper als eine Art „Zellreserve" und haben die Fähigkeit, sich zu teilen und neue spezialisierte Zellen (beispielsweise Herz- oder Nervenzellen) zu bilden, um Gewebe zu erneuern und zu reparieren.

Im Laufe des Lebens nimmt diese Stammzellreserve jedoch ab, entweder weil Stammzellen sich teilen und dabei „ermüden" oder weil sie Schaden nehmen und nicht mehr richtig funktionieren. Das bedeutet, dass der „Pool" an verfügbaren Stammzellen allmählich kleiner wird. Dadurch verlangsamt sich die Regeneration von Geweben wie Haut, Muskeln oder inneren Organen. Die Folgen für die Haut sind sichtbar: Sie wird dünner und weniger elastisch, Wunden heilen langsamer, und die allgemeine Erneuerung im Körper ist reduziert.

Merken Sie sich bitte Folgendes: Je stärker die Stammzellen gefordert sind, beispielsweise bei chronischem Stress, Nährstoffmangel, Entzündungen oder Umweltgiften, desto häufiger müssen sie sich teilen, um neue Zellen zu produzieren und um geschädigtes Gewebe zu reparieren. Diese erhöhte Teilungsrate führt dazu, dass die begrenzte „Reserve" an Stammzellen schneller erschöpft wird.

Doch zum Glück liegt es größtenteils in unserer eigenen Hand, wie schnell die Stammzellenerschöpfung voranschreitet. In diesem Ratgeber finden Sie zahlreiche Strategien, um diesem Prozess so gut wie möglich entgegenzuwirken.

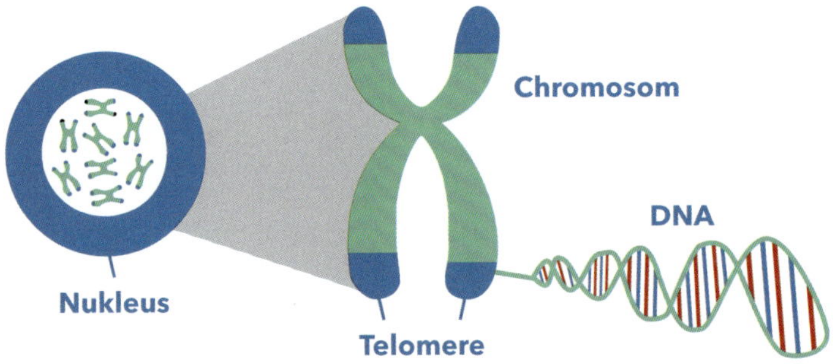

Im Nukleus (Zellkern) befinden sich die Chromosomen, die das gesamte Erbgut einer Zelle enthalten. Jedes Chromosom besteht aus einem langen DNA-Strang, auf dem unsere Gene codiert sind. An den Enden der Chromosomen sitzen die Telomere - schützende Kappen, die verhindern, dass die DNA bei jeder Zellteilung beschädigt wird. Mit zunehmender Zellteilung werden die Telomere kürzer. Ihre Länge gilt heute als wichtiger Biomarker für das biologische Alter, da sie Aufschluss darüber gibt, wie „alt" unsere Zellen tatsächlich sind, unabhängig vom Lebensalter in Jahren.

Verkürzung von Telomeren

Unsere Erbinformation (sozusagen der gesamte Bauplan für unseren Körper) ist in den sogenannten Chromosomen gespeichert. In einer menschlichen Körperzelle, um genauer zu sein im Zellkern, befinden sich 46 Chromosomen. Diese sind in 23 Chromosomenpaaren organisiert - je ein Chromosom vom Vater und eines von der Mutter. Jedes Chromosom enthält Tausende Gene, die steuern, wie unser Körper funktioniert, wächst und sich regeneriert.

Immer wenn sich eine Zelle teilt, sei es zur Heilung, als natürlicher Teil des Wachstums oder zur Erneuerung, muss das Erbgut kopiert werden. Telomere verhindern, dass die Enden der Chromosomen bei der Zellteilung beschädigt werden oder mit anderen Chromosomen verschmelzen. Sie sorgen indirekt dafür, dass die chromosomale DNA intakt bleibt und die Gene korrekt abgelesen werden können.

Durch die schützende Funktion der Telomere wird verhindert, dass wichtige Erbinformationen verloren gehen. Das Problem dabei ist jedoch, dass die Telomere bei jeder Zellteilung kürzer werden. Je kürzer die Telomere, desto älter ist eine Zelle und desto schlechter funktioniert sie. Unterschreiten die Telomere im Laufe der Zeit eine Mindestlänge, verliert die Zelle ihre Fähigkeit zur Teilung. Sie verbleibt in einem dauerhaften Ruhezustand und wird als seneszente Zelle (siehe Punkt „Anhäufung von seneszenten Zellen") bezeichnet.

In der Folge verliert der Körper nach und nach immer mehr teilungsfähige Zellen. Das hat weitreichende Auswirkungen: Die Funktion der Zellen nimmt ab und Gewebe kann sich nicht mehr ausreichend regenerieren. Dieser Prozess betrifft primär sich schnell erneuernde Systeme wie Haut, Blut oder das Immunsystem.

Da geschwächte Zellfunktionen und Entzündungsprozesse im Alter zunehmen, steigt gleichzeitig das Risiko für chronische Erkrankungen wie Herz-Kreislauf-Leiden, Diabetes oder Krebs.

Interessanterweise zeigen Studien, dass bestimmte Lebensstilfaktoren einen Einfluss auf die Telomerlänge haben können. Zu diesen Faktoren gehören hauptsächlich Stressmanagement, Schlaf, Bewegung sowie Ernährung (und damit Vorbeugung von Übergewicht und den damit assoziierten chronischen Erkrankungen). Auf diese Lebensstilfaktoren gehen wir genauer im Kapitel 4 ein.

Anhäufung von seneszenten Zellen

Seneszente Zellen sind, wie bereits erwähnt, Zellen, die sich nicht mehr teilen können. Die Bildung seneszenter Zellen ist im Kern ein Schutzmechanismus unseres Körpers, denn sie findet statt, wenn Körperzellen alt oder beschädigt sind. Auf diese Weise wird verhindert, dass sich Krebszellen im Körper ausbreiten. Im Kindesalter, bei Wundheilung oder zur Unterdrückung von Tumoren können seneszente Zellen von Makrophagen (spezialisierten Immunzellen, die potenziell schädliche Zellen oder Krankheitserreger phagozytieren, also „fressen") erkannt und beseitigt werden.

Im Alter verbleiben sie jedoch im Gewebe und verursachen chronische Entzündungen und Organschäden, die mit Alterserkrankungen wie Arteriosklerose, Altersdiabetes, Alzheimer oder Krebs in Verbindung gebracht werden. Aus diesem Grund werden sie stellenweise in der Fachliteratur auch als „Zombiezellen" bezeichnet. In diesem Ratgeber erklären wir, wie Sie durch gezielte Maßnahmen die körpereigene Zellreinigung fördern und somit die Belastung durch seneszente Zellen verringern können.

Ferner haben Altersforscher einen weiteren zentralen Mechanismus des Alterns identifiziert und intensiv untersucht: die Epigenetik. Dieses noch vergleichsweise junge Forschungsfeld liefert faszinierende Erkenntnisse darüber, wie stark unser Lebensstil die Aktivität unserer Gene beeinflusst – und damit nicht nur den Alterungsprozess, sondern auch unser äußeres Erscheinungsbild.

Die Epigenetik zeigt eindrucksvoll, dass Altern nicht ausschließlich vom genetischen Zufall abhängt, sondern in gewissem Maße mitgestaltet werden kann. Ein hoch spannendes Thema, dem wir deshalb ein eigenes Kapitel widmen möchten.

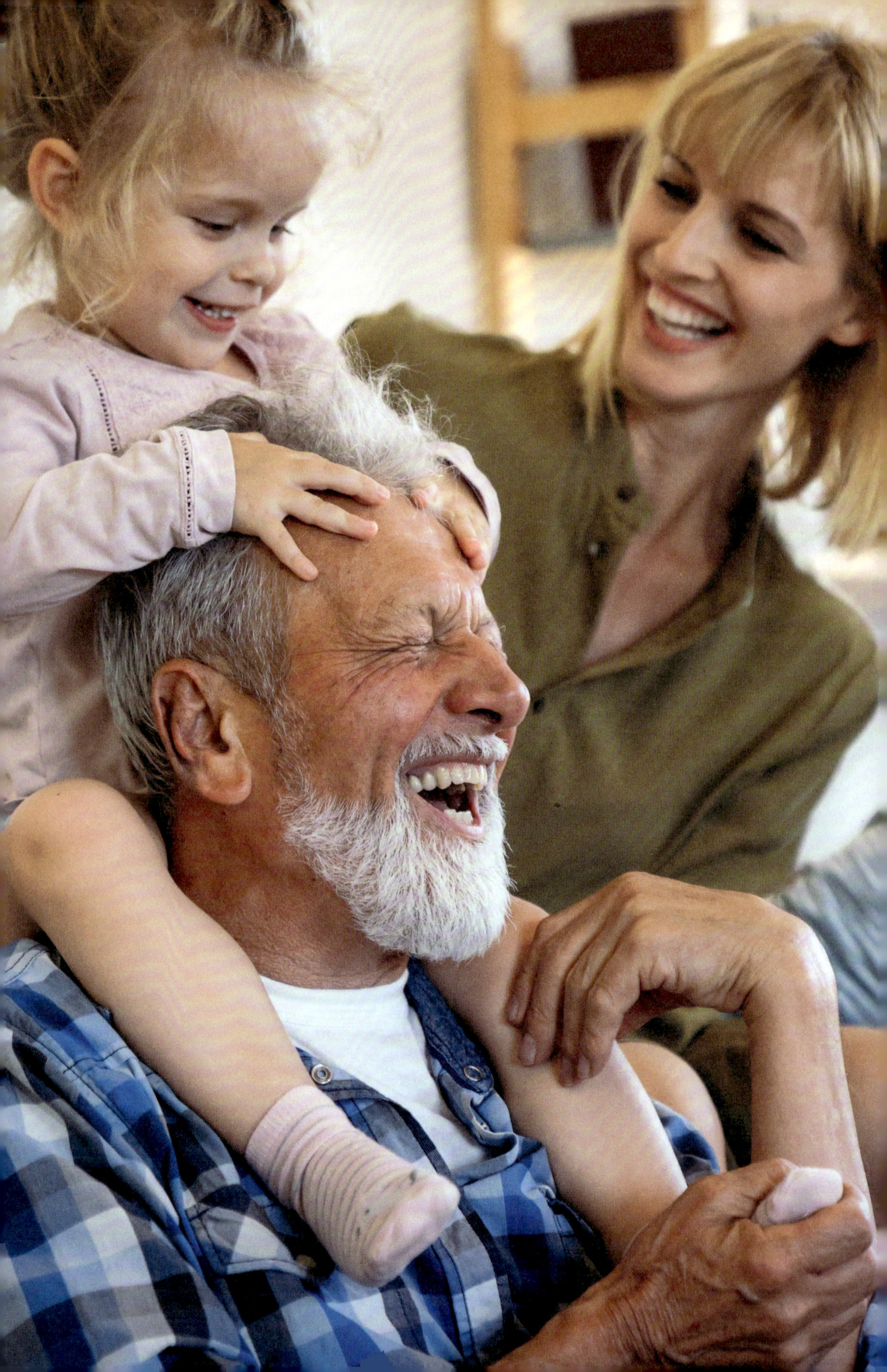

Kapitel 2

Altern als Folge einer fehlgesteuerten Genregulation – die Macht der Epigenetik

Zahlreiche Studien deuten darauf hin, dass Umweltfaktoren wie unausgewogene Ernährung, chronischer Stress oder der Kontakt mit Schadstoffen nicht nur die eigene Gesundheit beeinflussen, sondern auch epigenetische Spuren im Erbgut hinterlassen können. Diese Spuren verändern nicht die Gene selbst, aber sie beeinflussen, ob bestimmte Gene aktiv oder stillgelegt werden, also wie unser genetischer Bauplan genutzt wird.

Jede einzelne Zelle unseres Körpers enthält unsere gesamte Erbinformation (in der Fachsprache das Genom). Unser Körper besteht allerdings aus unterschiedlichen Geweben und Organen, die sich in ihrem Aufbau und ihrer Funktion wesentlich voneinander unterscheiden. Woher weiß unser Körper, an welcher Stelle und welche Art von Zellen (zum Beispiel Muskel-, Herz- oder Hautzellen) gebildet werden soll? Damit unser Körper eine spezialisierte Zelle bilden kann, wird nicht das gesamte Genom, also der ganze Bauplan unseres Körpers, sondern nur einen kleinen Teil davon gebraucht. Unser Körper benötigt sozusagen eine Gebrauchsanweisung, die ihm eine genaue Anleitung gibt, wie man etwa eine Hautzelle bildet.

In der Körperzelle gibt es daher eine Art „Schaltzentrale", die darüber entscheidet, welche Gene gerade angeschaltet werden sollen, um unter anderem neues Hautgewebe zu bilden. Die Gene, die nicht benötigt werden (wie die Erbinformation zur Bildung neuen Knochengewebes), werden abgeschaltet, also mit anderen Worten deaktiviert. Für diese Steuerung der Genaktivität ist das Epigenom zuständig.

Die Epigenetik ist die Wissenschaft, die erforscht, wie Gene gezielt an- oder ausgeschaltet werden, ohne die Erbinformation selbst zu verändern. Dank der engagierten und stetigen Forschung von Wissenschaftlern auf diesem Gebiet wissen wir heute, dass zahlreiche Faktoren Einfluss auf diese epigenetischen Steuerungsmechanismen nehmen können. Werfen wir nun einen Blick auf einige anschauliche Beispiele.

Viele Menschen tragen eine genetische Veranlagung für bestimmte Erkrankungen wie Diabetes Typ 2 oder Krebs in sich. Das nennt man genetische Prädisposition. Doch das bedeutet noch lange nicht, dass diese Erkrankungen auch tatsächlich ausbrechen müssen.

Denn unsere Gene sind kein festgeschriebenes Schicksal, sondern vielmehr wie ein Bauplan mit vielen Optionen. Welche Teile dieses Plans tatsächlich umgesetzt werden, wird maßgeblich durch die oben beschriebene Epigenetik bestimmt. Inzwischen ist bekannt, dass zahlreiche äußere Einflüsse die epigenetische Steuerung unserer Gene mitbestimmen. Dazu gehören insbesondere unsere Ernährung, Bewegung, Schlaf, psychischer Stress sowie Umweltfaktoren wie Schadstoffe oder Chemikalien. Genau hier können wir aktiv eingreifen.

Wenn in Ihrer Familie beispielsweise viele Menschen an Typ-2-Diabetes erkrankt sind, haben Sie möglicherweise ein erhöhtes Risiko, diese Stoffwechselstörung ebenfalls zu entwickeln. Aber: Ein bewegter Lebensstil, ausgewogene Ernährung, ausreichender Schlaf und Normalgewicht können dieses Risiko erheblich senken, den Ausbruch der Erkrankung weitestgehend hinauszögern oder sogar verhindern, dass die genetische Veranlagung jemals zum Tragen kommt.

Auch bei Krebs gibt es genetische Risikofaktoren. Bestimmte Mutationen erhöhen die Wahrscheinlichkeit für bestimmte Krebsarten. Doch Studien zeigen, dass gesunde Lebensgewohnheiten die Genaktivität beeinflussen können und damit das Erkrankungsrisiko deutlich verringern.

Genetik versus Epigenom

Unsere genetische Grundausstattung oder, vereinfacht gesagt, unser biologischer Bauplan legt unter anderem fest, ob wir blaue oder braune Augen haben, schmale oder volle Lippen entwickeln oder ein erhöhtes Risiko für bestimmte Erkrankungen in uns tragen. An dieser genetischen Ausgangslage können wir nichts verändern. Worauf wir jedoch Einfluss nehmen können, ist die Aktivität unserer Gene, also darauf, ob bestimmte Gene aktiviert oder stummgeschaltet werden und wir in der Folge schneller oder langsamer altern oder bestimmte Erkrankungen entwickeln.

Besonders spannend: Diese epigenetischen Veränderungen können in manchen Fällen an die nächste Generation weitergegeben werden. Das bedeutet, dass etwa die Ernährung oder die Lebensweise der Eltern einen messbaren Einfluss auf die Gesundheit und Krankheitsanfälligkeit ihrer Kinder haben kann, auch wenn die Kinder selbst nie direkt denselben Belastungen ausgesetzt waren.

So wie wir leben, beeinflusst laut zahlreichen Studien unsere Epigenetik, also die Frage, welche Gene in unserem Körper aktiviert oder stillgelegt werden. Und das passiert nicht einmalig, sondern jeden Tag aufs Neue: durch unsere Entscheidungen beim Essen, in der Bewegung und im Umgang mit Stress sowie psychoaktiven Konsummitteln (Zigaretten, Alkohol und Drogen).[1]

Schon beim Frühstück stellen wir die Weichen: Greifen wir zum Weißmehlbrötchen mit Zwiebelmett oder zuckerreicher Marmelade – Lebensmittel, die kurzfristig satt machen, jedoch kaum gesundheitsfördernde Nährstoffe enthalten? Oder starten wir mit einem bunten Hafer-Porridge und frischem Obst in den Tag? Verbringen wir unsere Freizeit überwiegend auf dem Sofa oder bewegen wir uns regelmäßig an der frischen Luft?

All diese alltäglichen Gewohnheiten wirken sich nachweislich auf unsere epigenetischen Schalter aus, also darauf, wie unser genetischer Bauplan genutzt wird. Selbst anhaltender Stress kann epigenetische Veränderungen hervorrufen, und erste Studien deuten darauf hin, dass einige dieser Veränderungen möglicherweise sogar an nachfolgende Generationen weitergegeben werden können.[2]

Infobox

Aging Clocks – wie moderne Methoden unser biologisches Alter enthüllen

Das Altern ist für uns alle ein unausweichlicher Prozess. Doch nicht jeder Körper altert im gleichen Tempo. Wissenschaftler haben Methoden entwickelt, mit denen sich das biologische Alter ziemlich genau messen lässt. Diese sogenannten Aging Clocks zeigen nicht nur, wie alt wir auf Zellebene wirklich sind. Sie spiegeln auch wider, welchen Lebensstil wir pflegen. Ernährung, Bewegung, Schlaf und sogar Stress hinterlassen messbare Spuren.

Aging Clocks sind hochmoderne Werkzeuge für all diejenigen, die ihr wahres, biologisches Alter bestimmen möchten. Zu den bekanntesten zählen insbesondere das GrimAge oder DunedinPACE. Der Nachteil ist jedoch, dass diese Testverfahren in der Regel nicht über reguläre Arztpraxen, sondern durch spezialisierte Dienstleister und Labore angeboten werden. Und letztlich ist es definitiv eine Kostenfrage, ob man sich die Bestimmung des biologischen Alters leisten möchte oder kann. Die Kosten für die Untersuchung können mehrere hundert Euro betragen, weshalb sie derzeit eher als eine exklusive Leistung gelten und bislang nicht zum Standardangebot für die breite Bevölkerung gehören.

Genregulation auf dem Teller – das epigenetische Potenzial der Ernährung

Seit einigen Jahren beschäftigen sich Wissenschaftler intensiv mit der Auswirkung unserer Ernährung auf unsere Gesundheit und Longevity (auf Deutsch Langlebigkeit). Seit Jahren gilt unsere Ernährungsweise als ein epigenetischer Impulsgeber. Erst in jüngster Vergangenheit, im Jahr 2024, wurde eine Übersichtsarbeit (Titel: Examining nutrition strategies to influence DNA methylation and epigenetic clocks) veröffentlicht, die die Forschungsergebnisse zum Thema Ernährung und deren Einfluss auf die Epigenetik zusammenfasst.

Die Autoren kamen zu der Schlussfolgerung, dass die Mehrheit der Studien, die sich mit der Auswirkung der Ernährung auf epigenetische Veränderungen befassten, zeigte, dass eine ausgewogene Ernährung Einfluss auf die sogenannte Methylierung der DNA (das Anheften kleiner chemischer Gruppen, die darüber entscheiden, ob Gene abgelesen oder stillgelegt werden) hat und bei einigen wurde eine verlangsamende Wirkung auf das epigenetische Altern (also unseren biologischen Kalender) beobachtet. Die Autoren gehen davon aus, dass man mit ausgewogener Ernährung eine ausreichende Menge an antioxidativen Substanzen zuführt, um Entzündungsprozesse im Körper einzudämmen und so dem Risiko für die Entwicklung entzündungsbedingter Erkrankungen wie rheumatoider Arthritis und Krebs entgegenzuwirken.[3]

In dem Review wurden außerdem zahlreiche klinische Studien analysiert, um herauszufinden, ob sich die Zufuhr bestimmter Vitamine und Mineralstoffe messbar auf epigenetische Marker (wie die oben genannte DNA-Methylierung oder epigenetische Uhren) auswirkt. Das Ergebnis: Für viele Mikronährstoffe fand sich kaum ein signifikanter Einfluss, mit wenigen Ausnahmen wie Vitamin D.

Doch wie aussagekräftig ist dieses Ergebnis wirklich?

Zunächst muss man bedenken, dass klinische Studien kostspielig und methodisch aufwendig sind. Aus diesem Grund sind viele dieser Untersuchungen auf kurze Zeiträume beschränkt – häufig auf nur wenige Wochen oder Monate. Doch auch Rom wurde nicht an einem Tag erbaut: Biologische Prozesse wie epigenetische Veränderungen können sich je nach individuellem Ausgangszustand über längere Zeiträume entwickeln. Auch ein gesunder Lebensstil zeigt seine Wirkung oft nicht sofort, sondern erst über Jahre hinweg.

Zudem ist die Aussagekraft begrenzt, wenn in Studien einzelne Nährstoffe isoliert betrachtet werden. Die menschliche Biochemie funktioniert nicht in Einzeldosen, sondern in komplexen Wechselwirkungen. Vitamine, Mineralstoffe, sekundäre Pflanzenstoffe und andere bioaktive Substanzen beeinflussen einander im Stoffwechsel. Es ist daher wenig überraschend, dass eine kurzfristige Gabe einzelner Substanzen nicht zu messbaren Veränderungen führt, wenn gleichzeitig andere Nährstoffe fehlen.

Was lernen wir daraus?
Auch wenn einzelne Studien keinen klaren Effekt einzelner Vitamine auf epigenetische Marker zeigen, bedeutet das nicht, dass Ernährung keinen Einfluss auf unser biologisches Altern hat. Es unterstreicht vielmehr die Bedeutung eines ganzheitlichen, langfristigen und ausgewogenen Lebensstils, bei dem dem Körper kontinuierlich alle wichtigen Nährstoffe in ausreichender Menge zur Verfügung stehen. Gesundheit ist kein kurzfristiges Projekt, sondern vielmehr ein lebenslanger Prozess.

Die gezielte Einnahme einzelner Nahrungsergänzungsmittel kann zudem in bestimmten Fällen wenig sinnvoll sein, wenn gleichzeitig andere Faktoren – wie eine Unterversorgung mit weiteren Nährstoffen, ein Ungleichgewicht im Darmmikrobiom oder ungünstige Lebensgewohnheiten – unberücksichtigt bleiben.

Wie wir leben, wie wir essen, wie wir denken und wie gut wir für unsere Erholung sorgen, wirkt sich langfristig auf unsere Zellen aus und zeigt sich oft zuerst dort, wo wir es sehen können: auf unserer Haut.

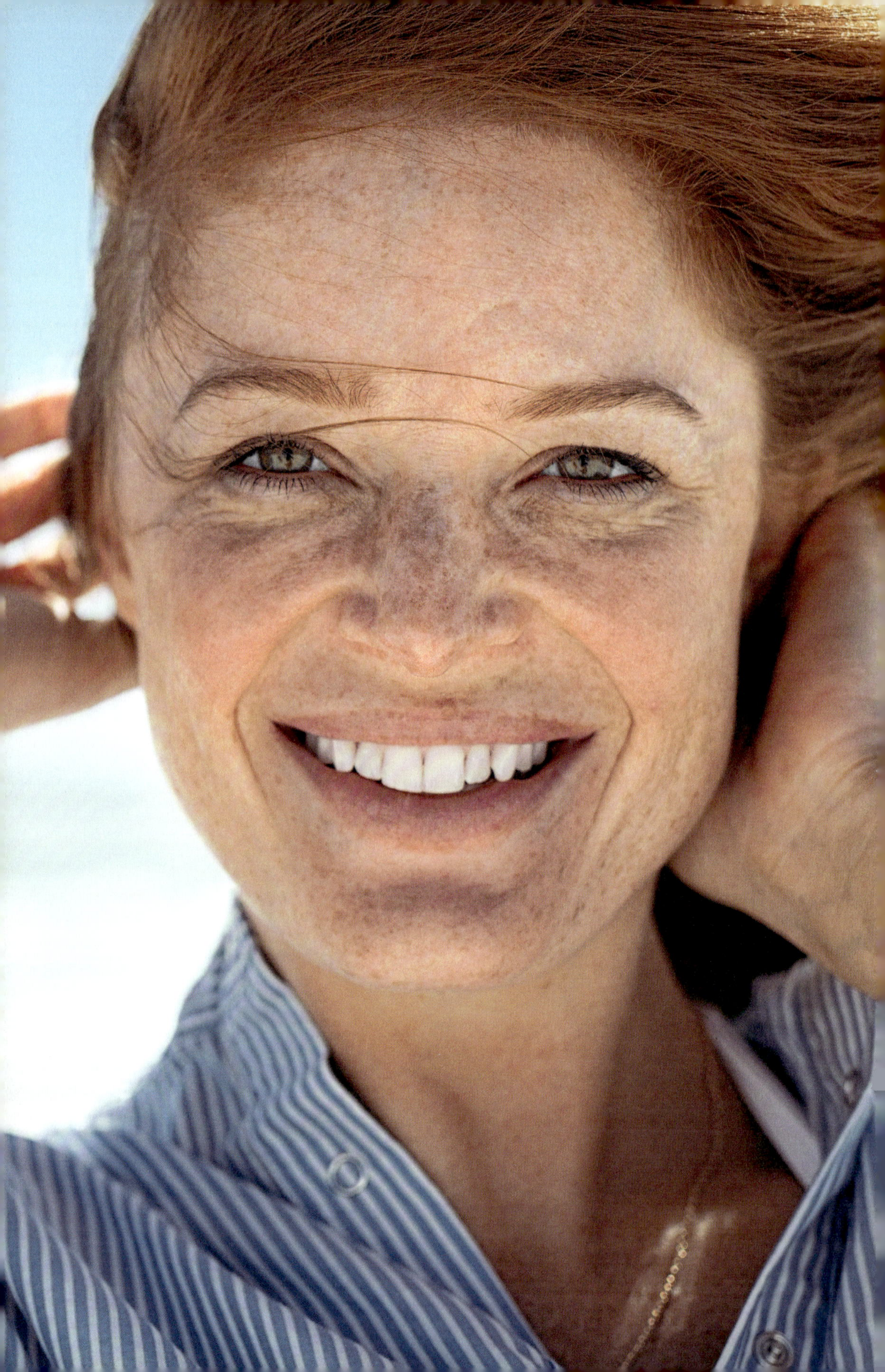

Kapitel 3

Die Haut als Spiegel innerer Prozesse

Das Erscheinungsbild unserer Haut verrät viel über unseren Lebensstil und unser inneres Gleichgewicht. Sie ist Spiegel unserer Gesundheit und unseres Wohlbefindens.

Ein genauer Blick auf die wichtigsten Einflussfaktoren zeigt, welche Gewohnheiten unserer Haut und unserer Gesundheit schaden können. Vielen ist längst bewusst, dass ungesunde Ernährung, Schlafmangel, Bewegungsmangel, Stress oder übermäßiger Konsum von Nikotin und Alkohol zu den bekanntesten Belastungen zählen.

In diesem Kapitel soll es jedoch nicht nur um die „üblichen Störenfriede" gehen. Vielmehr möchten wir beleuchten, welche konkreten Spuren diese Faktoren im Körper und besonders im äußeren Erscheinungsbild hinterlassen und wie sie langfristig unsere Zellgesundheit und Hautstruktur beeinflussen.

Und im nächsten Kapitel erfahren Sie, welche alltagstauglichen Strategien und Methoden dabei helfen können, besser mit diesen Belastungen umzugehen, sie zu reduzieren und so mehr Balance, Ausstrahlung und Vitalität zu gewinnen.

Oft hören wir, dass unsere Haut Spiegel unserer Seele und unserer Gesundheit ist. Was genau steckt dahinter?

Mehr als Oberfläche: Die Haut als Knotenpunkt biologischer Systeme

Die Haut erfüllt weit mehr Funktionen als bloßen äußeren Schutz. Sie ist ein hochaktives Organ, das mit vielen inneren Körpersystemen in ständigem Austausch steht. Ein feinmaschiges Geflecht aus Blutgefäßen durchzieht die Haut wie ein Versorgungsnetz: Es bringt Nährstoffe, Sauerstoff und Hormone dorthin, wo sie gebraucht werden, und transportiert gleichzeitig Signale und Stoffwechselreste zurück ins Körperinnere.

Verbindung zum Immunsystem:
Die Haut beherbergt eine Vielzahl spezialisierter Immunzellen. Diese erkennen Krankheitserreger oder Schadstoffe und lösen Immunreaktionen aus. Gleichzeitig ist die Haut durchlässig für entzündliche Botenstoffe aus dem Blut, etwa die sogenannten Zytokine, die bei inneren Entzündungen, wie bei Infektionen, chronisch-entzündlichen Erkrankungen oder Autoimmunerkrankungen, zirkulieren und die Haut sichtbar beeinflussen können, beispielsweise durch Rötung, Juckreiz oder Ekzeme.

Verbindung zum Stoffwechsel:
Die Haut ist eng mit dem Stoffwechsel des gesamten Körpers verbunden und reagiert besonders sensibel auf Ungleichgewichte. Nährstoffdefizite, etwa an Eiweiß, Vitaminen oder Spurenelementen, machen sich häufig frühzeitig an der Haut bemerkbar. Trockene, schuppige Haut, Haarausfall, verzögerte Wundheilung oder ein blasser, fahler Teint können erste sichtbare Hinweise auf einen Mangelzustand sein. Auch Stoffwechselerkrankungen wie Diabetes mellitus oder Funktionsstörungen der Schilddrüse äußern sich nicht selten durch charakteristische Hautveränderungen.

Verbindung zum Hormonsystem:
Verschiedene Zellen der Haut verfügen über Rezeptoren für viele Hormone, darunter Östrogen, Testosteron, Cortisol, Insulin und Schilddrüsenhormone. Östrogene beispielsweise fördern die Kollagenbildung, verbessern die Hautfeuchtigkeit, erhöhen die Hautdicke und wirken entzündungshemmend. Ein Östrogenmangel, wie er beispielsweise in den Wechseljahren auftritt, geht mit beschleunigter Hautalterung einher. Der oxidative Stress im Hautgewebe nimmt zu, die Haut wird dünner und enthält weniger Kollagen, verliert an Elastizität, wird schlechter durchblutet, wird trockener und neigt verstärkt zu Faltenbildung. Diese Veränderungen beeinträchtigen zudem die Schutzfunktion der Haut und kleine Wunden benötigen länger, um zu heilen, Haare können schneller ausfallen, es können sich dunkle Flecken bilden, und das Risiko für ernsthafte Hautkrankheiten, wie Hautkrebs, steigt.[4]

Auch Stresshormone wie Cortisol beeinflussen die Hautbarriere negativ und fördern Entzündungen.

> [Unsere Haut ist mehr als bloße Oberfläche. Sie denkt, fühlt und reagiert mit. Sie ist Ausdruck unseres inneren Gleichgewichts. Wenn unser Immunsystem, unsere Hormone, unser Stoffwechsel und unsere Psyche im Gleichgewicht sind, zeigt sich das deutlich an unserer Haut. Sie strahlt, wirkt frisch und bekommt einen natürlichen, rosigen Glow.]

Stress, der unter die Haut geht

Stress und emotionale Belastungen wirken nicht nur auf unsere Stimmung. Sie beeinflussen auch ganz unmittelbar unser Hormonsystem. Besonders entscheidend dabei ist das Stresshormon Cortisol, das unter psychischer oder körperlicher Belastung vermehrt ausgeschüttet wird.

Cortisol wird in der Nebennierenrinde produziert und reguliert viele Prozesse, darunter den Stoffwechsel von Makronährstoffen, das Immunsystem und Entzündungsreaktionen. Es hemmt die Aktivität von Immunzellen und die Produktion entzündungsfördernder Botenstoffe. Kurzfristig wirkt es damit entzündungshemmend. Bei chronischem Stress jedoch werden die Zellen des Immunsystems resistent gegen Cortisol, das Hormon verliert seine regulierende Wirkung und es entstehen stille (chronische) Entzündungen.

Wie macht sich dauerhafter Stress auf der Haut bemerkbar?
Dauerhafter Stress macht die Haut dünner und lässt sie schneller altern: Das Stresshormon Cortisol hemmt die Aktivität der Fibroblasten, der Zellen unserer Haut, die für die Herstellung von Kollagen verantwortlich sind. Dadurch lässt die Kollagenproduktion nach, was langfristig die Hautalterung beschleunigt und sich in Faltenbildung sowie einer verminderten Spannkraft der Haut äußert.

Trockene, schuppige Haut
Cortisol kann die Produktion von Lipiden (Fetten) in der obersten Hautschicht (Epidermis) reduzieren. Diese Lipide sind essenziell, um die Hautbarriere intakt zu halten und sie vor dem Eindringen von Schadstoffen, Allergenen und Mikroorganismen zu schützen. Eine geschwächte Hautbarriere führt zu erhöhter Empfindlichkeit sowie verstärkter Reizbarkeit der Haut und macht die Haut trocken.

Gestresster Körper leidet unter verzögerter Wundheilung
Der Einfluss von psychischem Stress auf die Wundheilung ist mittlerweile gut dokumentiert. Subjektiv empfundener Stress kann die Heilung von Hautwunden deutlich verlangsamen.

Diese Erkenntnisse gelten nicht nur für akute Belastungen im Krankenhaus, wie vor oder nach Operationen, sondern auch für alltägliche Stresssituationen wie Prüfungsdruck, Konflikte in Beziehungen oder berufliche Überforderung. In all diesen Fällen scheint das Stresshormon Cortisol eine zentrale Rolle zu spielen, da es entzündungshemmende und immununterdrückende Effekte hat und damit die natürliche Regeneration der Haut bremst.

Die gute Nachricht:
Der Körper „vergisst" nicht, wie er auf Cortisol reagieren soll. Mit gezielter Entlastung, wie durch Stressbewältigung, Entspannungstechniken, eine ausgewogene Ernährung und regelmäßige Bewegung, lässt sich die natürliche Empfindlichkeit der Zellen gegenüber Cortisol wiederherstellen. Auf diese Weise kommt auch das Gleichgewicht zwischen Entzündungsreaktionen und deren Regulierung zurück. Im nächsten Kapitel werden wir uns genauer damit befassen.

Der Nährstoffdurst in Zeiten von Stress

Stress ist mehr als nur ein Gefühl. Er bringt unseren Körper in einen erhöhten Leistungsmodus, der einen deutlich größeren Bedarf an bestimmten Nährstoffen nach sich zieht. Diese Vitalstoffe spielen eine entscheidende Rolle dabei, wie gut wir Stress bewältigen können und wie unser Körper, insbesondere die Haut, darauf reagiert. Denn unser äußeres Erscheinungsbild ist ein Spiegel unserer inneren Gesundheit: Wenn wichtige Nährstoffe fehlen, verliert die Haut an Strahlkraft, wirkt müde und verliert an Elastizität – der sogenannte Glow verblasst und die Zeichen der Hautalterung treten verstärkt hervor.

Magnesium stärkt empfindliche Haut: Es lindert Entzündungen, unterstützt die Hautbarriere und hilft Trockenheit vorzubeugen.

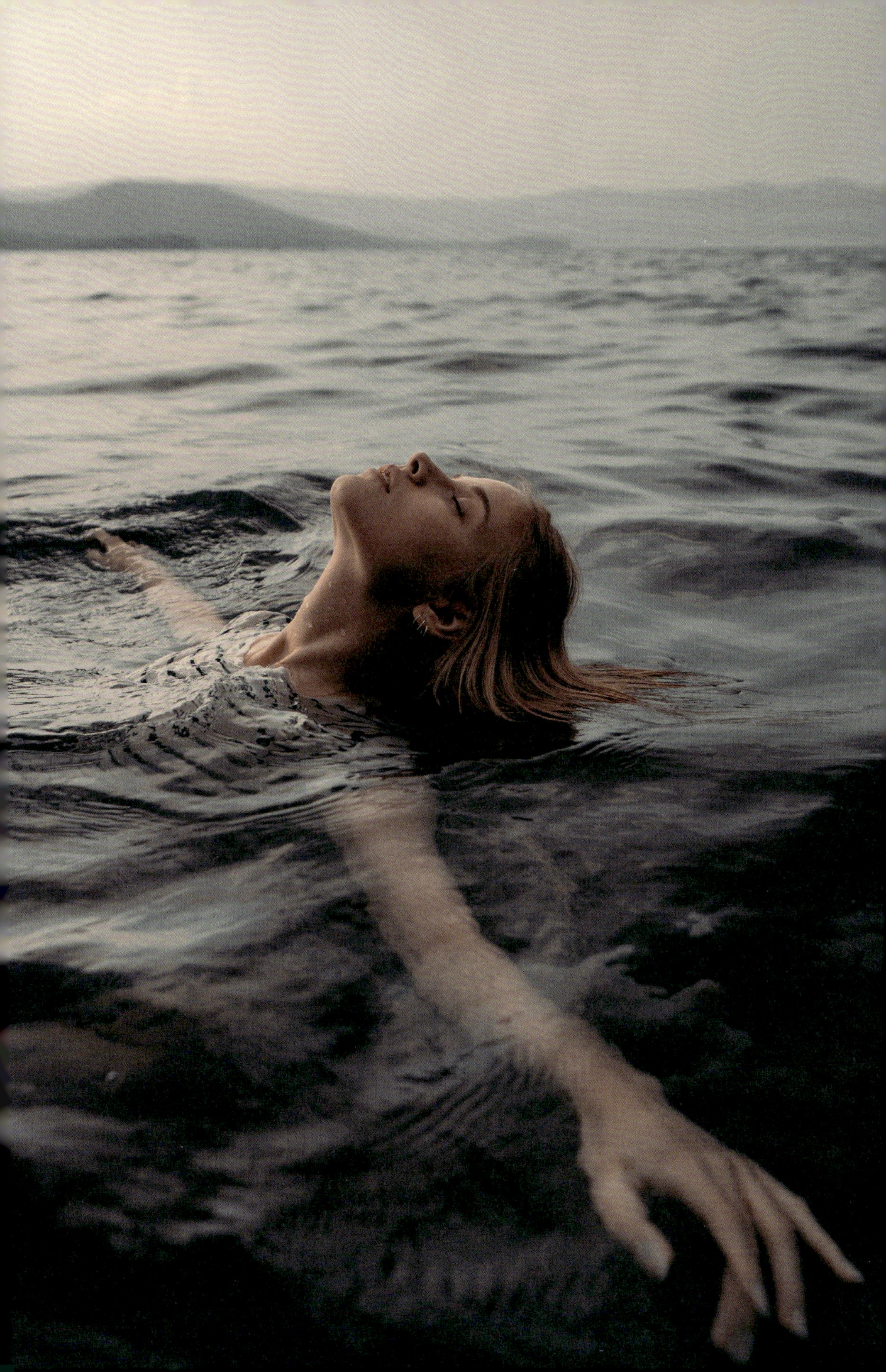

Eine zentrale Rolle im Zusammenspiel von Nährstoffen und Stressresistenz spielen die B-Vitamine. Sie unterstützen unser Nervensystem und fördern die Regulation der Stresshormone. Zudem sind sie an der Produktion von Botenstoffen wie Serotonin und Dopamin beteiligt, die unsere Stimmung stabilisieren und emotionale Balance ermöglichen. Fehlen diese Vitamine, gerät nicht nur unsere Stimmung aus dem Gleichgewicht, auch Symptome wie Erschöpfung, Reizbarkeit oder Konzentrationsprobleme können auftreten. Das macht die Stressbewältigung deutlich schwieriger.

Zudem ist ein gesundes Hautbild ohne eine ausreichende Versorgung mit B-Vitaminen kaum vorstellbar. Neben ihrer Bedeutung für Nervensystem und Stressregulation wirken diese Vitamine auch positiv auf unsere Hautgesundheit. Sie fördern die Regeneration der Haut, stärken ihre natürliche Barrierefunktion und unterstützen die Bildung neuer Hautzellen. Insbesondere Niacinamid (Vitamin B3) spielt hier eine zentrale Rolle: Es findet sich nicht nur in vielen hochwertigen Kosmetikprodukten (siehe Kapitel 4 „Strahlend schön durch geeignete Hautpflege"), sondern beeinflusst auch über die Ernährung direkt unsere Hautgesundheit.

Niacinamid trägt dazu bei, dass die Haut vor Schäden geschützt und die Hautbarriere stabilisiert wird. Weiterhin sind B-Vitamine insgesamt wichtig für die Kollagenproduktion – ein entscheidender Faktor für Elastizität und Festigkeit der Haut. Fehlen diese Vitamine, kann die Haut schneller erschlaffen, trockener und fahl wirken, wodurch der natürliche Glow nachlässt.

Auch Mineralstoffe wie Magnesium und Kalium sind im Stressgeschehen wichtige Akteure. Chronischer Stress führt über das Hormon Aldosteron dazu, dass der Körper mehr Kalium ausscheidet und gleichzeitig Magnesium verloren geht. Ein Kaliummangel wirkt sich zwar primär auf die Muskelfunktion, den Herzrhythmus und den Wasserhaushalt im Körper aus, aber indirekt kann er auch die Hautgesundheit beeinträchtigen. Kalium ist wichtig für den Flüssigkeitshaushalt der Zellen.

Ein Kaliummangel kann sich durch Symptome wie Herzrasen, Muskelschwäche und Krämpfe bemerkbar machen. Außerdem kann er zu trockenerer und weniger elastischer Haut führen, da Kalium eine entscheidende Rolle bei der Feuchtigkeitsversorgung und Spannkraft der Haut spielt.

Magnesium wirkt entspannend auf Muskeln und Nerven und trägt zu einem ausgeglichenen seelischen Zustand bei. Gleichzeitig besitzt es entzündungshemmende Eigenschaften und kann helfen, Hautrötungen zu lindern. Ein praktischer Tipp für den Alltag: Bäder mit magnesiumreichem Totes-Meer-Salz sind wohltuend und unterstützen die Hautpflege. Besonders bei atopischer Haut, also einer zu Trockenheit, Juckreiz und Entzündungen neigenden Haut, wie sie etwa bei Neurodermitis vorkommt, kann Magnesium die Feuchtigkeitsbindung verbessern und die Hautbarriere stärken.

Auch ein Mangel an Magnesium kann die Haut trockener und empfindlicher machen, da wichtige Prozesse für Regeneration und Feuchtigkeitserhalt beeinträchtigt werden. Nicht zuletzt ist die Aminosäure L-Tryptophan ein wichtiger Baustein für die Herstellung von Serotonin, unserem „Glückshormon". Unter Dauerstress wird L-Tryptophan schneller verbraucht und die Serotoninproduktion sinkt, was die Stimmung drückt und indirekt auch die Hautgesundheit belastet. Denn Serotonin beeinflusst unter anderem die Regeneration und Schutzmechanismen der Haut.

Insgesamt zeigen diese Zusammenhänge, wie eng unser inneres Gleichgewicht und unsere Hautgesundheit miteinander verflochten sind. Eine bewusste Versorgung mit diesen essenziellen Nährstoffen kann helfen, Stress besser zu bewältigen, die Haut mit frischer Ausstrahlung zu erhalten und dem vorzeitigen Hautalterungsprozess entgegenzuwirken.

Schlafdefizit: Wenn Regeneration auf der Strecke bleibt

Wer schlecht schläft, sieht es oft am nächsten Morgen im Spiegel: Die Haut wirkt fahl und der Teint hat seinen natürlichen Glow verloren. Das ist kein Zufall, denn Schlaf ist ein entscheidender Regenerationsfaktor für unsere Haut. Während der Nachtruhe werden wichtige Prozesse in Gang gesetzt, die die Haut stärken, erneuern und zum Strahlen bringen.

Im Tiefschlaf schüttet der Körper vermehrt Wachstumshormone aus, allen voran das sogenannte HGH (Human Growth Hormone). Es unterstützt die Zellerneuerung und regt die Bildung von Kollagen an. Bleibt dieser Impuls durch Schlafmangel aus, verlangsamt sich die Regeneration und die Haut beginnt schneller zu altern. Gleichzeitig führt Schlafmangel zu einem Anstieg des Stresshormons Cortisol.

Auch die Abwehr freier Radikale, also schädlicher Sauerstoffverbindungen, die die Hautzellen angreifen, funktioniert nachts besonders effektiv. Wird der Schlaf jedoch gestört oder zu kurz, steigen die oxidativen Belastungen und der natürliche Schutz vor Hautalterung nimmt ab. Zudem kann Schlafmangel die Produktion von Hautlipiden beeinträchtigen, was den Feuchtigkeitsverlust erhöht und die Haut empfindlicher gegenüber äußeren Reizen macht.

Kurz gesagt:
Ausreichend Schlaf ist weit mehr als Erholung. Er ist essenziell für ein frisches, gesundes und strahlendes Hautbild. Wer lang schläft, fördert nicht nur seine Gesundheit, sondern auch seine Ausstrahlung von innen heraus.

Nachts im Tiefschlaf produziert unser Körper das Wachstumshormon HGH (Human Growth Hormone), welches die Bildung von Kollagen und damit die Wundheilung und Hautregeneration fördert. Schlafmangel kann die nächtliche Ausschüttung von HGH hemmen und damit auch die Hautregeneration und Kollagensynthese beeinträchtigen.

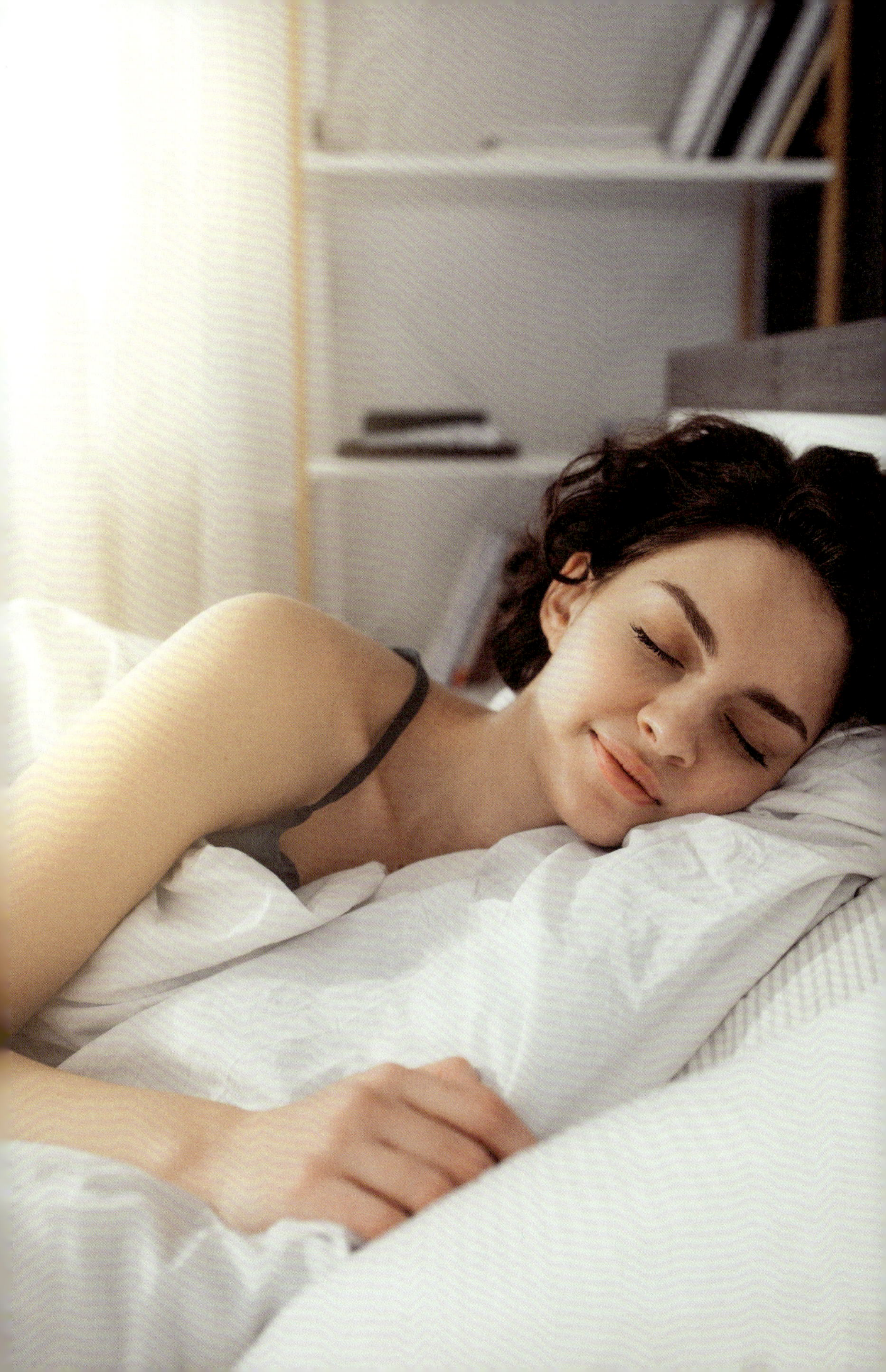

Wenn hinter Cellulite mehr steckt als ein ästhetisches Problem

In den vorangegangenen Kapiteln haben wir uns ausführlich damit beschäftigt, wie unser Lebensstil das Erscheinungsbild und die Beschaffenheit unserer Haut beeinflusst. Wahrscheinlich gibt es nur wenige Frauen, denen das Aussehen ihrer Haut an Oberschenkeln und Gesäß vollkommen gleichgültig ist. Die meisten wünschen sich eine glatte und straffe Haut, frei von Cellulite. Viele investieren viel Zeit und Energie: Sie trainieren regelmäßig im Fitnessstudio, probieren unterschiedlichste Diäten aus und geben nicht selten hohe Summen für vermeintlich wirksame „Anti-Cellulite"-Cremes aus.

Doch trotz all dieser Bemühungen gibt es Fälle, in denen weder Ernährung noch Sport - geschweige denn Kosmetika - die hartnäckigen Dellen an Beinen und Po verschwinden lassen. Woran kann das liegen?

Ein Fallbeispiel:
Im Folgenden möchte ich ein Beispiel aus meinem persönlichen Umfeld in Spanien schildern - einen Fall, der sich vor einigen Jahren ereignet hat. Eine Dame, damals etwa 65 Jahre alt, hatte bereits unzählige restriktive Diäten hinter sich, bei denen sie ihre Kalorienzufuhr teils massiv einschränkte. Sie litt seit vielen Jahren unter starkem Übergewicht und deutlich ausgeprägter Cellulite an den Oberschenkeln.

Keine der Maßnahmen, die sie ausprobierte, seien es Diäten, Bewegung oder Kosmetikprodukte, brachte den gewünschten Erfolg. Schließlich spielte sie mit dem Gedanken, sich einer bariatrischen Operation zu unterziehen. Ihr wurde ein Magenballon empfohlen - ein Verfahren, bei dem ein Ballon in den Magen eingesetzt wird. Er wird mit Flüssigkeit oder Luft gefüllt und sorgt dafür, dass man sich schneller satt fühlt und weniger isst.

Bevor sie diesen drastischen Schritt wagte, bat ich sie, mir eine Chance zu geben, ihr auf natürlichem Weg zu helfen. Gemeinsam erstellten wir einen streng kalorienreduzierten Ernährungsplan mit lediglich 1200 Kilokalorien (kcal) pro Tag. Eine solch niedrige Energiezufuhr macht es nahezu unmöglich, den Körper gleichzeitig mit allen notwendigen Nährstoffen zu versorgen. Dennoch wollten wir herausfinden, ob eine deutliche Kalorienrestriktion bei ihr überhaupt zu einer Gewichtsreduktion führen würde.

Das Ergebnis war ernüchternd: Trotz der Einschränkungen zeigte sich kaum ein Fortschritt. Zu dieser Zeit arbeitete ich an einem Projekt zum Thema Lipödem und brachte das Gespräch mit ihr darauf. Sie wies mehrere typische Symptome dieser chronischen Fettverteilungsstörung auf und ich riet ihr, einen Gefäßspezialisten aufzusuchen. Die anschließende Diagnose bestätigte schließlich den Verdacht: Die Frau litt bereits seit vielen Jahren an einem unbehandelten Lipödem.

Lipödem: eine chronische Erkrankung jenseits von Diät und Sport

Das Lipödem ist eine chronische Fettverteilungsstörung, bei der die Fettzellen krankhaft vergrößert und in ihrer Struktur verändert sind. Am häufigsten sind die Beine und das Gesäß betroffen, seltener auch die Arme. Hände und Füße bleiben hingegen unverändert – ein wichtiges Unterscheidungsmerkmal zu anderen Erkrankungen.

Charakteristisch für ein reines Lipödem ist ein schlanker Oberkörper, während sich das krankhaft vermehrte Fettgewebe primär an Beinen und Armen konzentriert. Es kann jedoch auch eine Mischform vorliegen, bei der zusätzlich ein Übergewicht, insbesondere mit viszeralem Fett (Fett im Bauchraum), besteht.

Patientinnen mit Lipödem leiden häufig unter druckempfindlichen, schmerzhaften Schwellungen – sogenannten Ödemen – an den betroffenen Körperstellen. Diese Schwellungen nehmen im Laufe des Tages zu, besonders bei Hitze, nach langem Stehen oder Gehen sowie am Abend.

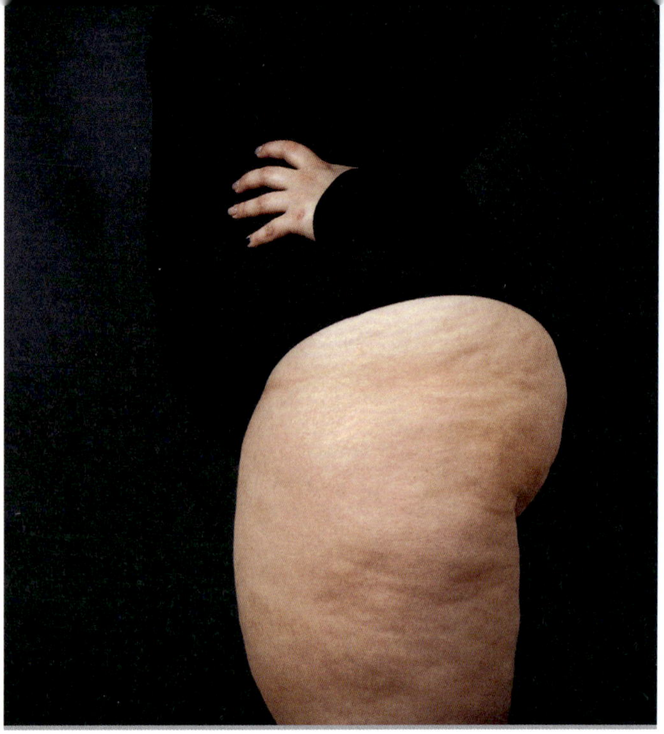

Beim Lipödem kann zusätzlich Übergewicht vorliegen, insbesondere in Form von viszeralem Fett im Bauchraum. Diese Mischform erschwert in der Praxis die klare Abgrenzung und damit die Diagnosestellung der Erkrankung.

Auch die Hautstruktur verändert sich: Sie zeigt oft eine orangefarbene, hautähnliche Oberfläche, ähnlich wie bei Cellulite, was die Unterscheidung erschwert. Im Unterschied zur harmlosen Cellulite, die ein ästhetisches Phänomen darstellt, ist das Lipödem eine Erkrankung. Die Dellen sind meist tiefer, die Haut wirkt ungleichmäßiger und gespannter. Das Lipödem betrifft fast ausschließlich Frauen. Als mögliche Ursachen gelten hormonelle Einflüsse, da die Erkrankung oft in Zeiten hormoneller Veränderungen auftritt, etwa in der Pubertät, in der Schwangerschaft oder in den Wechseljahren. Auch eine erbliche Veranlagung könnte eine Rolle spielen.

Die Erkrankung lässt sich nicht durch Kalorienrestriktion oder Training allein behandeln, da es sich um eine chronische Erkrankung handelt. Der Therapieansatz besteht daher aus mehreren Bausteinen und zielt hauptsächlich darauf ab, Beschwerden zu lindern, das Fortschreiten der Erkrankung zu verlangsamen und die Lebensqualität der Frauen zu verbessern. Zu den wichtigsten Therapiebausteinen gehören neben Gewichtsmanagement und Sport: manuelle Lymphdrainage, Kompressionstherapie (Tragen von speziell angefertigten Kompressionsstrümpfen oder -hosen) sowie Hautpflege.

Lipödem: zu oft unerkannt, zu selten ernst genommen

Mir als Ernährungstherapeutin und -beraterin liegt es sehr am Herzen, über das Lipödem aufzuklären. Nicht selten kommen Klientinnen mit der Hoffnung zu mir, durch eine Ernährungsumstellung wieder schlankere Beine zu bekommen. Doch so einfach ist es leider nicht. Die allermeisten Frauen wissen nicht, dass sich das Fettgewebe in ihren Beinen aufgrund einer chronischen Erkrankung ansammelt. Häufig wird das Lipödem jahrelang nicht erkannt, sondern mit Übergewicht verwechselt. Die Folge sind Misserfolge beim Abnehmen, Unzufriedenheit mit dem eigenen Spiegelbild und Vorurteile aus dem Umfeld, man hätte einfach nicht genug Disziplin. Das führt bei vielen Betroffenen zu Frustration und Ohnmacht.

Gerade deshalb ist es mir ein großes Anliegen, die Erkrankung in diesem Ratgeber zu thematisieren: Aufklärung schafft Bewusstsein, macht die Erkrankung bekannter und hilft, Vorurteile abzubauen. Denn eine frühzeitige Diagnose kann entscheidend sein, um durch geeignete Maßnahmen das Fortschreiten des Lipödems zu verlangsamen. So lassen sich Schmerzen lindern, schmerzhafte Eingriffe möglicherweise vermeiden und die Lebensqualität der Betroffenen spürbar verbessern.

Mit diesem Ratgeber möchten wir daher nicht die Illusion wecken, dass allein eine Ernährungsumstellung, mehr Bewegung oder die richtige Wahl an Nahrungsergänzungsmitteln das Lipödem beheben können. Vielmehr möchten wir Verständnis schaffen und zeigen, wie eine gezielte, begleitende Ernährungstherapie helfen kann, Beschwerden zu lindern und die Gesundheit insgesamt zu stärken.

Sind Sie unsicher, ob es sich bei den sichtbaren Dellen an Beinen oder Gesäß um harmlose Cellulite oder ein krankhaftes Lipödem handelt?

Die folgende Tabelle hilft Ihnen dabei, die wichtigsten Unterschiede beider Erscheinungsbilder auf einen Blick zu erkennen und besser einzuordnen.

Kennzeichen eines Lipödems	**Kennzeichen von Cellulite**
Betroffene Körperstellen	
Das Fettgewebe konzentriert sich verstärkt in den Beinen und im Gesäß. Aber auch die Arme können betroffen sein.	Vor allem Oberschenkel, Gesäß und Hüften, seltener Bauch oder Oberarme.
Hautdellen	
Das Fettgewebe lagert sich vorwiegend an den Beinen und am Gesäß an und führt dort zu deutlich sichtbaren, tiefen Dellen.	Die Hautdellen, umgangssprachlich als Orangenhaut bezeichnet, sind weniger ausgeprägt und flacher als beim Lipödem.
Schmerzempfinden	
Schmerzen treten auf, wenn Sie Druck auf die betroffenen Stellen ausüben. Nach längerem Sitzen oder Stehen sowie bei höheren Außentemperaturen verstärken sich die Beschwerden deutlich.	Cellulite verursacht in der Regel keine Schmerzen.
Spannungsgefühl	
Es entsteht ein typisches Druck- und Spannungsgefühl in den betroffenen Bereichen, das sich im Tagesverlauf und bei Wärme verstärkt. Dieses Gefühl entsteht durch die krankhafte Vergrößerung der Fettzellen, wodurch sich Flüssigkeit im Gewebe (Ödeme) ansammelt.	Cellulite zeigt sich vor allem als oberflächliche Hautdellen und Unebenheiten und verursacht keine Wasseransammlungen, sodass auch kein Spannungsgefühl entsteht.

Kennzeichen eines Lipödems	Kennzeichen von Cellulite
Blaue Flecken	
Die Gefäße sind bei Lipödem empfindlicher und platzen leichter, sodass schon geringe Verletzungen oder Druck zu blauen Flecken führen können.	Cellulite verursacht keine erhöhte Gefäßfragilität und führt daher nicht zu einer verstärkten Neigung zu blauen Flecken.

Wenn Sie nach der Tabelle den Verdacht haben, dass bei Ihnen ein Lipödem vorliegen könnte, wenden Sie sich am besten an einen spezialisierten Facharzt – idealerweise an einen Phlebologen, also einen Venenspezialisten. Dort kann die Diagnose sicher abgeklärt werden, und im Falle einer Bestätigung erhalten Sie eine ausführliche Beratung zu den passenden Behandlungsmöglichkeiten.

Ernährung und Hautalterung: Wenn Lebensmittel die Haut belasten

Mit dem Thema Ernährung und deren Einfluss auf die Haut könnte man einen ganzen Ratgeber füllen, denn es ist ein hochkomplexes Thema. Wir konzentrieren uns im Folgenden darauf, welche Ernährungsgewohnheiten das Erscheinungsbild unserer Haut negativ beeinflussen, und Sie bekommen Tipps, wie Sie mit diesen Nahrungsmitteln umgehen und worauf Sie sonst achten können, um den schädlichen Einfluss mancher Lebensmittelbestandteile oder ganzer Lebensmittel bewusst und weitestgehend zu vermeiden.

Es gibt verschiedene Mechanismen, über die Nahrungsmittel unserer Haut – sowohl im Gesicht als auch am gesamten Körper – schaden können.

Die folgende Tabelle soll eine Übersicht darstellen:

Wirkung auf die Haut	**Genussmittel und Lebensmittel sowie deren Bestandteile**
Austrocknung der Haut	**Salz (genau gesagt das darin enthaltene Natrium):** Entzieht den Zellen (damit auch den Hautzellen) Wasser. Die Zellen selbst sind dehydriert und können ihre Funktionen schlechter erfüllen, was die Haut trocken und weniger elastisch macht. **Vorkommen:** Fertigprodukte wie Fertiggerichte, Wurstwaren und Schinken; Snacks wie Chips oder Popcorn mit Salz, Käse, ganz besonders Hartkäse wie Parmesan; eingelegte Lebensmittel wie Oliven und Sauerkraut; geräucherte oder gesalzene Fischprodukte wie Räucherlachs und Matjes; Laugengebäck mit Salz. **Alkohol:** Regelmäßiger oder übermäßiger Alkoholkonsum führt zu vermehrtem Wasserverlust über die Nieren.
Förderung von Nährstoffmängeln	**Alkohol:** Regelmäßiger oder übermäßiger Alkoholkonsum erhöht die Ausscheidung von Vitaminen und Mineralstoffen, die wichtig für die Haut sind (etwa Zink, Vitamin A, B-Vitamine). Er schädigt zudem die Darmschleimhaut, was die Resorption von Mikronährstoffen im Dünndarm verringert. Alkohol wirkt sich negativ auf den Mikronährstoffhaushalt aus und kann den Bedarf erhöhen.

Beeinträchtigung der Hautbarriere	**Zucker:** Zucker kann Entzündungen und eine gestörte Hautbarriere begünstigen, wodurch der Wasserverlust über die Haut zunimmt. **Vorkommen:** Süßigkeiten, Speiseeis, Fertigprodukte, Desserts auf Milchbasis, Kuchen, Kekse, Frühstückscerealien. **Trans-Fettsäuren:** Beeinträchtigen die Hautbarriere, indem sie essenzielle Fettsäuren, wie die Omega-3-Fettsäuren, aus den Membranen der Hautzellen verdrängen. **Vorkommen:** Panierte Fertigspeisen, industriell hergestellte Backwaren wie fertiger Blätterteig; Fast Food, Chips, Popcorn.
Verzögerte Wundheilung	**Zucker:** Verzögert die Wundheilung, indem er die Kollagenbildung hemmt und entzündliche Prozesse fördert. **Vorkommen:** Süßigkeiten, Speiseeis, Fertigprodukte, Desserts auf Milchbasis, Kuchen, Kekse, Frühstückscerealien, Softdrinks.
Schädigung des Mikrobioms	**Zucker:** Kann das Haut- und Darmmikrobiom negativ beeinflussen. **Vorkommen:** Süßigkeiten, Speiseeis, Fertigprodukte, Desserts auf Milchbasis, Kuchen, Kekse, Frühstückscerealien, Softdrinks. **Konservierungsmittel:** zerstören das Gleichgewicht des Darmmikrobioms. **Vorkommen:** Verarbeitete Lebensmittel wie Wurst- und Fleischwaren, Süßwaren, Sauerkonserven und Fertiggerichte.

Beeinträchtigung der Hautelastizität und Förderung der Faltenbildung	**Zucker:** Beeinträchtigt außerdem die Hautelastizität, indem es an Proteine in der Haut, unter anderem an Kollagen, bindet. In der Folge verliert die Haut an Spannkraft und Elastizität. **Vorkommen** (s. Seite 65): Pommes, Gebäck, getoastetes Brot. **Trans-Fettsäuren:** Fördern Entzündungen in der Haut. **Vorkommen:** Panierte Fertigspeisen, industriell hergestellte Backwaren wie fertiger Blätterteig; Fast Food, Chips, Popcorn.

Salz – wie eine beliebte Zutat die Hautzellen verdursten lässt

Salz ist aus keiner Küche wegzudenken. Es macht Speisen aromatischer und hebt ihren Geschmack. Auch wenn es oft wie ein Gewürz verwendet wird, handelt es sich bei Salz streng genommen um ein Mineral, das aus Natrium und Chlorid besteht. Diese beiden Bestandteile erfüllen im Körper wichtige Aufgaben: Sie regulieren unter anderem den Wasserhaushalt und den Blutdruck und unterstützen die Reizweiterleitung in den Nerven. In kleinen Mengen ist Salz daher für unsere Gesundheit unverzichtbar.

Problematisch wird es jedoch, wenn wir zu viel davon konsumieren – was in der modernen Ernährung leider häufig der Fall ist. Ein dauerhaft hoher Salzkonsum kann bei empfindlichen Menschen Bluthochdruck fördern und damit langfristig das Risiko für Herz-Kreislauf-Erkrankungen erhöhen.

Doch wussten Sie, dass Salz auch die Haut negativ beeinflussen kann? Tatsächlich zeigt sich: Ein hoher Salzkonsum (hauptsächlich an Natrium) kann sich nicht nur innerlich, sondern auch äußerlich bemerkbar machen, in Form von aufgedunsener Haut, Wassereinlagerungen oder sogar verschlechtertem Hautbild. Im folgenden Abschnitt erfahren Sie mehr über den bewussten Umgang mit Salz, insbesondere mit seinem Hauptbestandteil Natrium.

Infobox

Warum verursacht Salz Wassereinlagerungen und fördert die Austrocknung der Haut?

Der entscheidende Faktor ist das Natrium, ein Bestandteil des Kochsalzes (Natriumchlorid). Natrium bindet Wasser und sorgt dafür, dass der Flüssigkeitshaushalt zwischen Blut und Gewebe reguliert wird. Wird zu viel Salz konsumiert, steigt die Natriumkonzentration im Blut. Um dieses Ungleichgewicht auszugleichen, hält der Körper Wasser zurück. In der Folge kommt es zu Wassereinlagerungen, besonders in Gesicht, Bauch, Händen und Beinen. Der negative Effekt von Kochsalz verstärkt sich, wenn gleichzeitig zu wenig Kalium über die Nahrung aufgenommen wird. Kalium wirkt dem Effekt von Natrium entgegen und ist vorrangig in Gemüse, frischem Obst, Nüssen, Vollkornprodukten und Hülsenfrüchten enthalten.

Natrium entzieht dem Gewebe Wasser – auch den Hautzellen

Um das Gleichgewicht im Blut zu wahren, zieht der Körper Wasser aus den Zellen. Dadurch bekommen die Hautzellen weniger Flüssigkeit, und die Haut kann trocken und fahl aussehen.

Salz und Cellulite

Die vermehrten Wassereinlagerungen im Bindegewebe machen es praller und unregelmäßiger, was Cellulite sichtbarer erscheinen lässt. Zusätzlich kann hoher Salzkonsum zu einer schlechteren Durchblutung des Unterhautgewebes führen, wodurch das Gewebe schlechter mit Nährstoffen versorgt wird – das Bindegewebe wird schlaffer und regeneriert sich langsamer.

Wie erkenne ich, ob ein Produkt viel Salz enthält?

Die Deutsche Gesellschaft für Ernährung (DGE) und die Weltgesundheitsorganisation (WHO) empfehlen eine maximale tägliche Kochsalzzufuhr von 5 bis 6 Gramm. Das entspricht etwa der Menge, die auf einen gestrichenen Teelöffel passt – und diese Menge ist im Alltag schnell erreicht.

Zur Veranschaulichung ein typisches Frühstücksbeispiel:

- 2 Scheiben Vollkornbrot (à circa 60 Gramm) enthalten jeweils rund 0,6 Gramm Salz, zusammen also 1,2 Gramm.
- 1 Scheibe Schnittkäse (etwa Edamer, circa 25 Gramm) liefert etwa 0,5 Gramm Salz.
- 1 Scheibe Butterschinken (circa 30 Gramm) enthält im Schnitt 0,7 Gramm Salz.

Die Gesamtmenge Salz in diesem Frühstück beträgt rund 2,4 Gramm. Das sind bereits etwa 40 Prozent der von DGE und WHO empfohlenen Tageshöchstmenge. Und das allein durch eine einzige Mahlzeit. Dieses einfache Beispiel verdeutlicht, wie leicht die empfohlene Salzmenge im Alltag überschritten wird. Tatsächlich zeigen Erhebungen aus Deutschland, dass die durchschnittliche tägliche Kochsalzzufuhr deutlich über den Empfehlungen liegt:

Frauen nehmen im Schnitt etwa 8,4 Gramm Salz pro Tag zu sich, Männer rund 10 Gramm. Besonders alarmierend ist, dass etwa 50 Prozent der Männer und 38,5 Prozent der Frauen sogar täglich mehr als 10 Gramm konsumieren, also fast das Doppelte der empfohlenen Menge.[5]

Viele Fertigprodukte enthalten mehr Salz, als man auf den ersten Blick vermutet. Doch mit ein paar einfachen Tricks lässt sich der Salzgehalt auf Verpackungen schnell und zuverlässig beurteilen.

Achten Sie auf die Salzangabe in der Nährwerttabelle.
Produkte mit mehr als 1,5 Gramm Salz pro 100 Gramm gelten als salzreich; Produkte mit 0,3 Gramm Salz oder weniger pro 100 Gramm gelten als salzarm.

Achten Sie auf die Portionsgrößen.
Vergleichen Sie den Salzgehalt pro Portion und pro 100 Gramm und die tatsächlich verzehrte Produktmenge.

Achten Sie auf Salzfallen.
Manche Produkte wirken nicht „salzig", tragen aber erheblich zur Tagesmenge bei. Hierzu zählen insbesondere Fertigprodukte und Wurstwaren.

Achten Sie auf versteckte Natriumquellen.
Viele Lebensmittelzusatzstoffe enthalten Natrium, oft in Form von Konservierungsmitteln, Säureregulatoren oder Geschmacksverstärkern. Achten Sie daher auf versteckte Natriumquellen (siehe unten).

So erkennen Sie versteckte Natriumquellen:
In verarbeiteten Lebensmitteln steckt Natrium nicht nur als gewöhnliches Kochsalz (Natriumchlorid), sondern auch in Form von natriumhaltigen Zusatzstoffen, die zur Konservierung, Geschmacksverstärkung oder als Backtriebmittel eingesetzt werden. Diese Zusatzstoffe tragen zusätzlich dazu bei, dass Sie mehr Natrium im Laufe des Tages aufnehmen.

Zu den bekanntesten natriumhaltigen Zusatzstoffen gehören:

Natriumnitrit (E250) – Konservierungsstoff, häufig in Fleisch- und Wurstwaren

Mononatriumglutamat (E621) – Geschmacksverstärker in Fertiggerichten und -soßen, gewürzten Fleisch- und Wurstwaren

Natriumbenzoat (E211) – Konservierungsmittel, oft in Erfrischungsgetränken, Marmeladen, Süßwaren und vielen anderen Produkten

Natriumphosphate (zum Beispiel E339) – beispielsweise Emulgatoren und Stabilisatoren, gerne in Schmelzkäse und Käsezubereitungen, Wurstwaren, Instantprodukten sowie Softdrinks eingesetzt

Natriumcarbonat (E500) – Backtriebmittel, kommt in sehr vielen Back- und Knabberwaren, in Backmischungen und in einigen Instant-Produkten vor

Übrigens wird das Natrium aus Zusatzstoffen in der Nährwerttabelle eines Produkts als Gesamten-Natrium- oder Salzgehalt angegeben. Je nach Ernährungsweise stammen schätzungsweise 20 bis 30 Prozent der täglichen Natriumzufuhr aus Zusatzstoffen, die in verarbeiteten Lebensmitteln enthalten sind. Wer häufig zu stark industriell verarbeiteten Produkten greift, nimmt somit nicht nur viel Kochsalz, sondern auch verstecktes Natrium über Zusatzstoffe auf.

Das erhöht die Gesamtnatriumaufnahme und kann sich negativ auf die Hautgesundheit und den Blutdruck auswirken. Eine bewusste Reduktion oder idealerweise das Meiden stark verarbeiteter Lebensmittel kann helfen, die Salzaufnahme über die Ernährung deutlich zu senken.

So können Sie Ihren Kochsalzkonsum reduzieren, um den Flüssigkeitsverlust der Hautzellen zu reduzieren:

Schon mit kleinen Änderungen im Alltag können Sie Ihre Salzaufnahme spürbar reduzieren und dabei Ihrer Haut, Ihren Gefäßen und Ihrem Blutdruck etwas Gutes tun:

1. Sichtbares Salz einfach abkratzen.
Zum Beispiel bei Brezeln oder Salzstangen: Überschüssige Salzkristalle lassen sich leicht entfernen. Das spart pro Portion oft schon beachtliche Salzmengen.

2. Salzige Snacks durch Alternativen ersetzen.
Statt stark gesalzener Knabbereien lieber Produkte mit Sesam oder Mohn wählen. Diese schmecken ebenso würzig, enthalten aber deutlich weniger Salz.

3. Sauerkraut oder Matjes vor dem Zubereiten abspülen.
Solche Lebensmittel sind grundsätzlich gesund, enthalten aber oft viel zugesetztes Salz. Einfach kurz in Wasser einlegen oder abspülen, um den Salzgehalt zu senken.

4. Kaliumsalz statt normalem Salz verwenden.
Kaliumsalz ist eine Salzalternative, bei der ein Teil des Natriums durch Kaliumchlorid ersetzt wird. Vorteil: Kalium unterstützt die Ausscheidung

von Natrium über die Nieren und kann helfen, den Blutdruck zu regulieren. Hinweis: Für Menschen mit Nierenerkrankungen nicht geeignet. Bitte klären Sie das im Zweifel ärztlich ab.

5. Eine Brotmahlzeit am Tag ersetzen.
Brot ist in Deutschland eine bedeutende Salzquelle. Ersetzen Sie beispielsweise das Frühstücksbrot durch ein selbst gemachtes Müsli oder Porridge. Das spart Salz und bringt zusätzlich Ballaststoffe.

6. Frisch kochen statt Fertigprodukte.
Beim Selberkochen haben Sie volle Kontrolle über den Salzgehalt. Mit frischen Kräutern, Gewürzen, Zitrone oder Knoblauch können Sie auch ohne oder mit ganz wenig Salz für viel Geschmack sorgen.

7. Auf Portionsgrößen achten.
Selbst mäßig salzige Lebensmittel können zur „Salzfalle" werden, wenn die Portion zu groß ist oder mehrfach gegessen wird.

8. Zutatenlisten checken.
Verstecktes Natrium steckt oft in Form wie Natriumnitrit, Natriumphosphat oder Mononatriumglutamat in Zusatzstoffen. Je weiter vorn in der Zutatenliste, desto mehr ist enthalten.

9. Viel frisches, salzarm zubereitetes Gemüse essen.
Gemüse ist von Natur aus kaliumreich, besonders Spinat, Tomaten, Fenchel, Kürbis oder Kartoffeln. Kalium fördert die Natriumausscheidung, wirkt ausgleichend auf den Flüssigkeitshaushalt und schützt vor Bluthochdruck und Wassereinlagerungen. Ein gutes Natrium-Kalium-Verhältnis ist außerdem positiv für Herz-, Kreislauf- und Hautgesundheit.

10. Werden Sie aktiv – finden Sie Ihren persönlichen Salzspar-Tipp.
Schauen Sie einmal in Ihren Kühlschrank oder Vorratsschrank: Welche Produkte enthalten besonders viel Salz? Gibt es Alternativen mit weniger Salz, zum Beispiel ungesalzene Nüsse statt gesalzene, Naturjoghurt statt Fertig-Dressing?

Notieren Sie eine konkrete Maßnahme,
die Sie ausprobieren wollen. Das kann schon ein kleiner Tausch im Alltag sein. So wird aus Wissen echte Veränderung!

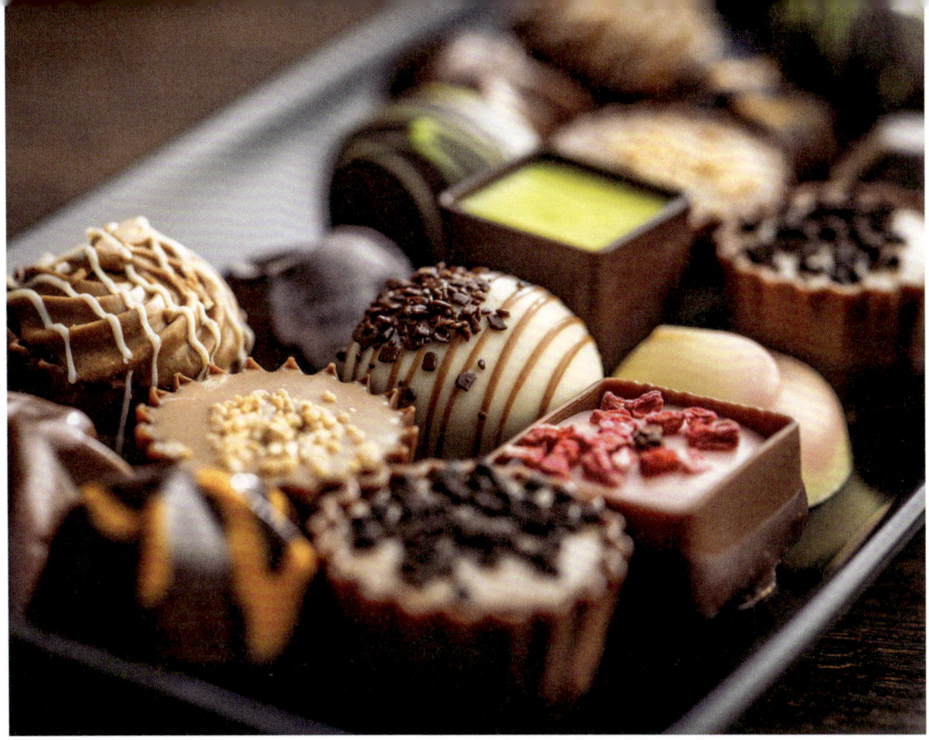

Der Mythos, dass Schokolade Akne fördert, hat tatsächlich einen wahren Kern. Der darin enthaltene Zucker befeuert die Talgproduktion und wirkt entzündungsfördernd. Dadurch kann er sowohl an der Entstehung als auch an der Verschlechterung von Akne beteiligt sein – selbst im Erwachsenenalter und auch nach der Menopause.

Zucker

Eigentlich wissen wir es alle: Zucker ist ungesund. Besonders dann, wenn wir regelmäßig zu viel davon essen. Übermäßiger Zuckerkonsum fördert nicht nur Übergewicht, sondern bekannterweise auch eine ganze Reihe begleitender Erkrankungen wie Typ-2-Diabetes, Fettleber, Bluthochdruck und chronische Entzündungen.

Doch Zucker hat noch eine andere, oft unterschätzte Seite: Er macht uns süchtig. Kaum eine andere Substanz in unserer Nahrung erzeugt ein derart starkes Verlangen nach „mehr". Das liegt nicht nur an seiner Wirkung auf unser Belohnungssystem, sondern auch daran, dass wir bereits mit einer angeborenen Vorliebe für Süßes auf die Welt kommen. Selbst Muttermilch schmeckt leicht süßlich.

Zucker steckt heute in unzähligen Lebensmitteln. Teils offensichtlich, teils versteckt. Und selbst wer es besser weiß, findet es oft unglaublich schwer, konsequent auf Zucker zu verzichten.

So beeinflusst Zucker das Hautbild

Zucker wirkt sich nicht nur auf unser Gewicht und unseren Stoffwechsel aus, sondern auch auf die Gesundheit und das Erscheinungsbild unserer Haut:

- **Beschleunigung der Hautalterung:**
  Zucker verbindet sich im Körper mit Proteinen, auch mit Kollagen und Elastin, den wichtigsten Strukturproteinen der Haut. Diese sogenannte Verzuckerung (Glykation) macht die Fasern steif, brüchig und funktionslos. Die Haut verliert an Elastizität, wird fahl und altert schneller.

- **Förderung von Entzündungen:**
  Ein hoher Blutzuckerspiegel fördert niedriggradige Entzündungen, die sich unter anderem in Form von Unreinheiten, Rötungen oder Akne zeigen können.

- **Störung des Feuchtigkeitshaushalts:**
  Zucker kann auch die Funktion der Hautbarriere beeinträchtigen und so zu trockener, empfindlicher Haut beitragen.

- **Beeinträchtigung der Regeneration:**
  Die Beeinträchtigung der Hautregeneration durch Zucker erfolgt über mehrere biologische Mechanismen, darunter insbesondere chronisch-entzündliche Entzündungswerte, die Verzuckerung von Kollagen, erhöhten oxidativen Stress in der Haut sowie gestörte Regeneration von Fibroblasten (Bindegewebszellen).

Zuckerarme Ernährung und Cellulite

Cellulite ist für viele Frauen ein echter Frustfaktor. Ganz gleich, wie alt oder schlank sie sind. Eine glatte, straffe Haut an Oberschenkeln und Gesäß bleibt oft ein Wunschziel, das mit viel Disziplin verbunden ist. Doch die gute Nachricht ist: Eine zuckerarme Ernährung in Kombination mit gezieltem Training kann wahre Wunder wirken – und das oft schneller, als man denkt.

Bereits nach etwa zwei Wochen Zuckerverzicht beginnt der Körper, den Stoffwechsel umzustellen. Der Insulinspiegel sinkt, die Fettverbrennung kommt in Schwung, Wassereinlagerungen gehen zurück. Gleichzeitig nehmen entzündliche Prozesse im Bindegewebe ab, wodurch das Gewebe spürbar entlastet wird.

Wenn Sie sich konsequent zuckerarm oder sogar zuckerfrei ernähren, werden Sie schon nach zwei bis drei Monaten erste sichtbare Erfolge haben: Ihre Haut wirkt glatter, straffer und ebenmäßiger, besonders wenn Sie zusätzlich Muskelaufbau und Ausdauertraining in den Alltag integrieren.

Was bedeutet eigentlich „zuckerarme Ernährung"?
Unter einer zuckerarmen Ernährung versteht man keinen vollständigen Verzicht auf Süßigkeiten. Es geht vielmehr darum, den Zuckerkonsum bewusst zu reduzieren und nicht täglich süße Produkte zu genießen.

Das bedeutet:
Süßes wie Brot mit süßen Aufstrichen, gesüßte Milchdesserts sowie sonstige Süßigkeiten sollten eher die Ausnahme als die Regel sein. Stattdessen empfiehlt es sich, diese Leckereien auf ein- bis zweimal pro Woche in kleinen Portionen zu beschränken, zum Beispiel ein kleines Stück Kuchen oder ein Eis.

So bleibt der Genuss erhalten, ohne den Stoffwechsel dauerhaft zu belasten.

Versteckte Zuckerquellen in verarbeiteten Lebensmitteln

Viele verarbeitete Lebensmittel enthalten Zucker, oft in unerwarteter Form und Menge, sodass der tägliche Zuckerkonsum schnell unbemerkt ansteigt. Folgende Lebensmittel enthalten häufig hohe Zuckermengen und sollten bei einer zuckerarmen Ernährung mit Bedacht verzehrt werden:

- Fertiggerichte (zum Beispiel Tiefkühlpizza,
- Fertigsaucen, Mikrowellengerichte)
- Ketchup, Grill- und Barbecuesoßen
- Fruchtjoghurt und aromatisierte Milchprodukte
- Instant-Getränkepulver, Eistee, Trinkjoghurt
- Müsliriegel, Proteinriegel
- Softdrinks, Limonaden, Fruchtsäfte, Smoothies
- Frühstücksbrötchen, Toast, Burgerbrötchen

Achtung, Zucker! Diese Namen sollten Sie kennen

Zucker versteckt sich in der Zutatenliste hinter verschiedenen Namen. Nicht jeder Zucker heißt „Zucker". Hersteller nutzen oft Begriffe wie Glukosesirup, Dextrose, Fruktosesirup, Maissirup, Invertzuckersirup, Maltose (Malzzucker), Maltodextrin, Saccharose (Haushaltszucker), Rohrohrzucker, Gerstenmalzextrakt, Agavendicksaft, Reissirup, Dattelsirup, Ahornsirup, Honig, Isoglukose oder (natürliche Quellen, aber dennoch konzentrierter Zucker) Karottensirup sowie Apfeldicksaft. Die meisten Zutaten klingen technisch, aber letztlich bewirken sie das Gleiche: Sie erhöhen den Zuckergehalt des Produkts.

Besonders tückisch ist dabei: In vielen verarbeiteten Lebensmitteln sind gleich mehrere verschiedene Zuckerarten enthalten, oft clever verteilt auf verschiedene Positionen in der Zutatenliste. Das lässt das Produkt auf den ersten Blick harmloser erscheinen, als es ist. Denn der Zucker versteckt sich unter unterschiedlichen Namen, was den Eindruck erweckt, es sei nur wenig enthalten, obwohl die Gesamtmenge aller Zuckerbestandteile tatsächlich sehr hoch sein kann.

Tipp:
Achten Sie bei verarbeiteten Lebensmitteln genau auf die Zutatenliste. Es gibt bestimmte Signalwörter, die darauf hinweisen, dass es sich bei einer Zutat um Zucker oder eine Zuckerquelle handeln könnte. Dazu gehören vor allem Wörter mit der Endung „-ose" (wie Dextrose, Maltose) aber auch Begriffe wie Sirup, Extrakt oder Dicksaft.

Diese Bezeichnungen klingen oft harmlos oder sogar gesund, doch in Wahrheit verbergen sich dahinter fast immer einfache Zuckerarten, die den Blutzuckerspiegel schnell ansteigen lassen.

Aging mit AGEs – also wie Zucker den Alterungsprozess beschleunigt

Dass Zucker nicht nur unseren Stoffwechsel belastet, sondern auch die Hautalterung beschleunigt, lässt sich mit einem alltäglichen Beispiel gut veranschaulichen:

Wenn Sie Fleisch oder Kartoffeln im Ofen oder in der Pfanne zubereiten, entsteht ein köstliches Aroma, die Oberfläche wird braun und knusprig. Was auf den ersten Blick appetitlich wirkt, ist chemisch betrachtet das Ergebnis der Maillard-Reaktion – einer Reaktion zwischen Zucker und Bestandteilen von Proteinen. Dabei entstehen sogenannte Advanced Glycation End Products, kurz AGEs.

Diese AGEs sind nicht nur für das Aroma von geröstetem Kaffee, die goldbraune Kruste von Brot oder den Bratenduft verantwortlich. Sie sind auch ein Grund, warum wir bestimmte Lebensmittel als besonders „lecker" empfinden. Menschen machen sich diese Reaktion schon seit Jahrhunderten zunutze, um Speisen haltbarer und geschmacklich ansprechender zu machen.

Doch so verführerisch der Duft auch sein mag – die dabei entstehenden Maillard-Produkte (AGEs) sind aus gesundheitlicher Sicht problematisch.

AGEs entstehen nicht nur beim Braten und Rösten, sondern auch in unserem Körper, vor allem bei erhöhtem Blutzuckerspiegel. Je mehr Zucker wir über die Ernährung aufnehmen, desto mehr AGEs werden innerlich gebildet und können sich in Geweben, insbesondere der Haut, anreichern.

Auch wenn wir rauchen, uns Luftverschmutzung aussetzen oder zu viel Sonnenlicht abbekommen, fördern wir die Bildung dieser Substanzen. Bei Krankheiten wie Diabetes mellitus oder chronischer Niereninsuffizienz sammeln sich besonders viele AGEs im Gewebe an. Doch auch der normale Alterungsprozess führt dazu, dass diese Stoffe nach und nach zunehmen.

Was macht AGEs so schädlich für die Haut?

AGEs lagern sich insbesondere an den Kollagenfasern der Haut an, also genau den Strukturen, die für Festigkeit, Elastizität und Spannkraft verantwortlich sind. Durch die sogenannte Glykation werden diese Fasern steif, brüchig und weniger regenerationsfähig.

Die Folgen:
- Die Haut verliert an Elastizität und wird schlaffer
- Die Bindegewebsneubildung wird gehemmt
- Es entstehen Entzündungen, die die Haut zusätzlich schädigen
- Die Haut wirkt zunehmend fahl, gelblich und vorzeitig gealtert

Was wir tun können, um unsere Haut vor AGEs zu schützen? Wir können die Bildung von AGEs nicht vollständig verhindern, da sie auch spontan im Körper entstehen. Doch durch eine bewusste Ernährung und den Verzicht auf Rauchen können wir wesentlich dazu beitragen, dass sich die Bildung dieser schädlichen Verbindungen in Grenzen hält.

Heißt das nun, dass wir auf unseren geliebten Morgenkaffee verzichten müssen, um eine glatte und strahlende Haut zu bewahren? Ganz klar: nein! Aber je weniger wir von Lebensmitteln mit einem hohen AGE-Gehalt zu uns nehmen, desto besser für unsere Gesundheit.

Zu den Nahrungsmitteln mit den höchsten AGE-Gehalten zählen: gegrilltes oder gebratenes Fleisch, frittierte Speisen (wie Pommes und Chips), stark geröstete Kaffeesorten, Gebäck und Kekse mit hohem Zucker- und Fettanteil sowie industriell verarbeitete Fertigprodukte (wie Würstchen).

Empfehlenswert ist hingegen eine Ernährung, die reich ist an langsamer und schonend zubereiteten Speisen, also eher gedämpftem, gekochtem oder geschmortem Fisch und Fleisch, gekochten Kartoffeln (statt gebratenen), frischem Obst und Gemüse, Hülsenfrüchten, Milchprodukten sowie gekochten Vollkornprodukten (wie Vollkornnudeln, Naturreis, Quinoa oder Haferflocken im Porridge).

Wenn Zucker zur Gewohnheit wird: Was können wir gegen diese Gewohnheit tun?

Viele Menschen greifen täglich ganz selbstverständlich zu Süßem – sei es beim Fernsehen, als Nachtisch nach dem Mittagessen oder zur Belohnung nach einem stressigen Tag. Dieses Verhalten hat weniger mit mangelndem Willen zu tun, als vielmehr mit einem Zusammenspiel aus Gewohnheit, Gehirnchemie und Geschmackserleben.

Unser Gehirn liebt schnelle Belohnungen: Zucker aktiviert das Belohnungssystem, insbesondere die Ausschüttung von Dopamin, und vermittelt dadurch kurzfristig ein Gefühl von Wohlbefinden und Entspannung. Wird dieses Muster (beispielsweise Abends auf der Couch = Schokolade) regelmäßig wiederholt, verknüpft das Gehirn bestimmte Situationen mit dem süßen Reiz. Mit jeder Wiederholung wird diese Verbindung stärker und automatischer – bis sie schließlich zur festen Gewohnheit wird.

Das liegt daran, dass unser Gehirn bei solchen Wiederholungen neuronale Verbindungen aufbaut und verstärkt, die wir mit der Zeit als „Gewohnheiten" erleben. Diese Lernprozesse laufen unbewusst ab und zwar in beide Richtungen: Solche neuronalen Muster können sowohl für gesundheitsschädliche als auch für gesunde Verhaltensweisen entstehen. Genau darin liegt die Chance, denn das Gehirn ist lernfähig und kann durch neue Wiederholungen auch positive Gewohnheiten verankern.

Wie lange braucht das Gehirn für neue Gewohnheiten? Studien zeigen, dass es im Durchschnitt etwa 2 bis 5 Monate mit regelmäßiger Wiederholung braucht, bis neue Gewohnheiten etabliert sind. Erste Veränderungen treten oft schon nach 8 Wochen auf, wenn man gezielt „alte Trigger" durch neue Reize ersetzt.

Zu den neuen Gewohnheiten, die untersucht wurden, gehören unter anderem: Sport und gesunde Ernährungsweise. In manchen Fällen kann es auch länger dauern, bis das Gehirn neue Gewohnheiten als „Routine" annimmt.[6]

Erinnern wir uns an das Beispiel von vorhin: „Abends auf der Couch = Schokolade". Wenn dieses Muster regelmäßig durchlaufen wurde, ist die Verknüpfung im Gehirn tief verankert.

Doch genau an diesem Punkt können wir ansetzen: Wird diese Situation konsequent mit einer neuen, gesünderen Handlung verknüpft – etwa mit einer Tasse Tee, einem Stück dunkler Schokolade in kleiner Menge oder einer kurzen Runde an der frischen Luft –, kann das Gehirn nach und nach eine neue neuronale Verbindung aufbauen. Je öfter diese neue Routine wiederholt wird, desto stärker festigt sie sich, bis sie irgendwann genauso selbstverständlich wird wie das alte Verhalten.

Wie schnell und dauerhaft wir neue Gewohnheiten in unserem Alltag verankern, hängt von verschiedenen Faktoren ab. Denn nicht jede Veränderung lässt sich gleich leicht umsetzen.

Zum einen spielt die Komplexität der Gewohnheit eine wichtige Rolle: Während es uns meist relativ leichtfällt, uns an einfachere Dinge wie „mehr Wasser trinken" zu gewöhnen, benötigen aufwendigere Vorhaben (wie regelmäßiges Training) deutlich mehr Zeit, Planung und – hier die besondere Herausforderung! – Motivation. Auch die Regelmäßigkeit macht

Gewohnheiten brauchen Zeit und Beständigkeit. In der Regel dauert es etwa 2–3 Monate (ca. 60–90 Tage), bis eine einfache Gesundheitsgewohnheit relativ automatisch wird – länger, wenn sie komplex ist. Geduld und tägliche Wiederholung sind entscheidend!

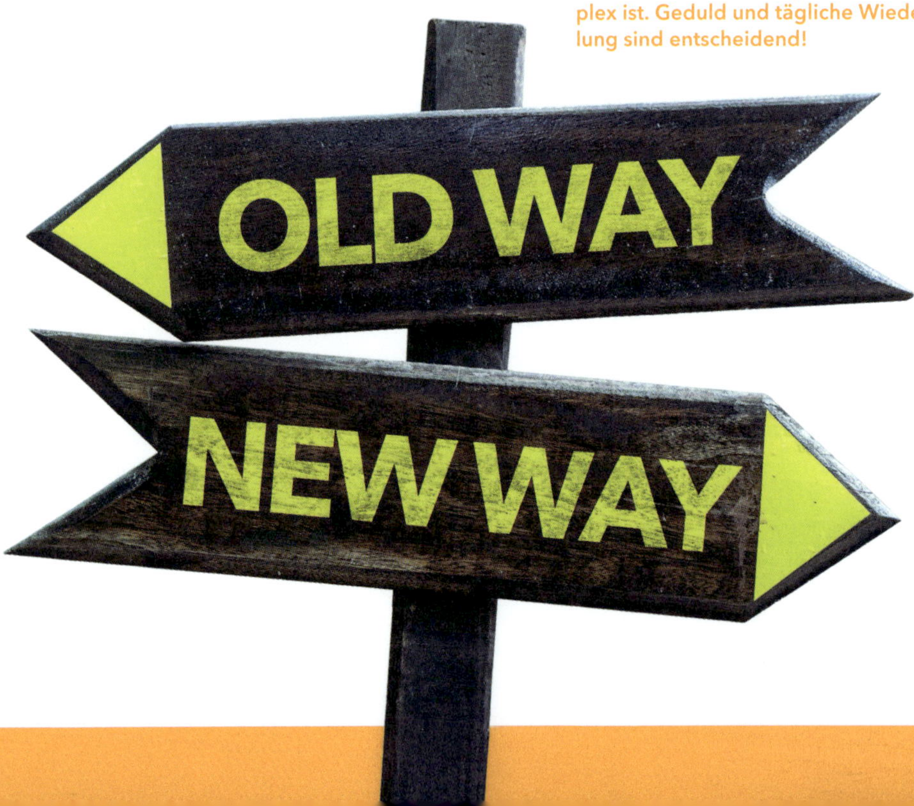

einen Unterschied: Je konsequenter wir ein neues Verhalten (am besten täglich) wiederholen, desto besser kann unser Gehirn es als neue Routine abspeichern.

Ein weiterer wichtiger Punkt ist unsere Umgebung: Bestimmte Orte, Tageszeiten oder feste Abläufe im Alltag (zum Beispiel „nach dem Abendessen" oder „direkt nach dem Nachhausekommen") wirken als Auslöser, die bestimmte Verhaltensmuster automatisch aktivieren, manchmal ohne dass wir es überhaupt bemerken. Wenn wir solche „Trigger" bewusst wahrnehmen und gezielt mit einem neuen, gesunden Verhalten verknüpfen, steigen unsere Chancen deutlich, die gewünschte Gewohnheit langfristig in unser Leben zu integrieren.

Jetzt sind Sie dran!

Nehmen Sie sich bitte einen Zettel zur Hand und überlegen Sie sich ein Verhalten, das Sie gerne verändern möchten. Was genau ist es und wodurch wird es ausgelöst? Gibt es bestimmte Auslöser (Trigger), wie eine bestimmte Tageszeit, einen Ort oder eine Stimmung, die dieses Verhalten regelmäßig hervorrufen? Vielleicht gibt es sogar mehrere? Notieren Sie das Verhalten, das Sie ablegen möchten, und überlegen Sie sich ganz konkret, durch welches neue Verhalten Sie es ersetzen wollen. Platzieren Sie diesen Zettel an einem Ort, an dem Sie ihn mit hoher Wahrscheinlichkeit sehen werden, idealerweise genau dann, wenn der gewohnte Impuls wieder auftaucht.

Ein Tipp:
Nehmen Sie sich zu Beginn nicht zu viel auf einmal vor. Wenn uns eine Veränderung nicht auf Anhieb gelingt, verbucht das Gehirn es als Misserfolg und macht es uns beim nächsten Mal noch schwerer. Kleine, realistische Schritte sind der Schlüssel zu nachhaltigem Erfolg.

Seien Sie geduldig mit sich selbst und denken Sie daran: Veränderungen brauchen Zeit. Je nach Verhalten kann es einige Wochen bis Monate dauern, bis das Gehirn eine neue Gewohnheit als selbstverständlich abspeichert.

Infobox

Geschmacksknospen – unser unterschätzter Verbündeter

Unsere Geschmacksknospen erneuern sich etwa alle 10 bis 14 Tage – ein erstaunlicher biologischer Vorgang, den wir gezielt für uns nutzen können. Wer einige Tage auf sehr süße Speisen verzichtet oder den Zuckerkonsum deutlich reduziert, bemerkt oft schon nach ein bis zwei Wochen eine veränderte Wahrnehmung: Lebensmittel, die zuvor „normal süß" geschmeckt haben, erscheinen plötzlich übermäßig süß.

Diesen Effekt können Sie aktiv nutzen, um die Lust auf Süßes zu reduzieren. Denn unser Geschmackssinn passt sich an: Wenn wir ihn nicht ständig mit hoher Süße überreizen, gewöhnt er sich an mildere Geschmacksnuancen und wir empfinden auch weniger süße Speisen wieder als angenehm. So wird der Weg in eine zuckerärmere Ernährung deutlich leichter.

Zusammenfassend finden Sie hier die wichtigsten Strategien, die es Ihnen erleichtern, bewusste Entscheidungen zu treffen und Ihr Verlangen nach Süßem besser zu kontrollieren:

1) Bewusst ersetzen statt verbieten:
Statt „nichts Süßes mehr" lieber gezielt durch weniger süße, natürliche Alternativen (Beeren, Zimt, Karotten…) ersetzen.

2) Trigger erkennen:
Wann und wo greifen Sie automatisch zu Süßem (zum Beispiel abends, aus Langeweile oder Stress)?

3) Neue Rituale schaffen:
Statt Schokolade → Tee mit Gewürzen, Bewegung, kurze Atemübung oder bewusstes Obstessen.

4) Süßes portionieren:
Kleine Mengen in Schälchen geben statt ganze Packung bereithalten.

5) Genuss statt Automatismus:
Süßes bewusst genießen statt nebenbei „wegknabbern". Achtsames Essen hilft, das Verlangen zu regulieren.

6) Den Geschmack bewusst mit bitteren Reizen umtrainieren:
Lebensmittel mit bitterem Geschmack, wie Rucola, Chicorée, Grapefruit, grüner Tee oder schwarzer Kaffee (ohne Zucker), helfen dabei, den Gaumen wieder an eine größere Geschmacksvielfalt zu gewöhnen. Das kann langfristig die Vorliebe für sehr süße Speisen abschwächen, weil süß nicht mehr der einzige „angenehme" Reiz ist. Wer regelmäßig Bitteres konsumiert, kann Süßes oft besser dosieren oder leichter weglassen.

Trans-Fettsäuren

Wenn es um das Risiko für Gefäßveränderungen und Herzinfarkte geht, sind Trans-Fette besonders problematisch. Sie gelten als schädlicher als andere Fettarten aus unserer Ernährung wie Triglyzeride oder Cholesterin. Aber was verstehen wir unter trans-Fettsäuren?

Trans-Fettsäuren sind eine besondere Form ungesättigter Fettsäuren, also Fette, die mindestens eine Doppelbindung in ihrer Kohlenstoffkette besitzen. Bei trans-Fettsäuren liegt diese Doppelbindung in der sogenannten trans-Konfiguration. Dabei stehen die Wasserstoffatome an der Doppelbindung gegenüber, sodass das Molekül eher gerade verläuft – im Gegensatz zur gewinkelten cis-Konfiguration, bei der die Wasserstoffatome auf derselben Seite liegen (wie es typischerweise bei den Fettsäuren im Olivenöl der Fall ist).

Diese trans-Konfiguration macht das Fett bei Zimmertemperatur fester und führt dazu, dass es im Körper anders verstoffwechselt wird. Ganz im Gegensatz dazu bleiben Öle wie Olivenöl oder Walnussöl aufgrund ihrer cis-Doppelbindungen flüssig.

Trans-Fettsäuren entstehen sowohl natürlich (beispielsweise in Milchfetten) als auch durch lebensmitteltechnologische Verfahren, etwa bei der Härtung pflanzlicher Öle zur Herstellung von Margarine. Darüber hinaus können sie bei sehr hoher Temperatur und besonders bei mehrmaligem Erhitzen von pflanzlichen Ölen, etwa beim Braten oder Frittieren, gebildet werden.

Studien zeigen, dass sich durch wiederholtes Erhitzen von Frittieröl der Anteil an trans-Fetten signifikant erhöht. Beim regelmäßigen Konsum von Speisen etwa aus Imbissbuden nimmt man daher häufig mehr trans-Fette auf als bei schonender Zubereitung zu Hause.[7]

Für trans-Fettsäuren ist im Körper keine positive Funktion bekannt. Im Gegenteil: Zahlreiche Studien belegen eindeutig ihre schädlichen Auswirkungen auf den Stoffwechsel. Ein hoher Konsum von trans-Fettsäuren erhöht das Risiko für Fettstoffwechselstörungen, die sich durch erhöhte Werte von Gesamt- und LDL-Cholesterin sowie erniedrigtem HDL-Cholesterin im Blut äußern. Darüber hinaus steigt mit vermehrter Aufnahme von trans-Fettsäuren auch das Risiko für koronare Herzkrankheiten deutlich an.

Um die Verbraucher vor den gesundheitlichen Risiken industriell hergestellter trans-Fettsäuren zu schützen, hat die Europäische Union im April 2019 eine Verordnung erlassen, die im April 2021 in Kraft trat. Sie begrenzt den Anteil industrieller trans-Fettsäuren in Lebensmitteln auf maximal 2 Gramm pro 100 Gramm Fett (also maximal 2 Prozent des Erzeugnisses).[8]

Heutzutage enthalten beispielsweise süßes Gebäck und Blätterteig meist deutlich weniger trans-Fettsäuren als früher. Wer jedoch regelmäßig solche Produkte konsumiert, nimmt nicht nur ungünstige Fette, sondern häufig auch erhebliche Mengen Zucker zu sich.

Tipp:
Airfryer (auf Deutsch Heißluftfritteuse) eignen sich hervorragend für die fettarme Zubereitung von Speisen. Der große Vorteil eines Airfryers besteht darin, dass Sie nur sehr wenig oder gar kein Fett verwenden müssen. Zudem wird das Fett nur kurz und unter kontrollierten Temperaturen erhitzt, wodurch wesentlich weniger trans-Fettsäuren entstehen als bei herkömmlichen Fritteusen. Idealerweise verwenden Sie hitzestabile pflanzliche Öle, etwa raffiniertes Rapsöl.

Trans-Fette und die Gesundheit Ihrer Haut

Trans-Fettsäuren, vor allem industriell hergestellte, haben eine ungünstige Struktur, durch die sie sich in unsere Zellhüllen einlagern können - auch in die Hautzellen. Untersuchungen zeigen, dass sie die Membran dabei steifer und weniger flexibel machen.

Das Problem:
Trans-Fette verdrängen gesunde Fettsäuren wie Omega-3, die für die Geschmeidigkeit und Funktion der Zellhüllen sorgen. Sie halten die Hautzellen elastisch, durchlässig und funktionsfähig. Werden sie durch trans-Fette ersetzt, verliert die Haut an Schutz und ihre Barrierefunktion leidet.[9,10]

Geschwächte Zellmembranen führen dazu, dass die Haut mehr Feuchtigkeit verliert und empfindlicher auf Reizstoffe und Allergene reagiert - die Hautdurchlässigkeit steigt. Zudem fördern trans-Fettsäuren entzündliche Prozesse im Körper, unter anderem über die Aktivierung von entzündungsfördernden Botenstoffen. Diese Entzündungsreaktionen wirken sich negativ auf die Hautregeneration aus und können das Hautbild sichtbar verschlechtern.[11]

Konservierungsmittel – ein Segen oder Fluch für unsere Gesundheit?

Konservierungsmittel sind aus der modernen Lebensmittelproduktion kaum wegzudenken. Lebensmitteltechnologen und -hersteller schätzen sie sehr. Denn man kann nicht pauschal sagen, dass sie grundsätzlich schlecht sind. Schließlich sorgen sie dafür, dass Lebensmittel länger haltbar und sicher bleiben. Doch einige von ihnen können sich negativ auf die Hautgesundheit auswirken, insbesondere bei empfindlichen Personen oder bei übermäßigem Verzehr.

Einige Konservierungsmittel können Unverträglichkeitsreaktionen fördern, insbesondere bei besonders sensiblen Personen oder Menschen mit Asthma, diagnostizierten Allergien und atopischer Haut wie Neurodermitis. Besonders Sulfite (zum Beispiel Schwefeldioxid, E220), Benzoesäure (E210) oder Sorbinsäure (E200) sind dafür bekannt, sogenannte pseudoallergische Reaktionen auszulösen. Typische Symptome sind Hautausschläge, Juckreiz oder Nesselsucht (Urtikaria).

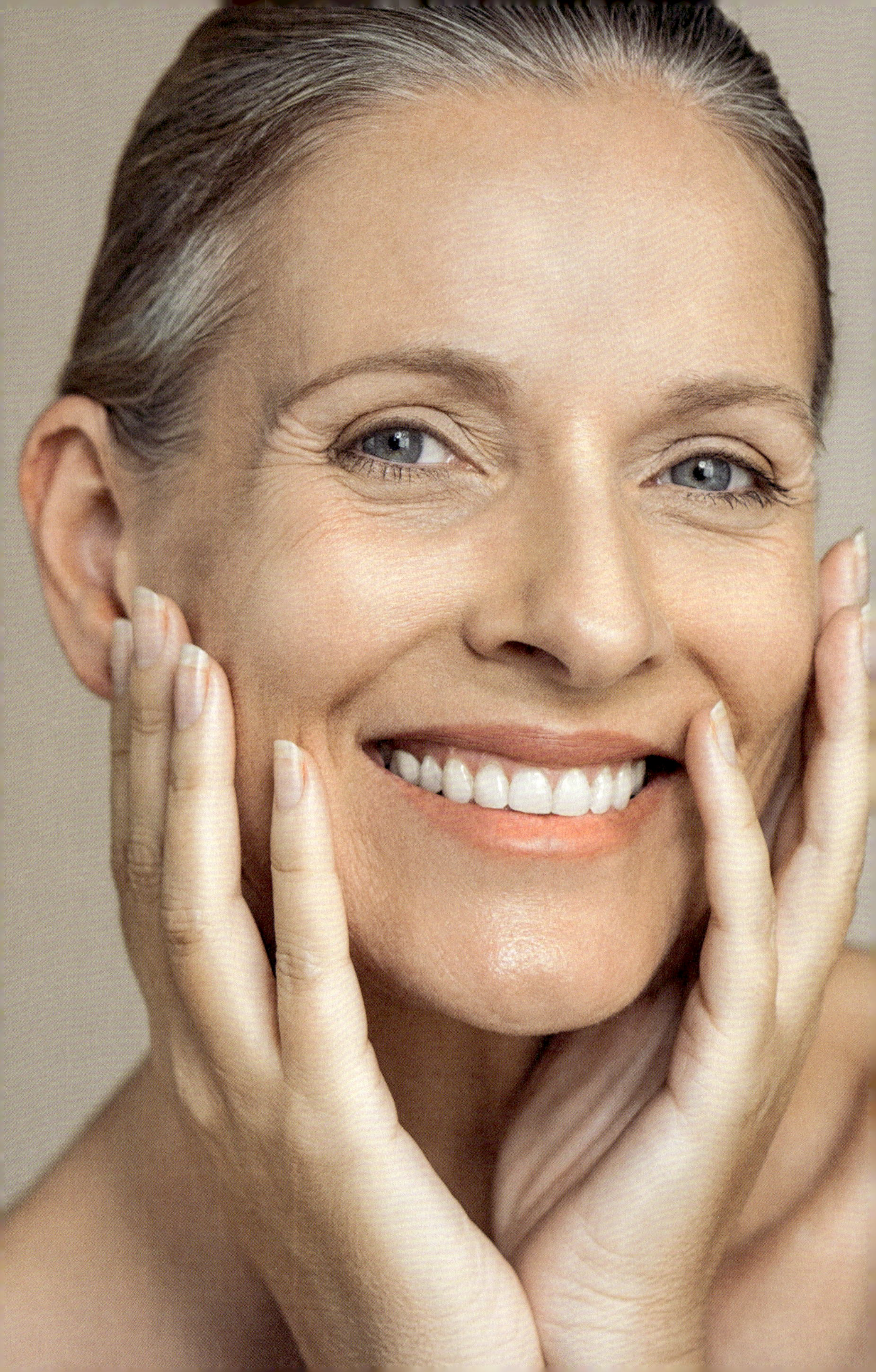

Laut aktueller Forschung können Konservierungsmittel in verarbeiteten Lebensmitteln außerdem das Darmmikrobiom deutlich beeinträchtigen. So zeigen Studien, dass sie die mikrobielle Zusammensetzung im Darm verändern können, zum Beispiel durch direkte Hemmung bestimmter Bakterienstämme. Besonders betroffen sind dabei nützliche Bakterienarten wie Bifidobacterium und Lactobacillus, die in ihrer Anzahl reduziert werden können. Dies kann zu einem mikrobiellen Ungleichgewicht (einer sogenannten Dysbiose) führen.[12]

Bifidobacterium und Lactobacillus tragen über verschiedene Mechanismen maßgeblich zur Gesundheit und Stabilität der Darmbarriere bei. Ist diese Schutzfunktion gestört, können entzündungsfördernde Substanzen in den Blutkreislauf gelangen – mit möglichen Folgen für die Haut.

Besonders relevant ist dies für Menschen, die bereits an Hauterkrankungen wie Akne, Ekzemen, Rosazea (einer chronisch-entzündlichen Erkrankung des Gesichts, die sich durch Rötungen, sichtbare Äderchen und empfindliche Haut äußert) oder Psoriasis leiden.

Gerade die Kombination aus einem gestörten Mikrobiom und einer durchlässigen Darmbarriere kann zu chronisch-niedriggradigen Entzündungen im Körper führen, die wiederum mit verschiedenen gesundheitlichen Beschwerden, auch außerhalb des Verdauungssystems, in Verbindung gebracht werden. Vor diesem Hintergrund ist es ratsam, möglichst häufig auf frisch zubereitete Mahlzeiten mit naturbelassenen Zutaten zurückzugreifen. Sie unterstützen nicht nur die Darmgesundheit, sondern auch das Immunsystem und die Haut von innen heraus.

Die Darm-Haut-Achse: Ein gesunder Darm mit vielfältigem Mikrobiom stärkt die Haut von innen. Störungen können hingegen Hautprobleme wie Akne, Rosazea oder Ekzeme begünstigen.

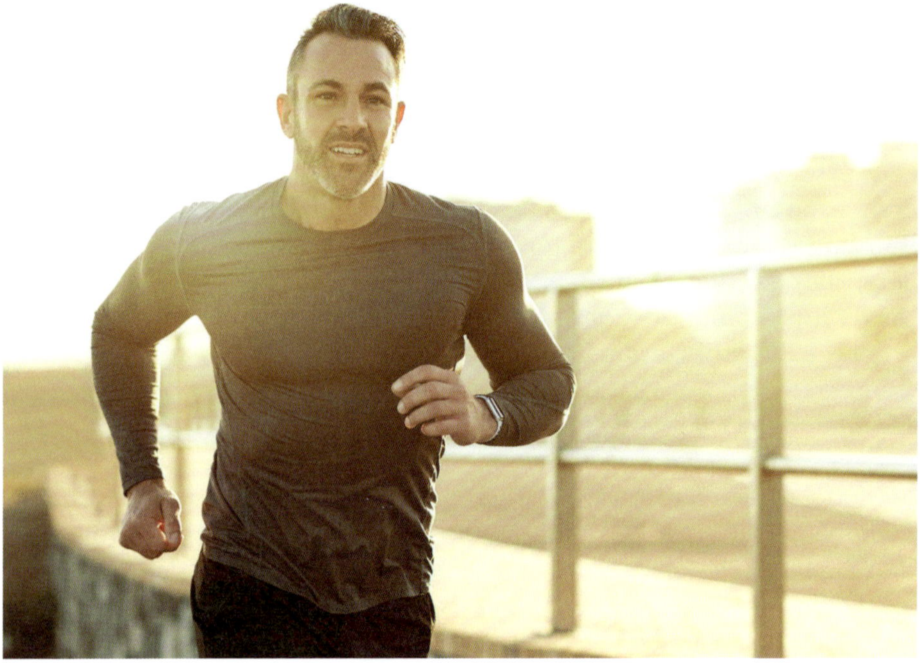

Körperliche Aktivität ist ein entscheidender Faktor im Anti-Aging, sowohl für Energie, Psyche, Hautgesundheit als auch für Körperspannung und Muskulatur.

Träge Zellen, müder Geist: Wie Bewegungsmangel das Altern antreibt

Bewegungsmangel wirkt sich in vielerlei Hinsicht negativ auf den Alterungsprozess aus – nicht nur körperlich, sondern auch mental. Eine mangelnde Aktivität führt häufig zu chronischer Müdigkeit, eingeschränkter Ausdauer und Erschöpfung, dabei fehlt den Zellen die notwendige Antriebskraft. Gleichzeitig kann Bewegungsmangel die Stimmung belasten. Fehlende Bewegung erhöht Stress, stört den Schlafrhythmus und begünstigt Angst- sowie Depressionssymptome. Zudem verhindert Bewegung den altersbedingten Verlust an Muskelmasse, die dadurch gestärkte Muskulatur unterpolstert die Haut und lässt sie straffer wirken. Regelmäßiger Sport verbessert darüber hinaus unsere Körperhaltung und stärkt das Selbstbewusstsein. Menschen, die sich unwohl in ihrem Körper fühlen, etwa aufgrund von Übergewicht und Bewegungsmangel, strahlen dieses Unbehagen oft auch aus.

Körperliche Aktivität fördert die Durchblutung, verbessert die Nährstoffversorgung und regt die Bildung wichtiger Zellstrukturen an. Davon profitiert besonders die Haut: Regelmäßige Bewegung stimuliert die Bildung von Mitochondrien, den „Energiekraftwerken" der Zellen, auch in der Haut. Das kann altersbedingtem Strukturverlust entgegenwirken. Zudem unterstützt Bewegung die Kollagensynthese, was zu einer dichteren Dermis (die mittlere Hautschicht, die für Festigkeit und Elastizität sorgt), elastischeren Haut und einem insgesamt verjüngten Erscheinungsbild führt.[13]

Regelmäßige Bewegung macht uns glücklicher

Wenn wir Sport treiben, lösen wir eine beeindruckend positive Kettenreaktion in unserem Körper aus. Schon eine einzelne Trainingseinheit führt zu einer deutlich erhöhten Ausschüttung körpereigener „Glücksbotenstoffe", darunter Endorphin und Anandamid. Anandamid ist ein weniger bekannter, dennoch sehr wichtiger Neurotransmitter (Botenstoff). Dieser Neurotransmitter durchdringt im Gegensatz zu den meisten Neurotransmittern die Blut-Hirn-Schranke, gelangt also aus dem Blutkreislauf in das Gehirngewebe und fördert Wohlbefinden, sorgt für mehr Entspannung und mildert Angst.[14]

Regelmäßiges Training wirkt nachweislich stressmindernd, verbessert die Schlafqualität und kann Symptome von Angst und Depressionen deutlich lindern. Dabei spielt auch das Stresshormon Cortisol eine wichtige Rolle: Während es bei intensiven Belastungen kurzfristig ansteigt, sinkt die allgemeine Cortisolbelastung durch wiederholtes Training langfristig. Der Körper passt sich an diesen „positiven Stress" an – ein Prinzip, das man auch als Hormesis bezeichnet.

Das Ergebnis:
Unser Hormonsystem lernt durch Bewegung, gezielter und kontrollierter auf Stressreize zu reagieren, Cortisol wird nach Belastungen schneller wieder abgebaut, und das vegetative Nervensystem kommt leichter in den Entspannungsmodus zurück. So werden wir mit der Zeit nicht nur körperlich fitter, sondern auch psychisch widerstandsfähiger und belastbarer im Alltag.[15]

Schließlich hat Bewegung nicht nur körperliche, sondern auch tiefgreifende emotionale und psychische Wirkungen: Wenn wir uns regelmäßig bewegen, aktivieren wir unser dopaminerges und serotonerges System – also jene Botenstoffe, die uns motivieren, anregen und für ein Gefühl von Zufriedenheit und Erfüllung sorgen. Besonders deutlich spürbar wird das nach einem langen Spaziergang, einem Lauf oder einem intensiven Workout: Wir fühlen uns lebendiger, klarer und sind oft auch stolz auf uns selbst.

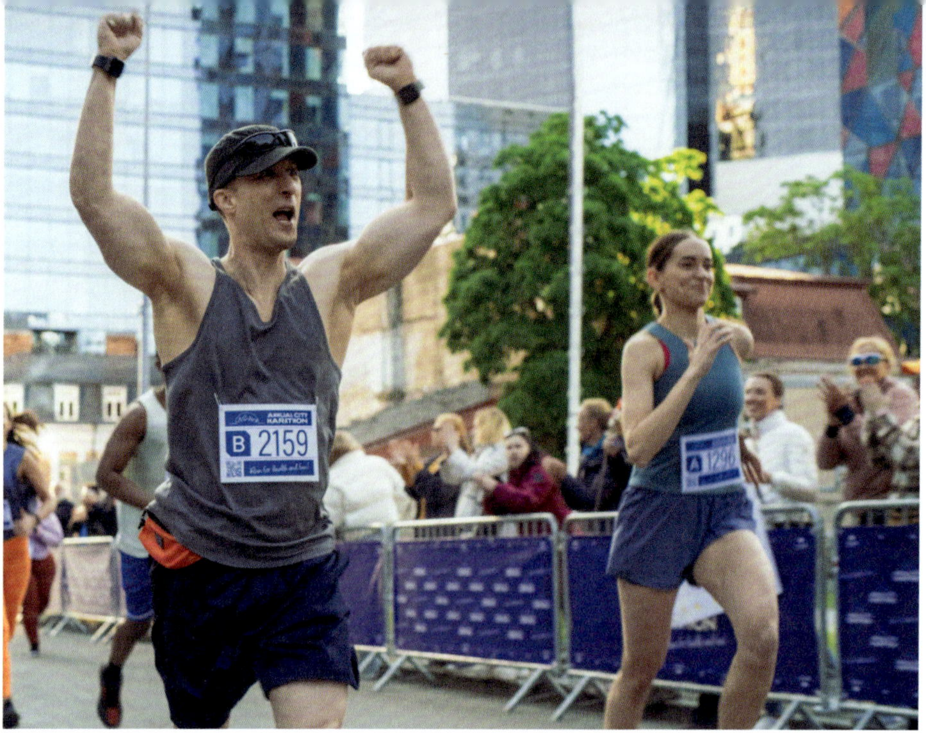

Vielleicht haben Sie es selbst schon erlebt: Nach einem langen Lauf stellt sich plötzlich ein Gefühl von Leichtigkeit, Euphorie und innerer Ruhe ein – das sogenannte Runner's High. Lange dachte man, dass dafür vor allem Endorphine verantwortlich sind. Heute weiß man: Auch ein körpereigener Botenstoff namens Anandamid spielt dabei eine entscheidende Rolle.

Tipp:
Versuchen Sie, Ihre Bewegung möglichst oft nach draußen zu verlegen, idealerweise in die Natur, zum Beispiel in den Wald. Dort profitieren Sie nicht nur von der frischen Luft, sondern auch von den Terpenen, die von Bäumen abgegeben werden. Diese natürlichen Duftstoffe wirken beruhigend auf Ihr Nervensystem. Schon ein kurzer Spaziergang im Grünen kann den Blutdruck senken, Stress abbauen und Ihre Stimmung spürbar heben. Ihr Körper und Ihre Seele werden es Ihnen danken.[16]

Noch einen Schritt weiter geht es bei gemeinsamen Aktivitäten: Beim Training in der Gruppe, beim Tanzen oder Mannschaftssport wird vermehrt Oxytocin ausgeschüttet, ein Hormon, das unser Gefühl von Nähe, Vertrauen und sozialer Verbundenheit stärkt. Es trägt wesentlich dazu bei, dass wir uns emotional gestärkt und getragen fühlen – ein wichtiger Schutzfaktor für unsere psychische Gesundheit.[17]

Sind Läufer klüger?

Bewegung wirkt zudem wie ein wahres Wundermittel für unser Gehirn. Wenn wir körperlich aktiv sind, sei es durch Joggen, Radfahren oder einen flotten Spaziergang, passiert im Kopf mehr, als wir oft denken. Einer der wichtigsten Effekte: Sport fördert die Bildung neuer Nervenzellen, vor allem im Hippocampus, dem Bereich im Gehirn, der für Lernen und Gedächtnis zuständig ist. Dieser Prozess nennt sich Neurogenese.[18]

Gleichzeitig wird beim Sport die Durchblutung in unserem Gehirn verbessert. Das sorgt dafür, dass die Nervenzellen mit mehr Sauerstoff und Nährstoffen versorgt werden – ideale Bedingungen für mehr Konzentration und geistige Frische. Ein weiteres Schlüsselelement ist BDNF (Brain-Derived Neurotrophic Factor), ein Wachstumsfaktor für das Gehirn.

Wachstumsfaktoren wirken wie „Dünger für das Gehirn". Sie helfen, dass sich Nervenzellen besser entwickeln, regenerieren und miteinander vernetzen. Sie sind wichtig für Lernen, Gedächtnis, emotionale Stabilität und die Reparatur nach Stress oder Schädigungen. Bereits nach moderatem Training steigt der BDNF-Spiegel um das Zwei- bis Dreifache. Er fördert die Bildung neuer Nervenzellen und verbessert Gedächtnis, Stimmung und kognitive Leistungsfähigkeit.[19]

Regelmäßige Bewegung hält also nicht nur unseren Körper fit, sondern macht auch unser Gehirn leistungsfähiger, ausgeglichener und stressresistenter.

Wer rastet, der rostet – und wird müde

Kennen Sie das?
Es ist Sonntag, draußen regnet es, und Sie haben sich für den Tag nichts Großes vorgenommen – vielleicht ein wenig aufräumen, Mittagessen zubereiten und ein paar Filme schauen. Doch plötzlich spüren Sie diese erdrückende Müdigkeit. Eigentlich wäre etwas Bewegung genau das Richtige, aber bei diesem Wetter?

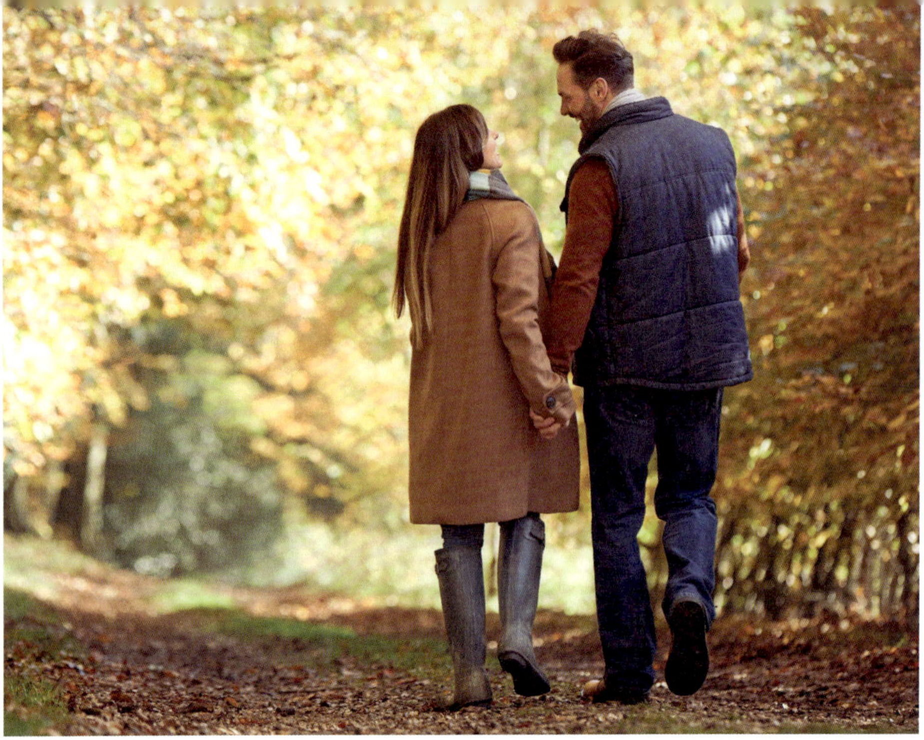

Schon wenige Minuten an der frischen Luft können Wunder wirken: Wir fühlen uns wacher, klarer im Kopf und deutlich energiegeladener.

Und überhaupt: Der Körper fühlt sich viel zu träge an, um jetzt mit Fitnessübungen zu starten. Also bleiben Sie noch eine Weile auf dem Sofa liegen und scrollen durch die neuesten Beiträge in den sozialen Medien.

So geht es vielen Menschen. Das eigentliche Problem ist: Je weniger wir uns bewegen, desto träger wird unser Körper. Die Hemmschwelle, sich zum Sport aufzuraffen, scheint immer größer, manchmal sogar unüberwindbar. Bewegungsmangel begünstigt nicht nur körperliche Beschwerden, sondern fördert auch das Gefühl von chronischer Müdigkeit. Wenn wir uns wenig bewegen, verlangsamen wir unseren Stoffwechsel, die Sauerstoffversorgung der Zellen sinkt und damit auch unser Energielevel. Das paradoxe Ergebnis: Je weniger wir uns bewegen, desto müder fühlen wir uns.

Ein entscheidender Mechanismus spielt sich dabei in unseren Mitochondrien ab, den bereits erwähnten „Kraftwerken" der Zellen. Mitochondrien sind dafür verantwortlich, aus Nährstoffen und Sauerstoff die Energie zu produzieren, die unser Körper für alle Funktionen benötigt. Doch sie reagieren äußerst sensibel auf Inaktivität: Ohne regelmäßige Bewegung sinkt ihre Aktivität, die Energieproduktion wird gedrosselt und das spürt man in Form von Erschöpfung, Antriebslosigkeit und mentaler Müdigkeit.

Wussten Sie, dass bereits nach wenigen Wochen Inaktivität unsere Muskelkraft und -masse deutlich abnehmen und die Mitochondrienproduktion beeinträchtigt wird? So entsteht ein Teufelskreis: Die Erschöpfung bremst den Antrieb, der Bewegungsmangel schwächt die Mitochondrien und das Energielevel sinkt weiter. Nur wer diesen Kreislauf bewusst durchbricht, kann das natürliche Energiepotenzial seines Körpers wieder aktivieren. Die Produktion der Energiekraftwerke lässt sich durch moderate körperliche Aktivität leicht anregen.[20]

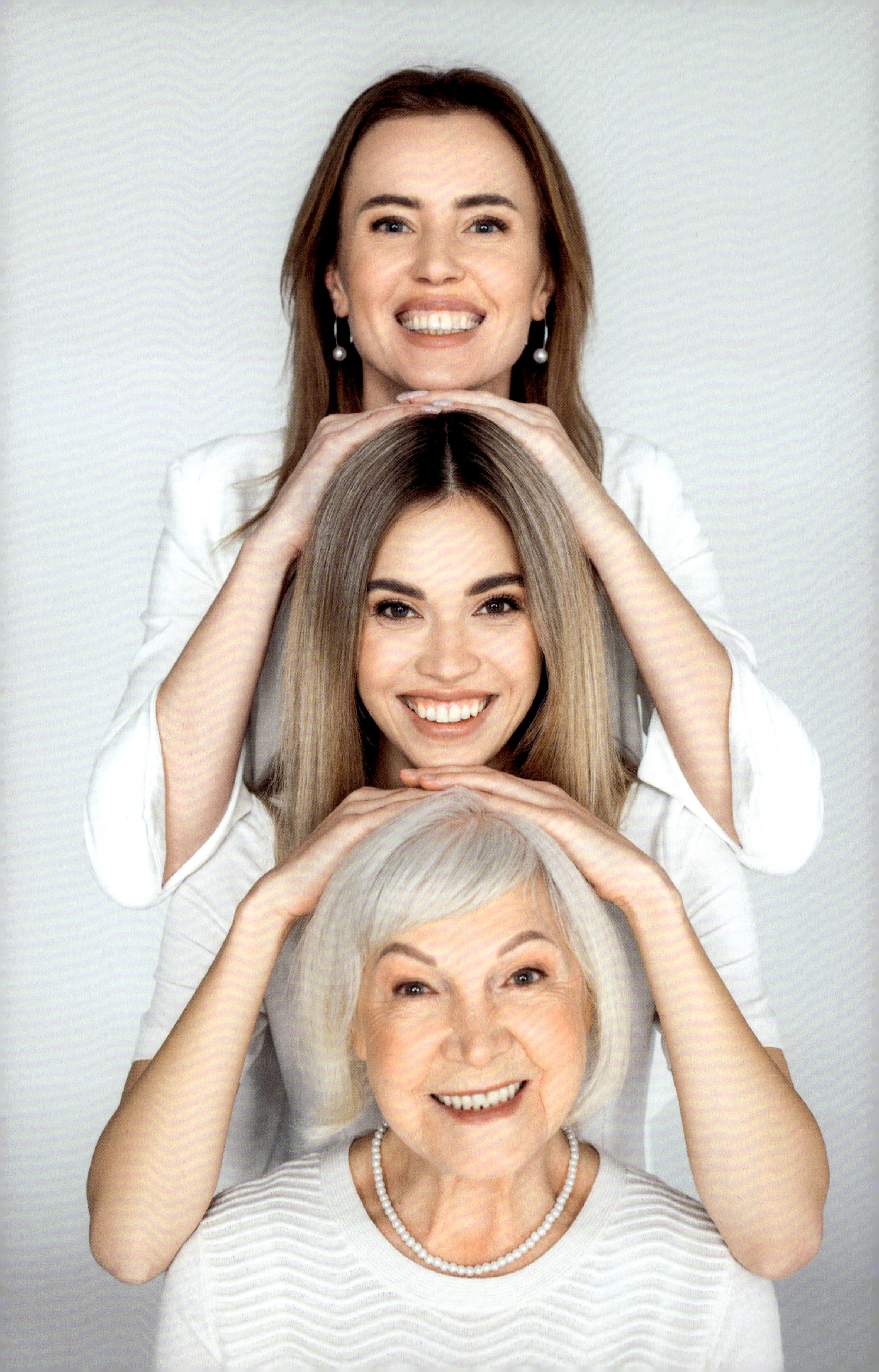

Kapitel 4

Ihr Fahrplan für frisches Aussehen, vitale Haut und mehr Energie

Egal in welchem Lebensabschnitt – mit den richtigen Impulsen können Haut, Energie und Wohlbefinden sichtbar aufblühen.

Das vorherige Kapitel hat gezeigt, welche Lebensstilfaktoren dazu führen können, dass unser Körper an Kraft verliert und unsere Haut an Frische einbüßt. Sie wissen nun, welche Gewohnheiten Ihrer Gesundheit und Ausstrahlung schaden können – und wie Sie einigen dieser ‚Störenfriede' aktiv begegnen können.

In diesem Kapitel richten wir den Blick nach innen und zugleich nach vorn: Wir gehen den Alterungsprozessen dort auf den Grund, wo sie beginnen – auf epigenetischer und zellulärer Ebene. Sie erfahren, welche Lebensstilfaktoren die Funktion Ihrer Mitochondrien beeinflussen (zur Erinnerung: Ihre „Zellkraftwerke") und die Länge Ihrer Telomere prägen (die Schutzkappen an den Enden unserer Chromosomen, die als Marker für biologisches Altern gelten). Um den Alterungsprozess zu verlangsamen, sollten wir idealerweise an mehreren Stellschrauben drehen: an unserer seelischen Balance und Entspannung, an einer ausgewogenen Ernährung und einer guten Nährstoffversorgung (also der Pflege von innen) ebenso wie an der äußeren Pflege unserer Haut. Auch körperliche Fitness spielt eine entscheidende Rolle für gesundes Altern. Bewegung ist zwar ein sehr wichtiger Faktor, steht in diesem Ratgeber jedoch nicht im Mittelpunkt.

Zugegeben, das klingt nach vielen Einflussfaktoren. Doch keine Sorge: Betrachten Sie diesen Ratgeber und ganz besonders die folgenden Seiten als Nachschlagewerk. Sie müssen Ihr Leben nicht von heute auf morgen umkrempeln. Nehmen Sie sich Zeit, die Hinweise und Tipps in Ruhe auf sich wirken zu lassen, und überlegen Sie, was für Sie persönlich gerade stimmig und machbar ist.

Was sind Ihre Prioritäten? Was tut Ihnen im Moment besonders gut? Vielleicht möchten Sie sich dazu eine kleine Liste anlegen, eine Art persönlicher Fahrplan? Wichtig ist nur: Nehmen Sie sich nicht zu viel auf einmal vor. Beginnen wir mit ein paar Möglichkeiten, wie Sie mehr innere Ausgeglichenheit in Ihren Alltag bringen können. Denn wenn Sie sich psychisch stabil und gestärkt fühlen, fällt es Ihnen leichter, gut für Ihren Körper zu sorgen und die Energie aufzubringen, um echte Veränderungen Schritt für Schritt umzusetzen.

In der Ruhe liegt der Glow – wie Entspannung Ihr Aussehen erfrischt

Hand aufs Herz:
Ratschläge wie „Entspann dich", „Du musst mehr emotionalen Abstand gewinnen" oder „Mach Sport, um Stress abzubauen" sind meist gut gemeint, aber in vielen Situationen eher irritierend als hilfreich. Warum? Weil Betroffene in der Regel sehr wohl wissen, dass emotionale Belastung ihnen schadet und dass gesunde Abgrenzung wichtig wäre. Doch gerade in akuten Phasen ist das leichter gesagt als getan.

Auch Sport, so wohltuend er sein kann, lässt sich nicht in jeder Lebenslage einfach umsetzen und schon gar nicht mitten in einer stressgeladenen Situation. Emotionaler Stress zeigt sich sowohl als plötzliche, überwältigende Momentaufnahme, die uns buchstäblich in die Knie zwingen kann, als auch als chronische Belastung im Alltag, beispielsweise durch familiären Druck oder berufliche Überforderung. Während manche Menschen gefühlt einen inneren Schutzpanzer haben, an dem vieles abprallt, sind andere deutlich empfänglicher für äußere Reize. Das hat nicht zuletzt mit der Persönlichkeit zu tun: Eigenschaften wie Perfektionismus oder Ungeduld beeinflussen maßgeblich, wie stark wir Stress empfinden und wie wir mit ihm umgehen.

Was also tun?
Klar ist: Den Umgang mit belastenden Gefühlen zu lernen, erfordert Arbeit an sich selbst – Zeit, Geduld und Übung. Doch es gibt auch kleine „Helfer", die gerade den Feinfühligen unter uns dabei unterstützen können, innere Stärke aufzubauen und mehr Resilienz zu entwickeln.

Und bitte nicht falsch verstehen!
Regelmäßige körperliche Bewegung sollte definitiv angestrebt werden. Sie hebt nachweislich die Stimmung und stärkt sowohl das körperliche als auch das seelische Wohlbefinden. Körperliche Aktivität ist ein wichtiger Baustein zur seelischen Entlastung, aber nicht das einzige Mittel.

Unser Ziel ist es, den Körper nicht nur in akuten Stresssituationen zu unterstützen, sondern ihn rechtzeitig mit wirksamen „Werkzeugen" auszustatten, damit er innerlich gewappnet ist, wenn eine Art „Kriegssituation" eintritt.

Nährstoffe für mehr innere psychische Widerstandskraft

Wie gut wir innerlich stabil bleiben, hängt auch davon ab, womit wir unsere Nerven „füttern": Bestimmte Mikronährstoffe wirken wie Baustoffe für unsere Botenstoffe im Gehirn, stärken das seelische Fundament und helfen, innere Anspannung sowie körperliche Verspannungen zu lösen.

B-Vitamine - Nervennahrung für Körper und Seele

Die Vitamine der B-Gruppe, insbesondere B1 (Thiamin), B2 (Riboflavin), B6 (Pyridoxin), B12 (Cobalamin) sowie Folsäure (B9) und Niacin (B3), spielen eine zentrale Rolle für ein stabiles Nervensystem und die Bildung wichtiger Botenstoffe im Gehirn. Ein Mangel an B-Vitaminen kann die Stressresistenz des Körpers deutlich herabsetzen und sich in Symptomen wie Reizbarkeit, Müdigkeit und Konzentrationsschwäche äußern. Umgekehrt ist eine ausreichende Versorgung mit diesen Vitaminen essenziell für die mentale Stabilität und emotionale Belastbarkeit. Wenn wir dauerhaft gestresst sind, steigt unser Bedarf an B-Vitaminen und ein Mangel kann dadurch noch leichter entstehen. Sollten Sie dauerhaft unter Stress stehen, ist es besonders wichtig, auf eine ausreichende Zufuhr von Vitamin-B-reichen Lebensmitteln zu achten. Durch eine gezielte Auswahl und schonende Zubereitung Ihrer Speisen können Sie maßgeblich dazu beitragen, Ihren Bedarf an B-Vitaminen zu decken. Reich an B-Vitaminen sind unter anderem: Vollkornprodukte, Hülsenfrüchte, Gemüse (wie Spinat, Mangold oder Grünkohl), Nüsse und Samen sowie Milchprodukte, Eier, Fisch und Fleisch. Insbesondere Vitamin B12 kommt fast ausschließlich in tierischen Lebensmitteln vor.

Tipp für die Küche:
B-Vitamine sind licht- und hitzeempfindlich sowie wasserlöslich. Das bedeutet: Je besser die Lagerung und je frischer und schonender die Zubereitung, desto höher ist der Nährstoffgehalt unserer Speisen:

✓ **Tiefgefrorenes Gemüse** enthält oft mehr Vitamine als lang gelagerte Frischware, da es direkt nach der Ernte schockgefrostet wird.

✓ **One-Pot-Gerichte** oder Eintöpfe sind besonders günstig, da die wasserlöslichen B-Vitamine beim Kochen ins Wasser übergehen. Das Kochwasser wird bei solchen Gerichten mitgegessen.

✓ **Lagern Sie Gemüse möglichst im Kühlschrank:** So sind die Lebensmittel vor Sonnenlicht und höheren Temperaturen geschützt. Das verlangsamt den Vitaminabbau deutlich.

Warum rissige Mundwinkel mehr als ein Schönheitsproblem sind

Manche Menschen reagieren besonders sensibel auf emotionale Belastung und akuten Stress und entwickeln innerhalb kürzester Zeit sogenannte Mundwinkelrhagaden. Dabei handelt es sich um schmerzhafte Einrisse an den Mundwinkeln, die oft mit Rötung, Spannungsgefühl und manchmal auch mit kleinen Krusten einhergehen. Solche Hautveränderungen entstehen nicht selten durch eine Kombination aus einer gestörten Hautbarriere und inneren Einflüssen wie Infektionen oder Nährstoffmängeln.

Insbesondere die Vitamine des B-Komplexes, vor allem Vitamin B2 (Riboflavin), B6 (Pyridoxin) und B12 (Cobalamin) sind entscheidend für die Gesundheit von Haut und Schleimhäuten. Sie unterstützen die Zellerneuerung, fördern die Wundheilung und tragen zur Stabilität der Hautbarriere bei. Ein Mangel an diesen Vitaminen kann dazu führen, dass die Haut empfindlicher auf Belastungen reagiert, schlechter heilt und anfälliger für kleine Einrisse und Entzündungen wird.

Eine gezielte Supplementierung eines hoch dosierten Vitamin-B-Komplexes in Kombination mit etwa 25 bis 50 Milligramm Zink pro Tag (hohe Zinkgaben maximal vier Tage lang) kann die Heilung von Mundwinkelrhagaden deutlich beschleunigen. Das Spurenelement Zink wirkt entzündungshemmend, unterstützt die Regeneration der Hautzellen und die Wundheilung. Besonders in Zeiten hoher Belastung oder bei ersten Anzeichen von Hautirritationen kann diese Kombination einen wertvollen Beitrag zur schnellen Regeneration leisten.

Was ist beim Kauf eines Vitamin-B-Präparates zu beachten?

Beim Kauf von Mikronährstoffpräparaten ist die chemische Verbindung entscheidend. Nicht jede Form eines Nährstoffs wird vom Körper gleich gut aufgenommen und verwertet. Das gilt auch für die B-Vitamine.

Bevor Sie sich für ein Vitamin-B-haltiges Präparat entscheiden, werfen Sie daher unbedingt einen Blick auf die Zutatenliste: Achten Sie darauf, in welcher Form Folsäure und insbesondere Vitamin B12 (Cobalamin) enthalten sind.

Die am besten verwertbare Form der Folsäure ist 5-Methyltetrahydrofolat (abgekürzt: 5-MTHF). Für Vitamin B12 gilt: Besonders gut verwertbar ist die methylierte Form, also Methylcobalamin.

Magnesium – Entspannung für Körper und Seele

Es wurde bereits angesprochen, dass ein dauerhafter Stress den Magnesiumspiegel im Körper senken kann. Ein chronisch erhöhter Aldosteronspiegel (ein Stresshormon) verringert die Rückresorption von Magnesium in den Nieren. Dadurch geht vermehrt Magnesium über den Urin verloren. Die Folge: Der Körper rutscht schleichend in einen Mangelzustand.

Sollten Sie unter nächtlichen Wadenkrämpfen leiden, liegt die Ursache sehr wahrscheinlich in einem Magnesiummangel. Auch Muskelverspannungen, Nackensteifigkeit oder Rückenschmerzen können Hinweise auf eine unzureichende Versorgung mit diesem wichtigen Mineralstoff sein. Gerade in stressreichen Zeiten kann eine ausreichende Magnesiumzufuhr, idealerweise 400 bis 600 Milligramm pro Tag, helfen, die Muskulatur zu entspannen, die Nerven zu beruhigen und das innere Gleichgewicht zu fördern. Magnesium übernimmt dabei eine Schlüsselrolle bei der Regulation der Muskelfunktion, des Nervensystems und der körpereigenen Stressreaktion.

Umso wichtiger ist es, in emotional belastenden Phasen bewusst auf magnesiumreiche Lebensmittel zu setzen. Vollkornprodukte, grünes Blattgemüse, Hülsenfrüchte, Nüsse, Samen sowie Fisch und Meeresfrüchte sind gute Lieferanten. Dennoch zeigt die Erfahrung, dass es vielen Menschen trotz einer ausgewogenen Ernährung schwerfällt, den Bedarf vollständig zu decken. In solchen Fällen kann eine gezielte Supplementierung sinnvoll sein, um den Körper zuverlässig zu versorgen.

Was ist beim Kauf eines Magnesiumpräparates zu beachten?

In Drogeriemärkten sind die Regale voll mit Magnesiumpräparaten. Doch welches ist wirklich empfehlenswert? Zu den Magnesiumverbindungen (in der Fachsprache Magnesiumsalze genannt) mit besonders guter Bioverfügbarkeit zählen Magnesiumcitrat, Magnesiumtaurat und Magnesiumbisglycinat. Es gibt aber auch Kombipräparate, die sowohl hochwertige als auch preisgünstigere Verbindungen wie Magnesiumcarbonat oder Magnesiumoxid enthalten. Tatsächlich kann auch der Körper solche Kombinationspräparate gut aufnehmen. Das liegt vermutlich daran, dass unterschiedliche Verbindungen über verschiedene Mechanismen im Darm resorbiert werden. Auch Präparate mit gemischten Magnesiumformen können daher eine sinnvolle und effektive Wahl sein.

Tipp:
Wenn Sie Magnesium auf nüchternen Magen oder in hoher Dosierung einnehmen, kann dies zu weichem Stuhl oder Durchfall führen, insbesondere bei empfindlicher Verdauung. Magnesiumbisglycinat gilt als besonders gut verträglich und kann auch in höheren Mengen eingenommen werden, ohne den Darm stark zu belasten. Am sinnvollsten ist es, Magnesium abends oder auf zwei Tageszeiten verteilt (morgens und abends) einzunehmen.

Sonne - ein natürliches Antidepressivum

Ein Spaziergang in der Sonne kann oft Wunder wirken: Die Stimmung hellt sich auf, man fühlt sich wacher, klarer und innerlich leichter. Das ist kein Zufall, denn Sonnenlicht wirkt tatsächlich wie ein natürliches Antidepressivum. Einer der zentralen Gründe dafür ist die Bildung von Vitamin D in der Haut, die durch UV-B-Strahlung angeregt wird. Im Gegensatz zu vielen anderen Vitaminen kann Vitamin D vom Körper nur begrenzt über die Nahrung aufgenommen werden. Es wird größtenteils durch Sonnenlicht in der Haut gebildet, sobald UV-B-Strahlen auf die Haut treffen.

Die Deutsche Gesellschaft für Ernährung (DGE) empfiehlt eine tägliche Zufuhr von 20 Mikrogramm Vitamin D, was 800 internationalen Einheiten (IE) entspricht. Über die Ernährung allein, zum Beispiel durch fettreichen Seefisch, Pilze oder angereicherte Lebensmittel, lässt sich diese Menge jedoch in der Regel nicht zuverlässig decken.

Ein weiteres Problem:
In Deutschland ist die UV-B-Strahlung von Oktober bis März zu schwach, um genügend Vitamin D über die Haut zu bilden. Aus diesem Grund empfehlen Fachgesellschaften und Experten, in dieser Zeit eine gezielte Supplementierung in Betracht zu ziehen. Auch wer sich (selbst in den Sommermonaten) überwiegend in Innenräumen aufhält, läuft Gefahr, ein Vitamin-D-Defizit zu entwickeln.

Wofür braucht unser Körper Vitamin D?

Vitamin D ist wichtig für die Gesundheit von Knochen und Muskeln, ein gut funktionierendes Immunsystem und den Schutz vor akuten Atemwegsinfekten, besonders in der kalten Jahreszeit. Ein guter Vitamin-D-Status trägt also nicht nur zur Stabilität des Bewegungsapparates bei, sondern unterstützt auch unsere Abwehrkräfte in den Wintermonaten.

Aber wussten Sie, dass ein Vitamin-D-Mangel depressive Verstimmungen fördern oder bestehende Symptome sogar verstärken kann? Denn Vitamin D spielt eine wichtige Rolle bei der Bildung von Neurotransmittern wie Dopamin und Noradrenalin, die für unsere Stimmung, Motivation und emotionale Stabilität entscheidend sind. Inzwischen setzen viele Fachärzte und Therapeuten Vitamin D begleitend zur Behandlung von Depressionen ein, besonders dann, wenn ein Mangel nachgewiesen wurde. Zwar ersetzt das „Sonnenvitamin" keine psychotherapeutische oder medikamentöse Behandlung, kann aber in bestimmten Fällen spürbar zur Stabilisierung des seelischen Gleichgewichts beitragen.

Tipp:
Vitamin-D-Defizit ist in Deutschland extrem weit verbreitet. Lassen Sie Ihren Vitamin-D-Spiegel beim Hausarzt bestimmen, besonders in den lichtarmen Monaten. Bei einem nachgewiesenen Mangel empfiehlt sich eine fachkundige Beratung durch eine qualifizierte Ernährungsfachkraft, um die für Sie passende Dosierung festzulegen.

Gehirnnahrung mit Wirkung: EPA, DHA und mentale Balance

In der Ernährungsberatung gehört es zum Standard, beim Erstgespräch die Essgewohnheiten der Klienten zu erfassen. Aus meiner praktischen Erfahrung zeigt sich dabei immer wieder: Die meisten Menschen essen weniger als eine Portion Fisch pro Woche und erreichen damit die Empfehlung der Deutschen Gesellschaft für Ernährung (DGE) nicht, die ein- bis zweimal Fisch pro Woche vorsieht.

Dabei kann ein regelmäßiger Verzehr von Fisch, vor allem von fettreichem Seefisch wie Lachs, Hering oder Makrele, nicht nur zur Versorgung mit Jod und Vitamin D beitragen, sondern auch eine positive Wirkung auf die Stimmung entfalten. Fettreicher Fisch liefert reichlich Omega-3-Fettsäuren, vor allem EPA (Eicosapentaensäure) und DHA (Docosahexaensäure) – zwei essenzielle Fettsäuren, die eine wichtige Rolle für die Gehirngesundheit und emotionale Stabilität spielen.

In zahlreichen Studien zeigt sich, dass ein Mangel an Omega-3-Fettsäuren mit einem erhöhten Risiko für depressive Verstimmungen verbunden sein kann. Gleichzeitig weisen viele Untersuchungen darauf hin, dass die gezielte Zufuhr, besonders von EPA-reichen Omega-3-Präparaten, stimmungsaufhellende Effekte haben kann. Diese zeigen sich vor allem bei leichten bis mittelschweren depressiven Symptomen und gelten heute als sinnvoller Baustein einer begleitenden, ganzheitlichen Therapie.[21]

Heutzutage verzichten immer mehr Menschen bewusst auf den regelmäßigen Fischverzehr. In solchen Fällen können hochwertige Fischölpräparate eine sinnvolle Alternative darstellen, um den Körper dennoch zuverlässig mit den wichtigen Omega-3-Fettsäuren EPA und DHA zu versorgen.

Tipp:
Beim Kauf eines Omega-3-Präparates sollten Sie besonders auf die Dosierung der beiden wirksamen Fettsäuren EPA (Eicosapentaensäure) und DHA (Docosahexaensäure) achten. Denn nicht alle Produkte enthalten tatsächlich ausreichende Mengen, selbst wenn auf der Verpackung groß „Omega-3" steht. Oft ist zwar die Gesamtmenge an Fischöl angegeben, der konkrete Gehalt an EPA und DHA ist jedoch deutlich geringer.

Omega-3-Präparate sollten am besten zu den Hauptmahlzeiten eingenommen werden, da ihr Fettgehalt die Aufnahme der Fettsäuren im Darm deutlich verbessert. Auf diese Weise kann der Körper EPA und DHA optimal verwerten. Für eine stimmungsaufhellende Wirkung oder den begleitenden therapeutischen Einsatz bei Depressionen empfehlen Studien eine tägliche Einnahme von mindestens 1000 bis 2000 mg EPA, ergänzt durch DHA. Dabei hat sich ein EPA:DHA-Verhältnis von 2:1 oder höher als besonders wirksam gezeigt.[22]

Natürliches Seelenfutter: Wie L-Tryptophan Ihr inneres Gleichgewicht stärkt

L-Tryptophan ist eine essenzielle Aminosäure (Baustein von Proteinen), die Ihr Körper nicht selbst herstellen kann und daher mit der Nahrung aufnehmen muss. Sie spielt eine zentrale Rolle für unsere psychische Stabilität, denn sie ist die Vorstufe des „Glückshormons" Serotonin. Serotonin beeinflusst nicht nur unsere Stimmung, sondern auch den Schlaf, das Schmerzempfinden, den Appetit und die allgemeine Stresstoleranz.

Doch gerade wenn wir es am meisten brauchen (zum Beispiel unter anhaltendem Stress), wird L-Tryptophan im Körper vermehrt abgebaut. Gleichzeitig hemmt das Stresshormon Cortisol die körpereigene Serotoninsynthese. Die Folge: Das emotionale Gleichgewicht gerät ins Wanken, die Belastbarkeit sinkt und auch Schlafstörungen können sich einstellen.

Eine ausreichende Versorgung mit L-Tryptophan über die Ernährung, zum Beispiel aus Haferflocken, Fisch, Nüssen, Eiern, Hülsenfrüchten oder Fleisch, kann dazu beitragen, die Serotoninproduktion zu unterstützen und das seelische Wohlbefinden auf natürliche Weise zu stabilisieren.

Zur gezielten Ergänzung kann L-Tryptophan auch in Kapselform eingenommen werden: Die übliche Dosierung liegt bei 1.000 Milligramm täglich (zum Beispiel 2 × 500 Milligramm), in besonderen Fällen kann sie auf bis zu 2.000 Milligramm pro Tag erhöht werden – jedoch nur nach ärztlicher Absprache.

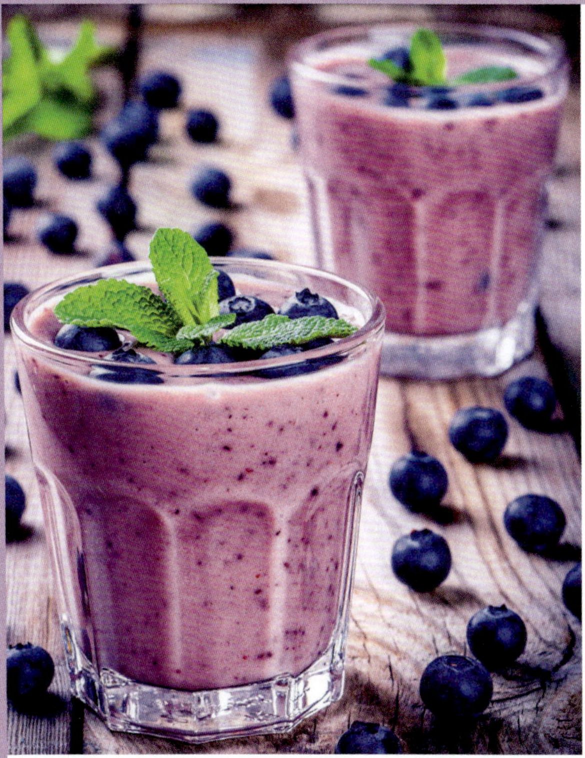

Stimmungs-Booster-Smoothie

Smoothies liegen im Trend, weil sie auf einfache Weise viele Nährstoffe liefern und gleichzeitig gut schmecken. Sie sind nicht nur praktisch in der Zubereitung, sondern können (bei geschickter Kombination der Zutaten) eine vollwertige Mahlzeit ersetzen oder als gesunder Snack für zwischendurch dienen.

An dieser Stelle möchten wir Ihnen ein besonders ausgewogenes Smoothie-Rezept vorstellen. Es ist nicht nur sättigend, sondern liefert auch reichlich „Nervenfutter", also genau jene Nährstoffe, die unser Gehirn und Nervensystem stärken und unsere innere Balance unterstützen. Der Smoothie ist bewusst einfach und dennoch durchdacht konzipiert. Die meisten Zutaten haben viele von uns ohnehin zu Hause vorrätig. Ich möchte Ihnen damit zeigen: Es braucht keine exotischen oder unaussprechlichen Superfoods, um sich ausgewogen zu ernähren und dem Körper das zu geben, was er wirklich braucht.

Zutaten:
300 Milliliter Buttermilch (alternativ fettarme Milch) | 1 EL Skyr | 2 EL Haferflocken | Eine bis zwei Handvoll Beeren | 1 EL gemahlene Walnüsse oder Mandeln | 1 EL Fischöl oder 1 TL Algenöl

Optional:
1 EL entölter Kakao |1 EL Lein- oder Chiasamen

Nährwerte:
398 kcal, 16 g Eiweiß, 21 g Fett, 34 g Kohlenhydrate, 8 g Ballaststoffe

Zutaten für mehr Energie und starke Nerven

Milchprodukt als Basis:
leistet einen wesentlichen Beitrag zur Versorgung mit Calcium, B-Vitaminen und Eiweiß (darunter unsere stimmungsstabilisierende Aminosäure L-Tryptophan). Ich habe mich bewusst für ein fermentiertes Milchprodukt (gut für das Darmmikrobiom) und Skyr (sehr eiweißreich) entschieden.

Haferflocken:
enthalten auch L-Tryptophan und stellen eine wertvolle Kohlenhydratquelle dar. Kohlenhydrate tragen dazu bei, dass die Aufnahme von L-Tryptophan ins Gehirn verbessert wird.

Beeren:
enthalten sehr wenig Zucker und sind reich an Antioxidantien und Vitamin C, welches essenziell für die Kollagenbildung ist.

Nüsse und Mandeln:
wirken entzündungshemmend, enthalten L-Tryptophan, Magnesium sowie B-Vitamine und Vitamin E.

Algen- oder Fischöl:
liefert wertvolle Omega-3-Fettsäuren.

Wer mag, kann den Smoothie gerne mit einem Esslöffel entöltem Kakaopulver (ohne Zuckerzusatz – eine hervorragende Magnesiumquelle) und/oder einem Esslöffel Lein- oder Chiasamen (reich an Ballaststoffen) verfeinern.

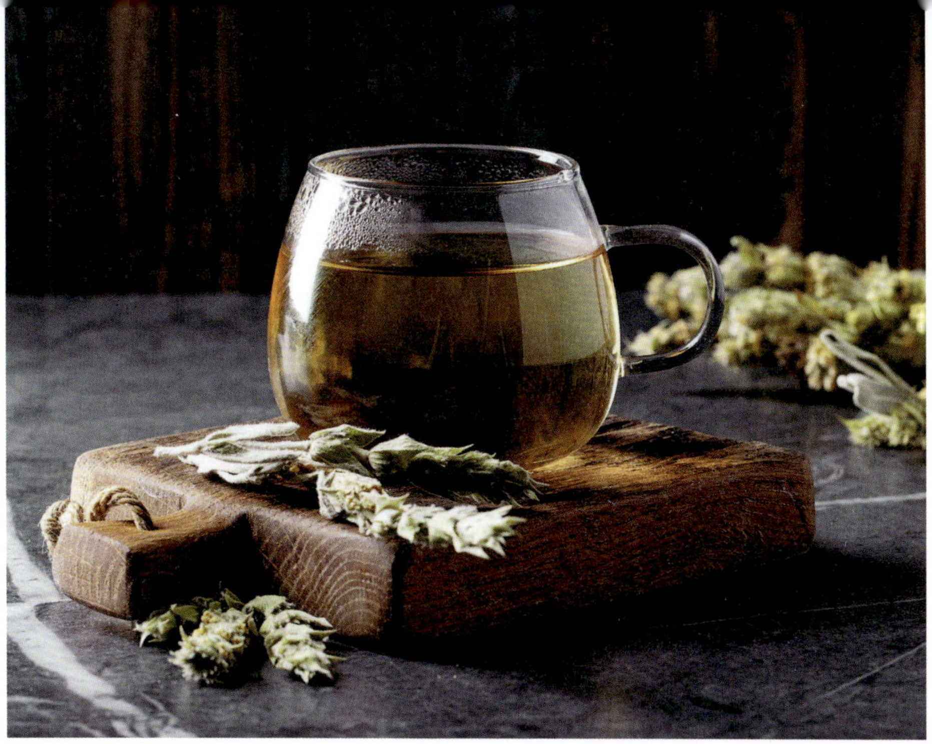

Sideritis scardica kann die Wiederaufnahme der Neurotransmitter Serotonin, Dopamin und Noradrenalin hemmen – ähnlich wie trizyklische Antidepressiva. Dadurch bleiben diese Botenstoffe länger aktiv und ihre stimmungsaufhellende Wirkung im Gehirn wird verstärkt.

Griechischer Bergtee – Pflanzenkraft für innere Balance

Haben Sie schon vom Griechischen Bergtee gehört? Insbesondere die Sorte Sideritis scardica wird seit Jahrhunderten als natürliches Heilmittel bei Wundheilungen und Atemwegserkrankungen geschätzt. Schon der griechische Arzt und Philosoph Hippokrates erkannte die heilsame Wirkung des Griechischen Bergtees. Die Pflanze, die in den Höhenlagen Griechenlands (daher auch als „Bergtee" bezeichnet) wächst, enthält eine Vielzahl wertvoller Pflanzenstoffe, darunter die sogenannten Flavonoide, Phenolsäuren und Diterpene, die antioxidativ und entzündungshemmend wirken.

Besonders spannend ist jedoch ihre Wirkung auf das zentrale Nervensystem: Der Tee beeinflusst die Aktivität wichtiger Neurotransmitter, also jener Botenstoffe, die unsere Stimmung, unseren Antrieb und auch den Schlaf maßgeblich regulieren. Erste Studien deuten darauf hin, dass Sideritis scardica die Wiederaufnahme der Neurotransmitter Serotonin, Dopamin und Noradrenalin hemmen kann (wodurch ihre Wirkung im Gehirn gesteigert wird) und neuroprotektive Effekte entfaltet, also Nervenzellen vor Schäden schützen kann.[23]

Sanfte Stimmungsaufhellung aus der Natur

Eine wissenschaftliche Studie (eine randomisierte, doppelblinde placebokontrollierten Studie*) mit 155 gesunden Erwachsenen im Alter zwischen 50 und 70 Jahren konnte zeigen: Wer über einen Monat lang täglich einen Extrakt aus Sideritis scardica (475 bis 950 Milligramm täglich) einnahm, berichtete deutlich bessere Stimmung und fühlte sich weniger ängstlich – im Vergleich zur Placebo-Gruppe, die keinen wirksamen Wirkstoff erhielt.[24]

Zusätzlich zeigte sich auch ein positiver Effekt auf die geistige Leistungsfähigkeit: Die Teilnehmenden konnten sich besser konzentrieren, machten weniger Fehler bei Aufmerksamkeitstests und zeigten eine verbesserte Gedächtnisleistung.

Wichtig!
So wertvoll pflanzliche Unterstützung auch sein kann, bei mittel bis schwer ausgeprägten depressiven Symptomen reicht die Wirkung von Griechischem Bergtee allein nicht aus. Eine fachärztliche oder therapeutische Begleitung ist in solchen Fällen unbedingt zu empfehlen.

* Randomisierte, doppelblinde Placebo-kontrollierte Studien gelten als Goldstandard der Forschung. Sie liefern besonders zuverlässige Ergebnisse, da weder Teilnehmende noch Forschende wissen, wer das echte Präparat oder ein Scheinmittel erhält. Zudem erfolgt die Zuteilung zufällig.

Infobox

Um die in wissenschaftlichen Studien untersuchte Menge von 475 Milligramm beziehungsweise 950 Milligramm Sideritis-scardica-Extrakt zu erreichen, genügt es in der Regel, ein bis zwei Tassen frisch gebrühten Griechischen Bergtee pro Tag zu trinken.

Kräuterextrakte werden häufig im Verhältnis 10:1 hergestellt. Das bedeutet: 10 Gramm getrockneter Pflanze entsprechen etwa 1 Gramm (1000 Milligramm) konzentriertem Extrakt.

Verwenden Sie für eine Tasse Tee 8 bis 10 Gramm getrocknetes Kraut. Damit enthält eine Tasse ungefähr 800 bis 1000 Milligramm Extrakt, je nachdem, wie stark Sie den Tee aufbrühen.

Wichtig ist, dass der Tee ausreichend zieht, idealerweise mindestens 5 bis 8 Minuten, damit sich die wertvollen Inhaltsstoffe optimal lösen können.

Worauf Sie beim Kauf achten sollten:
Die Pflanzenart ist entscheidend: Achten Sie darauf, dass es sich um Sideritis scardica handelt. Diese Art wurde am besten wissenschaftlich untersucht und zeigt die stärkste Wirkung auf Stimmung und Konzentration.

Herkunft und Höhenlage:
Je höher die Pflanze wächst (über 1.000 Meter), desto reicher ist sie an Flavonoiden und ätherischen Ölen. Besonders hochwertiger Tee stammt zum Beispiel vom Olymp, dem Taygetos- oder dem Pindos-Gebirge.

Qualität erkennen:
Guter Bergtee hat einen mild-würzigen, leicht blumigen Duft und schmeckt weich, nicht bitter oder kratzig.

Übrigens:
Wenn Sie kein leidenschaftlicher Teetrinker sind oder der Tee aus Zeitgründen nicht in Ihren Alltag passt, gibt es Griechischen Bergtee auch in Kapselform, oft unter dem Namen Griechisches Eisenkraut. Diese Nahrungsergänzungsmittel enthalten eine genau festgelegte Menge der wirksamen Pflanzenstoffe, sodass Sie gezielt die in Studien untersuchten Dosierungen erreichen können.

Von der Theorie zur Praxis: So gelingt echte Stressbewältigung

Es ist sicherlich so: Würde man die meisten Menschen fragen, welche Entspannungstechniken sie kennen, könnten sie spontan mehrere aufzählen, ohne lange überlegen zu müssen. Begriffe wie Yoga, Meditation, Achtsamkeit (Mindfulness) oder Atemtechniken sind den allermeisten vertraut.

Warum aber nehmen Depressionen und das Burn-out-Syndrom dennoch stetig zu?

Die Antwort ist vielschichtig und betrifft einen sensiblen Punkt: Denn bei der Stressbewältigung geht es nicht allein um das Wissen, wie Entspannung funktioniert, sondern vor allem um die konsequente Umsetzung im Alltag. Und genau hier scheitern viele, sei es aus Zeitmangel, fehlender Motivation oder schlicht, weil es nicht zur Routine geworden ist.

Wie bereits im vorherigen Kapitel (S. 37) beschrieben, braucht es für nachhaltige Veränderung regelmäßige Übung, Wiederholung und Geduld. Nur wenn unser Gehirn die Chance bekommt, neue Muster aufzubauen, können wir neue Verhaltensweisen langfristig als hilfreich und wohltuend empfinden und schließlich sagen: „Ja, das tut mir gut, das möchte ich regelmäßig oder sogar täglich machen." Idealerweise fangen wir also mit kleinen Schritten an, denn wenn wir uns zu viel vornehmen und die Umsetzung zu mühsam wird, verlieren wir schnell unsere Motivation. Wussten Sie, dass schon 10 Minuten Achtsamkeitsübungen pro Tag helfen, Stress und Angstzustände zu reduzieren?[25]

Stress verstehen – vom Reiz zur Krankheit

Stress ist nicht per se etwas Negatives. In akuten Gefahrensituationen reagiert unser Körper mit einem ausgeklügelten Alarmsystem, das uns kurzfristig wach, fokussiert und leistungsbereit macht. Dabei übernimmt ein Teil unseres Nervensystems die Steuerung - das sogenannte vegetative Nervensystem. Es arbeitet vollkommen unabhängig von unserem Willen und reguliert automatisch lebenswichtige Körperfunktionen wie Herzschlag, Atmung oder Verdauung, ganz ohne unser bewusstes Zutun.

Kommt es zu einer Stressreaktion, wird der sympathische Zweig dieses Systems aktiv: Das Herz schlägt schneller, der Blutdruck steigt, die Atmung wird flacher und schneller, und der Körper schüttet mehr Zucker ins Blut aus, um Energie bereitzustellen. Alle Reserven werden mobilisiert, um auf „Flucht oder Kampf" vorbereitet zu sein - ein uraltes biologisches Überlebensprogramm, das unseren Vorfahren half, gefährliche Situationen zu überstehen.

Gleichzeitig wird der parasympathische Teil des Nervensystems, sozusagen der Gegenspieler des sympathischen Systems, vorübergehend unterdrückt. Er ist normalerweise für Entspannung, Regeneration und eine funktionierende Verdauung zuständig. Bei akutem Stress ist diese Verschiebung völlig normal und kurzfristig und daher auch unproblematisch, da der Körper anschließend wieder in den Ruhezustand zurückkehrt - vorausgesetzt, der Stress hält nicht dauerhaft an.

Problematisch wird es dann, wenn diese Stressreaktion nicht mehr abklingt, etwa durch Dauerbelastung auf der Arbeit, emotionale Anspannung im familiären Umfeld, Reizüberflutung oder ungelöste Konflikte. In diesem Fall spricht man von chronischem Stress. Der Körper bleibt in einem Zustand permanenter Alarmbereitschaft, der ursprünglich nur für Minuten oder Stunden gedacht war und zahlt dafür einen hohen Preis. Durch die andauernde Aktivierung des sympathischen Nervensystems geraten zentrale Körperfunktionen aus dem Gleichgewicht: Die Verdauung wird gehemmt, das Immunsystem unterdrückt, die Schlafqualität verschlechtert sich. Auch die hormonelle Balance, insbesondere von Cortisol, Insulin und Schilddrüsenhormonen, gerät aus dem Lot. Die Zellen stehen unter dem sogenannten oxidativen Stress, entzündliche Prozesse werden gefördert und Reparaturmechanismen gebremst.

Langfristig wirkt sich dieser Zustand auf nahezu alle Organsysteme aus. Zahlreiche Zivilisationskrankheiten werden heute mit chronischem Stress in Verbindung gebracht: depressive Störungen, Krebs, Diabetes mellitus Typ 2, Bluthochdruck, chronisch-entzündliche Darmerkrankungen wie Morbus Crohn, Autoimmunerkrankungen und sogar Arthrose können durch chronischen Stress begünstigt oder verschärft werden. Der Körper bleibt in einem permanenten Alarmmodus gefangen, was langfristig sowohl die körperliche als auch die psychische Gesundheit belastet.

Ob bei der Arbeit, beim Spazierengehen oder zu Hause: Die Vagus-Meditation lässt sich leicht in den Alltag einbauen und hilft, innere Ruhe zu finden.

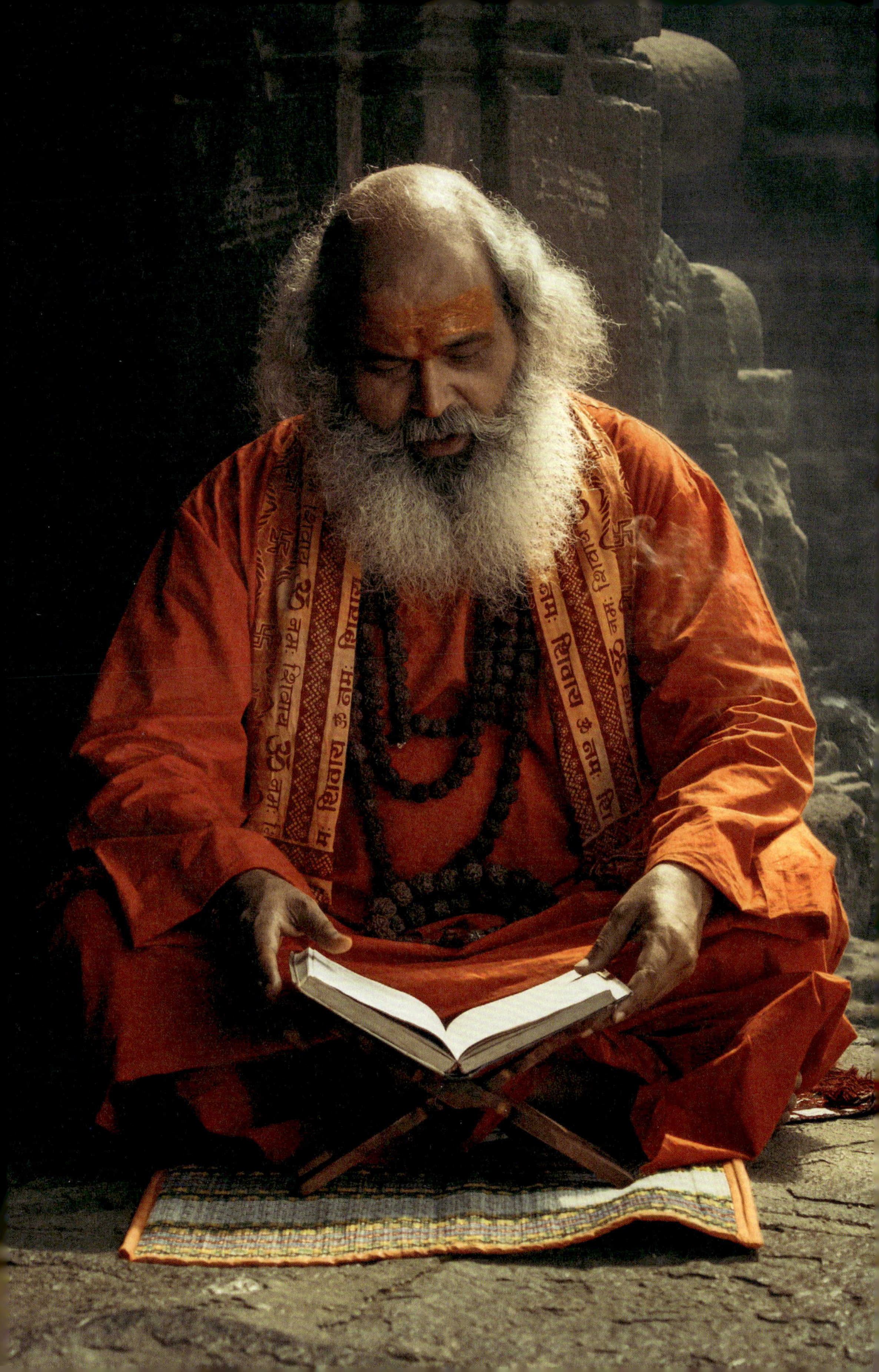

Nervus vagus – Schlüssel zu innerer Balance

Immer mehr Menschen suchen bei psychischen Beschwerden wie Erschöpfungszuständen oder Panikattacken nach sanften, nebenwirkungsfreien Methoden, die auf natürliche Weise unterstützen. Der Wunsch nach einer wirksamen Alternative zur medikamentösen Behandlung hat dazu geführt, dass Praktiken wie Yoga und Meditation auch in der westlichen Welt zunehmend Anerkennung finden und längst einen festen Platz im Alltag vieler Menschen eingenommen haben.

Doch trotz wachsender Beliebtheit sind nicht alle Skeptiker überzeugt. Zugegeben: Beschwerden wie Schlafstörungen lassen sich mit pharmakologischer Hilfe häufig schneller (zumindest kurzfristig) lindern. Ein weiterer Grund für die Zurückhaltung mancher Menschen dürfte darin liegen, dass lange Zeit unklar war, wie Meditation eigentlich wirkt. Die Frage „Hilft das überhaupt? Und wirkt es auch bei mir?" war für viele berechtigt, zumal die Effekte nicht sofort sichtbar oder messbar erschienen.

Inzwischen jedoch liefern neurowissenschaftliche Erkenntnisse faszinierende Einblicke in die komplexe Wirkung von Meditation auf unser Nervensystem. Besonders die Vagus-Meditation wirkt über nachweisbare physiologische Mechanismen, etwa über die Aktivierung des Vagusnervs (Nervus vagus), der unser autonomes Nervensystem beeinflusst. Messungen mithilfe moderner Verfahren zeigen deutlich: Meditation verändert messbar die Aktivität im Gehirn. Gehirnwellen (elektrische Impulse der Nervenzellen) lassen sich an der Kopfoberfläche erfassen und dokumentieren, wie sich tiefe Entspannung, erhöhte Aufmerksamkeit oder innere Ruhe in messbaren Hirnfrequenzen widerspiegeln.

Diese wissenschaftlich belegbaren Effekte zeigen eindeutig: Meditation ist keine bloß spirituelle oder religiöse Praxis, sondern ein wirksames Instrument zur Regulation von Stress, Emotion und körperlicher Anspannung - und damit für viele eine wertvolle Ergänzung zur klassischen Therapie, etwa bei Angstzuständen, Depressionen oder Schlafstörungen.

In den letzten Jahren rückt der Nervus vagus zunehmend in den Fokus der wissenschaftlichen Forschung, insbesondere im Zusammenhang mit Stressbewältigung, psychischer Gesundheit und chronischen Entzündungen.

Der Nervus vagus ist ein Hirnnerv und der wichtigste Teil des parasympathischen Nervensystems, also jenes Systems, das für Ruhe, Regeneration, Verdauung und Heilung zuständig ist. Er verläuft vom Gehirn über Hals, Herz, Lunge, Magen bis tief in den Darm und steuert dabei eine Vielzahl lebenswichtiger Prozesse. Wird der Vagusnerv aktiviert, verlangsamen sich Herzschlag und Atmung, der Blutdruck sinkt, die Verdauung kommt in Gang und entzündungshemmende Prozesse werden gefördert.

Auf diese Weise wirkt er als natürlicher Gegenspieler des sympathischen Nervensystems, des sogenannten Stressnervs, und unterstützt den Körper dabei, vom Zustand der Anspannung zurück in einen Modus der Ruhe und Regeneration zu finden. Erfreulicherweise lässt sich der Nervus vagus gezielt und bewusst stimulieren - eine sanfte, natürliche Methode, um Stress abzubauen und damit chronischen Erkrankungen vorzubeugen oder ihren Verlauf günstig zu beeinflussen.

Vagus-Meditation

Die Vagus-Meditation ist eine moderne Entspannungstechnik, bei welcher der Nervus vagus gezielt aktiviert wird. Die Vagus-Meditation nutzt bestimmte Reize und Bewegungsimpulse, um diesen Nervenzweig bewusst zu stimulieren - eine Art „Schlüssel zur Selbstregulation".

Klassische Meditationsformen beruhen oft auf Stille und langem Sitzen in Achtsamkeit. Im Gegensatz dazu nutzt die Vagus-Meditation gezielt neurophysiologische Mechanismen, mit anderen Worten körperliche Vorgänge im Nervensystem, die steuern, wie unser Körper auf bestimmte Reize reagiert. Bei der Vagus-Meditation werden bestimmte Hirnnerven stimuliert, so kann zum Beispiel durch Atemtechniken, Kehlkopfvibrationen (wie Summen, Mantras sprechen), bewusste Augenbewegungen oder leichte Muskelanspannung, innerhalb weniger Minuten ein Zustand tiefer Entspannung erreicht werden.

Gerade für Menschen, denen es schwerfällt, still zu sitzen oder zur Ruhe zu kommen, ist diese Methode eine alltagstaugliche Alternative: Die Vagus-Meditation lässt sich in kurzen Einheiten anwenden, etwa während einer Pause bei der Arbeit, im Auto, beim Spazierengehen oder auch zu Hause zwischendurch.

Wie funktioniert die Vagus-Meditation?

Anatomisch gesehen verbindet der Nervus vagus das Gehirn mit fast allen inneren Organen. Er tritt im Hirnstamm (einem Teil im Gehirn) aus und sendet seine Signale über ein komplexes Netzwerk an Herz, Lunge und den gesamten Verdauungstrakt. Ein faszinierender Aspekt ist, dass der Nervus vagus indirekt über die Stimulation von drei Hirnnerven gezielt aktiviert werden kann:

3. Hirnnerv (Nervus oculomotorius): Durch bestimmte Augenbewegungen, Nahfokussierung oder leichte Augenpressur wird das Ganglion ciliare stimuliert, ein Nervenknoten hinter dem Auge, der mit dem Parasympathikus verbunden ist.

7. Hirnnerv (Nervus facialis): Ist am „Lächeln mit den Augen" beteiligt und kann durch bewusste Übungen aktiviert werden.

9. Hirnnerv (Nervus glossopharyngeus): Dieser Nerv versorgt Zunge und Kehlkopf. Übungen wie Zungenstretching oder summende Kehlkopfvibrationen (beispielsweise durch Mantras) stimulieren ihn und auch den Vagusnerv über dessen Kehlkopfasthalt (Ramus pharyngesus).

Wenn wir also die Vagus-Meditation praktizieren, gelangen über drei zentrale „Eingangskanäle" (die Hirnnerven III, VII und IX) beruhigende Signale direkt in den Hirnstamm. Von dort aus werden sie an das Herz, die Lunge und den Verdauungsapparat weitergeleitet. In Folge beruhigen sich Herzschlag und Blutdruck, unsere Atmung vertieft sich, die Verdauung wird angeregt, Muskelverspannungen lösen sich und sogar chronische Schmerzen können sich reduzieren.

Infobox

Indikationen für die Vagus-Meditation

Die Vagus-Meditation unterstützt das Wohlbefinden, besonders in den folgenden Situationen:

- Am Arbeitsplatz, zum Beispiel in der Mittagspause, um das natürliche Leistungstief zu überwinden und mit neuer Energie in den Nachmittag zu starten
- Bei Schlafstörungen als Einschlafhilfe oder zur nächtlichen Beruhigung
- In belastenden Alltagssituationen, etwa bei Prüfungsangst, Zahnarzt besuchen, Platzangst (in einem Aufzug)
- Bei Reisestress, zum Beispiel bei Flugangst, Seekrankheit oder Müdigkeit während langer Autofahrten
- Zur schnelleren Regeneration, etwa nach Krankheit, emotionaler Belastung oder intensivem Sport
- Bei chronischen Schmerzen zur unterstützenden Regulation des Nervensystems
- Im Krankenhaus oder in Wartebereichen, zur inneren Beruhigung in belastenden Situationen
- Bei innerer Unruhe oder Reizüberflutung, etwa wenn Geduld oderGelassenheit fehlen

Im Folgenden möchten wir Ihnen einige Techniken der Vagus-Meditation präsentieren.

Entspannungstechniken der Vagus-Meditation – einfache Übungen für Ihren Alltag

Schon eine Viertelstunde Vagus-Meditation kann genügen, um tiefe Entspannung zu erreichen und zugleich Energie und gute Laune zu fördern. Die Methode besteht aus einer Kombination einfacher, alltagstauglicher Übungen, die gezielt auf den Vagusnerv wirken. Viele dieser Techniken lassen sich flexibel miteinander verbinden. So können mehrere Nervenfasern gleichzeitig stimuliert und die Wirkung noch verstärkt werden.

Bitte beachten Sie:
Es braucht manchmal etwas Übung, bis die Tiefenentspannung wirklich einsetzt. Entscheidend ist jedoch vor allem die tägliche Praxis. Wer regelmäßig meditiert, kann meist schon nach wenigen Minuten spürbare beruhigende Effekte wahrnehmen.

Kehlkopfvibrationen und Summen:
Interessanterweise finden sich Techniken wie Summen und Kehlkopfvibrationen in nahezu allen Religionen und Kulturen der Welt. Mantras sind ein fester Bestandteil spiritueller Rituale, Gebete und Meditationen. Sie dienen der Verehrung von Göttern, der inneren Reinigung oder der spirituellen Öffnung. Auch im Christentum kommen wiederholende Gebetsformen zum Einsatz, wie beispielsweise das Jesusgebet. Was dabei oft wie stilles Summen klingt, hat eine tiefgreifende Wirkung auf unser Nervensystem.

Töne wie Summen, Schnurren oder Singen können den 9. Hirnnerv (Nervus glossopharyngeus) und damit das parasympathische System aktivieren. Besonders wirksam sind die Vokale A, O und U, die Schwingungen im Brustraum auslösen und beruhigend wirken. Das I hingegen wirkt eher aktivierend. Die entspannende Wirkung kann zusätzlich verstärkt werden, wenn Sie dabei positive Erinnerungen oder Bilder innerlich aufrufen – das Gehirn reagiert auf Vorstellung und Realität nahezu identisch.

Inneres Kino – cinéma interne:
Auch visuelle Entspannungsreisen im Kopf, häufig als „cinéma interne" bezeichnet, können nachweislich den Vagusnerv stimulieren.

So geht's:
Schließen Sie die Augen und richten Sie den Blick (bei geschlossenen Lidern) sanft nach vorne oder leicht nach oben. Fixieren Sie innerlich Ihre Augenlider, ohne Druck auszuüben. Nach kurzer Zeit nehmen viele Menschen Farbmuster oder Lichtspiele wahr, oft in den Farben des Sonnenspektrums. Besonders intensiv tritt dieser Effekt auf, wenn Sie sich in der Nähe eines sonnendurchfluteten Fensters befinden. Das innere Kino kann auch zusammen mit Kehlkopfvibrationen praktiziert werden.

Doppelbilder sehen:
Beim sogenannten Doppelbildersehen handelt es sich um eine Form des Akkommodationstrainings. Diese Technik nutzt zwei nahe beieinanderliegende Gegenstände, die bewusst als leicht überlagerte Doppelbilder wahrgenommen werden. Mithilfe der Augenmuskulatur wird der Blick gezielt auf diese Objekte gelenkt und variiert. Besonders wirksam ist dabei die sogenannte Achtertour, eine liegende Acht, die die Augen um beide Gegenstände kreisen lässt. Diese Bewegung fordert die Ziliarmuskeln sowie die Augenbewegungsnerven, die mit dem Nervus vagus verbunden sind. Dadurch kann eine sanfte Aktivierung des parasympathischen Nervensystems und ein Zustand tiefer Entspannung gefördert werden.

So geht's:
Stellen Sie zwei kleine Gegenstände in Augenhöhe mit einem Abstand von etwa 20 bis 30 Zentimetern zueinander an eine Wand. Setzen Sie sich bequem in ein bis anderthalb Meter Entfernung davor. Richten Sie den Blick zunächst abwechselnd für ein bis zwei Minuten auf die beiden Objekte. Anschließend lassen Sie Ihre Augen die Form einer liegenden Acht um beide Punkte nachzeichnen, ebenfalls ein bis zwei Minuten lang. Diese Be-

wegung trainiert die Augenmuskeln und wirkt zugleich entspannend. Zum Ausklang der Übung atmen Sie bei geschlossenen Augen noch ein bis zwei Minuten lang tief ein und aus.

Tipp:
Diese Übung eignet sich hervorragend nach längerer Bildschirmarbeit, um die Augen zu entlasten und die Fokussierungsfähigkeit zu verbessern.

Tiefenentspannung durch sanften Augendruck – die Augenpressur:
Die sogenannte Augenpressur ist eine weitere, sehr einfache Methode zur schnellen Tiefenentspannung. Durch leichten, gleichmäßigen Druck auf die geschlossenen Augenlider wird das sogenannte Ganglion ciliare stimuliert, ein Nervenknoten, in dem parasympathische Fasern gebündelt sind. Dieser Reiz wirkt direkt beruhigend auf das autonome Nervensystem.

So geht's:
Setzen Sie sich bequem hin und schließen Sie die Augen. Legen Sie nun Ihre Handflächen sanft über die geschlossenen Augen, ohne auf die Augäpfel zu pressen, nur mit leichtem, wohltuendem Druck. Halten Sie diese Position für wenige Minuten, während Sie ruhig und tief durchatmen. Sie können diese Übung mit bewusster Atmung kombinieren: Atmen Sie vier Sekunden lang ein und anschließend sechs Sekunden lang aus.

Bitte beachten Sie:
Wenn Sie akut unter einer Augenerkrankung leiden oder erhöhten Augeninnendruck haben, sprechen Sie mit Ihrem Augenarzt, bevor Sie die Übung machen.

Zungenstretching:
Auch das sogenannte Zungenstretching gehört zu den Methoden des vagalen Trainings, denn damit wird der 9. Hirnnerv (der Nervus glossopharyngeus) aktiviert. Die Zunge ist reich an Nervenfasern und reagiert deshalb besonders sensibel auf Reize, die über diesen Nerv weitergeleitet werden. Durch das vorsichtige Rollen oder Drücken der Zungenspitze gegen den Gaumen entsteht eine sanfte Reizung, die tiefenentspannend wirkt.

Anspannung der Schläfenmuskeln:
Ebenso kann die bewusste Anspannung der Schläfenmuskeln das vagale Training unterstützen – durch Stimulation des 7. Hirnnervs (Nervus facialis). Durch das bewusste Zusammenziehen der Kopfhaut, inklusive der Schläfen- und Ohrregion, ziehen sich gleichzeitig die Augenbrauen sanft nach oben. Dieser Entspannungsimpuls gleicht die oft durch Stress verursachte Zornesfalte aus und kann sogar verspannungsbedingte Kopfschmerzen mildern.[26]

Schön im Schlaf – wie erholsamer Schlaf die Haut regeneriert

Ein tiefer, erholsamer Schlaf ist weit mehr als nur eine Pause für Körper und Geist. Er wirkt wie eine natürliche Schönheitskur von innen. Während wir schlafen, laufen im Körper zahlreiche regenerative Prozesse ab, die sich direkt auf das Hautbild auswirken.

In der Tiefschlafphase wird die Zellerneuerung besonders aktiv. Mikroschäden, die tagsüber durch UV-Strahlung, Umweltgifte oder Stress entstanden sind, werden repariert. Gleichzeitig wird die Produktion von Kollagen angeregt. Wenn wir regelmäßig gut schlafen, profitieren wir daher von einem sichtbar frischeren und strafferen Hautbild.

Auch die Feuchtigkeitsbalance der Haut wird im Schlaf reguliert. Kommt die nächtliche Erholung zu kurz, kann die Haut Feuchtigkeit schlechter binden und wirkt dann oft trocken, fahl oder schlaff. Ausreichend Schlaf hingegen lässt sie praller, glatter und rosiger erscheinen.

Ein weiterer wichtiger Aspekt:
Guter Schlaf senkt nachweislich entzündliche Prozesse im Körper. Das Immunsystem reguliert sich in der Nacht, was insbesondere bei Hautproblemen wie Akne, Rosazea oder Neurodermitis von Vorteil sein kann. Zudem wird der Cortisolspiegel im Schlaf heruntergefahren. Zu viel Cortisol wirkt sich nachteilig auf die Haut aus und kann Hautunreinheiten, Rötungen oder sogar vorzeitige Hautalterung fördern.

Nicht zu vergessen:
Während des Schlafs schüttet der Körper Wachstumshormone aus, die maßgeblich zur Erneuerung und Festigung der Hautstruktur beitragen. All diese Prozesse zeigen eindrucksvoll, wie eng tiefer, erholsamer Schlaf mit einem frischen und gesunden Hautbild verknüpft ist. Er wirkt sozusagen wie eine natürliche Schönheitsbehandlung von innen.

Die Qualität unseres Schlafs wird von vielen Faktoren beeinflusst. Ängste, depressive Verstimmungen oder emotionale Erschöpfung können uns sprichwörtlich den Schlaf rauben. In solchen Fällen können die Hinweise und Tipps aus dem vorherigen Kapitel hilfreich sein.

Natürlich haben wir nicht auf alle Ursachen von Schlafmangel direkten Einfluss. Dazu zählen etwa bestimmte Erkrankungen, hormonelle Veränderungen oder auch belastende berufliche Rahmenbedingungen. Dennoch lässt sich durch gezielte Maßnahmen und Routinen einiges tun, um einen tiefen, erholsamen und regenerativen Schlaf zu fördern.

Wichtige Nährstoffe bei Schlafstörungen

Treten Schlafprobleme über einen längeren Zeitraum hinweg regelmäßig auf und beeinträchtigen spürbar das körperliche und seelische Wohlbefinden, spricht man von einer behandlungsbedürftigen Schlafstörung. Schätzungen zufolge sind rund 25 Prozent der Menschen in Deutschland davon betroffen.

Zu den häufigsten Beschwerden zählen Einschlafschwierigkeiten, mehrfaches nächtliches Aufwachen, Probleme beim Wiedereinschlafen oder ein sehr frühes Erwachen am Morgen, begleitet von dem Gefühl, trotz vermeintlicher Schlafzeit nicht wirklich erholt zu sein.

In vielen Fällen kann eine gezielte Zufuhr ausgewählter Mikronährstoffe dazu beitragen, innere Ruhe zu fördern und die Schlafqualität auf natürliche Weise zu verbessern.

B-Vitamine – Nährstoffe für Nerven, Stimmung und Schlaf

Die B-Vitamine spielen eine zentrale Rolle im Zusammenspiel zwischen Nervensystem (wie im vorherigen Abschnitt erläutert), Stimmungslage und Schlafverhalten. Sie sind an zahlreichen Stoffwechselprozessen beteiligt, insbesondere an der Bildung von Neurotransmittern, die den natürlichen Schlaf-Wach-Rhythmus regulieren und innere Ausgeglichenheit fördern.

Ein gutes Beispiel ist Vitamin B6:
Es unterstützt als Coenzym die Umwandlung der Aminosäure Tryptophan in Serotonin – ein Botenstoff, der nicht nur stimmungsaufhellend wirkt, sondern auch das Einschlafen erleichtert und die Qualität des Tiefschlafs verbessert. Aus Serotonin wiederum bildet der Körper Melatonin, das wichtigste Hormon zur Steuerung des Tag-Nacht-Rhythmus.

Auch andere B-Vitamine (zum Beispiel Vitamin B1) tragen zur Funktion des Serotoninstoffwechsels bei und beeinflussen damit die Schlafqualität. Wir sehen also: Ein Mangel an bestimmten B-Vitaminen kann über verschiedene Mechanismen zu Schlafstörungen beitragen, sei es durch eine gestörte Hormonbildung, eine erhöhte Reizbarkeit oder eine verminderte Stressresistenz.

Gerade in Zeiten hoher Belastung, wenn der Körper dauerhaft unter Anspannung steht, steigt der Bedarf an B-Vitaminen deutlich.

Die gezielte Einnahme eines hochwertigen Vitamin-B-Komplexes kann in solchen Phasen das Nervensystem stabilisieren und dabei helfen, stressbedingte Schlafprobleme zu lindern.

Infobox

Wie äußert sich ein B-Vitamin-Mangel?

Ein Mangel an B-Vitaminen kann sich bei Ihnen durch ganz unterschiedliche Symptome bemerkbar machen, insbesondere in stressreichen Zeiten. Typische Anzeichen sind zum Beispiel anhaltende Müdigkeit, Konzentrationsprobleme, innere Unruhe, Reizbarkeit oder auch Schlafstörungen. Vielleicht bemerken Sie auch Veränderungen an der Haut, wie rissige Lippen, entzündete Mundwinkel oder ein Brennen auf der Zunge.

Hält ein Vitamin-B12-Mangel länger an, kann es zu Blässe, ständiger Müdigkeit, Schwäche, Kribbeln in Armen oder Beinen sowie einer erhöhten Anfälligkeit für Infekte kommen. Da diese Beschwerden viele Ursachen haben können, sollte zur Abklärung ein Bluttest gemacht werden.

Magnesium - Entlastung für Nerven und Muskeln

Wie bereits erwähnt, ist Magnesium ein essenzieller Mineralstoff, der eine wichtige Funktion dabei übernimmt, Körper und Nervensystem in Balance zu halten. Es unterstützt die Lockerung verspannter Muskulatur und wirkt zugleich beruhigend auf das vegetative Nervensystem. Ein Mangel kann sich durch innere Unruhe, nervöse Anspannung, eine geringere Belastbarkeit gegenüber Stress oder Schlafprobleme bemerkbar machen. Gerade in Phasen hoher Beanspruchung trägt eine ausreichende Magnesiumversorgung dazu bei, seelische Stabilität und erholsamen Schlaf zu fördern.

Tipp:
Magnesium-L-Threonat ist eine besondere Magnesiumverbindung, die vom Körper sehr gut aufgenommen wird und (im Gegensatz zu vielen anderen Formen) sogar die Blut-Hirn-Schranke überwinden kann. Das bedeutet: Magnesium gelangt gezielt dorthin, wo es im Gehirn für neuronale Entspannung und geistige Regeneration benötigt wird.

Aktuelle Studien zeigen vielversprechende Hinweise:
Magnesium-L-Threonat kann nicht nur das emotionale Gleichgewicht stärken, sondern zeigt auch positive Effekte auf die Schlafqualität - insbesondere im Tief- und REM-Schlaf - sowie auf geistige Klarheit und Energie. Diese Effekte sind besonders deutlich in stressintensiven Zeiten oder bei hoher mentaler Beanspruchung.

In einer randomisierten, placebokontrollierten Studie mit 80 Erwachsenen im Alter von 35 bis 55 Jahren verbesserte die tägliche Einnahme von einem Gramm Magnesium-L-Threonat über 21 Tage sowohl die Schlafqualität als auch Stimmung, Tagesenergie und kognitive Klarheit.[27]

Infobox

Magnesium - für entspannte Gesichtszüge und frisches Aussehen

Magnesium hilft dem Körper dabei, die Muskeln zu entspannen – nicht nur in Rücken oder Nacken, sondern auch im Gesicht. Wenn nicht genug Magnesium vorhanden ist, kann es zu kleinen, oft unbemerkten Verspannungen kommen, zum Beispiel im Kieferbereich oder rund um die Augen. Solche Anspannungen lassen das Gesicht oft müde, gestresst oder verkrampft wirken, selbst wenn man sich innerlich gar nicht so fühlt.

Wird der Körper hingegen ausreichend mit Magnesium versorgt, kann sich auch die Gesichtsmuskulatur besser lockern. Die Mimik wirkt dadurch weicher, entspannter und offener, was oft mit einem frischeren und ausgeglicheneren Aussehen einhergeht.

Neben seiner Rolle für Nerven und Muskeln leistet Magnesium daher auch einen wertvollen Beitrag für das äußere Erscheinungsbild, ganz ohne Kosmetik!

L-Tryptophan - Baustein für innere Ruhe und guten Schlaf

Wie bereits erwähnt, gehört L-Tryptophan zu den essenztiellen Aminosäuren, also zu jenen Bausteinen, die der Körper nicht selbst herstellen kann und deshalb über die Ernährung aufnehmen muss. Es dient als Vorstufe von Serotonin, einem Botenstoff, der eine zentrale Rolle unter anderem für unseren Schlaf-Wach-Rhythmus spielt.

Fehlt es an L-Tryptophan, kann die Serotoninbildung gestört sein - was sich unter anderem in Einschlafproblemen, innerer Unruhe, Reizbarkeit oder sogar niedergeschlagener Stimmung bemerkbar machen kann. Eine gezielte Zufuhr von L-Tryptophan kann hier unterstützend wirken und dabei helfen, die Schlafqualität und seelische Stabilität auf natürliche Weise zu fördern.

Dosierungsempfehlung:
1.000 Milligramm (1 Gramm) pro Tag, aufgeteilt in zwei Portionen à 500 Milligramm - maximal 2.000 Milligramm täglich. Am besten erfolgt die Einnahme auf nüchternen Magen oder mit etwas Kohlenhydraten (zum Beispiel Banane), um die Aufnahme im Gehirn zu unterstützen.

Abendroutine für erholsamen Schlaf

Die Vorbereitung auf einen tiefen, erholsamen Schlaf beginnt schon lange vor dem Zubettgehen. Mit kleinen, bewussten Schritten am Abend helfen Sie Ihrem Körper und Ihrem Geist, in die Ruhe zu finden. Die folgenden Tipps zeigen, wie das gelingen kann.

- **Spätestens 3 Stunden vor dem Zubettgehen essen:**
  Ein spätes, schweres Abendessen kann die Nachtruhe stören, da der Körper mit der Verdauung beschäftigt ist, statt sich auf Regeneration und Zellerneuerung zu konzentrieren. Essen Sie deshalb spätestens drei Stunden vor dem Schlafen eine leichte, bekömmliche Mahlzeit, idealerweise ohne schwer verdauliche Fette, wie frittierte Speisen, fettiges Fleisch, Chips oder große Mengen Eiweiß.

- **Bildschirmzeit reduzieren – Blaulicht meiden:**
  Licht besteht aus elektromagnetischer Strahlung, einer für das Auge unsichtbaren Energieform. Unsere Augen nehmen Farben als unterschiedliche Energieanteile des Lichts wahr. Weißes Licht, wie es beispielsweise auch von der Sonne ausgestrahlt wird, setzt sich aus allen Farben des sichtbaren Spektrums zusammen.

  Ein Teil dieses Spektrums ist das blaue Licht, das nachweislich unsere Aufmerksamkeit, die Hormonproduktion und den Schlaf-Wach-Rhythmus beeinflusst. Es wird nicht nur von der Sonne, sondern auch von LEDs, Leuchtstofflampen und zahlreichen elektronischen Geräten wie Smartphones, Tablets und Computern abgegeben.

  Dieses Licht hemmt die Ausschüttung von Melatonin, dem „Schlafhormon", und hält das Gehirn wach und aktiviert.

  Zudem belasten viele Inhalte (zum Beispiel auf Social Media oder in Nachrichten) das Nervensystem emotional. Negative Eindrücke und Reize werden noch im Schlaf verarbeitet und können die Traumqualität und Erholung stören.

Tipp:
Reduzieren Sie die Bildschirmzeit eine Stunde vor dem Schlafengehen. Ihr Körper dankt es Ihnen mit besserer Erholung.

- **Den Geist mit Positivem füttern:**
  Das Gehirn ist vor dem Einschlafen besonders aufnahmefähig. Statt es mit negativen Informationen zu füllen, ist es hilfreicher, bewusst an etwas Schönes zu denken: an einen Moment des Tages, ein angenehmes Bild, einen kurzen Dankbarkeitsgedanken. So geben Sie dem Unterbewusstsein eine friedliche Richtung mit auf den Weg in die Nacht. Eine einfache Möglichkeit ist die Visualisierungsmeditation: Stellen Sie sich einen ruhigen Ort wie einen Strand oder einen Garten vor und lassen Sie dieses Bild sanft ausklingen. So findet der Geist leichter in die Entspannung.

- **Schlafzimmer gut durchlüften:**
  Ein kurzer Luftaustausch sorgt für frischen Sauerstoff und ein angenehmes Schlafklima. Empfohlen wird eine Raumtemperatur von 16–18 °C. Diese Empfehlung stammt aus der schlafmedizinischen Forschung und ist physiologisch gut begründet, denn die Körperkerntemperatur muss zum Einschlafen leicht absinken.

  Diese Temperaturen mögen für viele Menschen angenehm sein, doch insbesondere kälteempfindliche Personen können sie als zu kühl empfinden. Daher gilt: Verlassen Sie sich nicht stur auf allgemeine Empfehlungen, sondern orientieren Sie sich an Ihrem persönlichen Empfinden. Ihr Körper zeigt Ihnen sehr zuverlässig, bei welcher Raumtemperatur er sich am wohlsten fühlt. Entscheidend ist letztlich die subjektive Behaglichkeit in Kombination mit guter Luftqualität.

  Trotzdem gilt als Faustregel: Das Schlafzimmer sollte (wenn überhaupt) nur in den kältesten Wintermonaten leicht beheizt werden. Eine Temperatur über 21 °C ist dauerhaft nicht empfehlenswert, da sie die Schlafqualität negativ beeinflussen kann.

- **Lichtquellen bewusst dimmen:**
  Nicht nur Bildschirme, auch helles Raumlicht kann die Bildung von Melatonin beeinträchtigen. Um dem Körper die Umstellung in den Ruhemodus zu erleichtern, empfiehlt es sich, am Abend auf warmes, gedämpftes Licht

umzusteigen. Besonders angenehm wirken rötliche oder bernsteinfarbene Lichttöne, die dem Sonnenuntergang ähneln. Dimmbare Lampen oder Kerzenlicht schaffen eine entspannende Atmosphäre und unterstützen den natürlichen Rhythmus zwischen Tag und Nacht. Ganz nebenbei vermitteln sie auch ein Gefühl von Sicherheit und Geborgenheit.

- **Ihr persönlicher Wohlfühlmoment am Abend:**
  Jetzt Sind Sie dran: Überlegen Sie, welche kleine, angenehme Aktivität Sie am Abend entspannen lässt. Etwas, das gut zu Ihnen passt und sich leicht in Ihre Abendroutine integrieren lässt. Manchmal sind es gerade die kleinen Rituale, die dem Tag einen ruhigen Ausklang schenken.

Tipp:
Achten Sie auf die Qualität Ihrer Decke. Während des Schlafs gibt der Körper Feuchtigkeit und Wärme ab. Eine hochwertige Bettdecke (zum Beispiel aus Naturmaterialien wie Schurwolle, Daunen, Kashmir oder hochwertiger Baumwolle) sorgt dafür, dass diese Feuchtigkeit gut abtransportiert wird. Das verhindert Überhitzung oder nächtliches Frieren und trägt so zu einem ruhigen, gleichmäßigen Schlaf bei.

Es ist wahrscheinlich, dass viele beziehungsweise die meisten der hier vorgestellten Hinweise für Sie nicht neu sind. Aber Hand aufs Herz: Wie viele dieser schlaffördernden Empfehlungen sind tatsächlich fester Bestandteil Ihrer Abendroutine?

Letztlich kommt es nicht nur darauf an, was wir wissen. Entscheidend ist, was wir davon auch bewusst und regelmäßig umsetzen.

Nährstoffpower für ein gesundes, aktives Leben und natürlichen Glow

Ab 40 verändern sich Stoffwechsel, Hormonhaushalt und Hautstruktur besonders. Kleine Ungleichgewichte machen sich schneller bemerkbar. Umso wichtiger ist es jetzt, den Körper regelmäßig mit dem zu versorgen, was er wirklich braucht: Nährstoffe, die Energie schenken, die Zellen schützen und die Haut von innen stärken.

Mit jedem nährstoffreichen Essen legen Sie den Grundstein für mehr Vitalität, eine stabile Gesundheit im Alter und ein frisches, ausgeglichenes Hautbild. Was für uns heute unscheinbar wirkt – ein ausgewogenes Frühstück, eine Portion Gemüse, ausreichend Omega-3 – entfaltet mit der Zeit seine Wirkung. Denn genau wie aus einem kleinen Samen ein kräftiger Baum wächst, entsteht aus vielen kleinen, guten Entscheidungen eine starke Basis für mehr Lebensqualität – innen wie außen.

In diesem Kapitel werfen wir einen kompakten, aber fundierten Blick auf die wichtigsten Grundlagen der Ernährungslehre, speziell mit Blick auf die zweite Lebenshälfte. Dabei geht es nicht darum, altbekannte Regeln zum x-ten Mal zu wiederholen. Dafür haben Sie diesen Ratgeber sicherlich nicht gekauft. Stattdessen möchten wir Ihnen praktische Hinweise und Hintergründe vermitteln, die in klassischen Ernährungstexten oft zu kurz kommen, aber entscheidend für Ihre Gesundheit, Ihr Energielevel und ein langsameres Altern sein können.

Wussten Sie zum Beispiel, dass die körpereigene Produktion des antioxidativen Coenzyms Q10 bereits ab dem 30. bis 40. Lebensjahr abnimmt? Und dass sich diese Veränderung auf unseren Zellstoffwechsel, unsere Energieversorgung und damit auf den gesamten Alterungsprozess auswirken kann? Diese Zusammenhänge werden kaum thematisiert. In meiner Praxis ist mir bislang noch niemand begegnet, dem dieser Zusammenhang bewusst war.

Unsere Ernährung beeinflusst die Gesundheit bis auf Zellebene: Sie hat Auswirkungen auf unsere Organe, den Bewegungsapparat, das Immunsystem und nicht zuletzt auf die Haut. Wir zeigen Ihnen, wie sich der Körper mit zunehmendem Alter verändert, an welchen Stellen die natürliche Nährstoffaufnahme an ihre Grenzen stößt und in welchen Situationen gezielte Nahrungsergänzung eine sinnvolle Unterstützung sein kann.

Körperliche Veränderungen ab der Lebensmitte

Bevor wir uns mit den Makro- und Mikronährstoffen beschäftigen, betrachten wir zunächst die körperlichen Veränderungen in der zweiten Lebenshälfte. Das hilft uns, den Nährstoffbedarf und mögliche Mehrbedarfe besser zu verstehen.

Abgesehen vom erhöhten Eiweißbedarf gelten für gesunde ältere Menschen grundsätzlich die gleichen Nährstoffempfehlungen wie für jüngere Erwachsene. Doch der Alterungsprozess verläuft individuell: Sowohl körperliche als auch geistige Leistungsfähigkeit unterscheiden sich im Verlauf des Älterwerdens von Person zu Person. Dennoch sind bestimmte physiologische Veränderungen typisch, die sich auf den Nährstoffbedarf auswirken können und daher bei der Ernährung im Alter gezielt berücksichtigt werden sollten.

- **Muskelmasse nimmt ab, Körperfett nimmt zu:**
  Mit zunehmendem Alter verändert sich die Zusammensetzung des Körpers deutlich: Muskelmasse wird abgebaut, während gleichzeitig der Anteil an Körperfett zunimmt. Auch die Knochendichte nimmt ab und das Risiko für Osteoporose steigt. Mit dem natürlichen Abbau von Muskelmasse im Alter verliert der Körper nicht nur an Kraft, sondern auch an straffendem Gewebe unter der Haut. Die Muskulatur wirkt gewissermaßen wie ein inneres Stützgerüst. Wird dieses schwächer, verliert die Haut an Spannung und wirkt schlaffer.

Gleichzeitig nimmt der Anteil an Körperfett zu, wobei sich das Fett vermehrt im Bauchraum ablagern kann. Die Umverteilung des Fettes verändert die Körperkontur, auch im Gesicht. Es kann zu Hohlwangen, einem „müderen" Ausdruck oder einem Absacken der Wangenpartie kommen. Hinzu kommt, dass mit sinkender Knochendichte, insbesondere im Gesichtsschädel, die Struktur unter der Haut nachlässt, was die Faltentiefe verstärken und das Gesicht insgesamt eingefallener erscheinen lassen kann.

Was Sie tun können:
Eine ausreichende Eiweißzufuhr trägt entscheidend dazu bei, den Verlust an Muskelmasse zu verlangsamen. Damit unterstützen Sie nicht nur Ihre Kraft und Mobilität, sondern erhalten auch die Spannkraft Ihrer Haut von innen heraus. Wer sich regelmäßig bewegt und auf seine Eiweißzufuhr achtet, fördert die Muskel- und Gewebestabilität und profitiert damit von einem strafferen, vitaleren Hautbild auch im Alter.

➤ **Der Darm wird träger:**
Im Alter lässt nicht nur die Kraft der Skelettmuskulatur nach, sondern auch die Muskulatur der inneren Organe. Das betrifft insbesondere den Darm, dessen Beweglichkeit mit den Jahren nachlässt, was häufig zu Verstopfung führt. Doch nicht nur das Verdauungssystem leidet darunter, auch die Haut kann in Mitleidenschaft gezogen werden.

Ein träger Darm behindert die regelmäßige Ausscheidung von Stoffwechselabbauprodukten und belastet dadurch Leber, Haut und Lymphsystem stärker. Die Folge kann ein müdes, fahl wirkendes Hautbild sein. In manchen Fällen neigt die Haut sogar zu Unreinheiten, da der Körper versucht, überschüssige Stoffe über die Haut auszuscheiden.

Darüber hinaus beeinflusst ein unausgeglichener Darm die Zusammensetzung des Mikrobioms, also die Anzahl der „guten" Darmbakterien. Diese stehen in engem Austausch mit dem Immunsystem und beeinflussen über die sogenannte Darm-Haut-Achse auch das Erscheinungsbild und die Widerstandsfähigkeit der Haut. Ein gestörtes Gleichgewicht im Darm kann daher zu entzündlichen Hautreaktionen, Trockenheit oder Ekzemen beitragen.[28]

Was Sie tun können:
Eine ballaststoffreiche Ernährung unterstützt Ihre Verdauung, regt die Darmtätigkeit an und ist ein sehr gutes Futter für Ihre nützlichen Darmbakterien. Ebenso wichtig ist eine ausreichende Flüssigkeitszufuhr, am besten in Form von Wasser oder ungesüßtem Kräuter- und Früchtetee.

Tipp:
Eine anhaltende Verstopfung sollte immer ärztlich abgeklärt werden.

➤ **Vitamin-B12-Aufnahme sinkt – stiller Mangel mit Folgen:**
Mit dem Älterwerden treten häufiger Veränderungen der Magenschleimhaut auf. Dadurch wird weniger Intrinsic Factor gebildet, ein Protein, das notwendig ist, damit Vitamin B12 im Dünndarm aufgenommen werden kann. Zusätzlich können bestimmte Medikamente wie Säureblocker oder das Antidiabetikum Metformin die Vitamin-B12-Aufnahme beeinträchtigen. Vitamin B12 ist unverzichtbar für den Energiestoffwechsel, die Bildung roter Blutkörperchen, die Gesundheit der Blutgefäße sowie für geistige Fitness. Ein Mangel an diesem Vitamin kann das Risiko für Gedächtnisprobleme, Demenz und Herz-Kreislauf-Erkrankungen erhöhen.

Ein stiller Mangel an Vitamin B12 kann sich nicht nur auf das Nervensystem und die Gefäßgesundheit auswirken, sondern sich auch sichtbar an der Haut zeigen. Da Vitamin B12 bei der Zellteilung beteiligt ist, es für die Regeneration und Neubildung von Hautzellen unerlässlich. Fehlt das Vitamin über längere Zeit, kann die Haut blasser, trockener oder fahler wirken, mitunter auch infolge einer verminderten Bildung roter Blutkörperchen und einer dadurch schlechteren Sauerstoffversorgung des Gewebes.

In einigen Fällen treten zudem Pigmentveränderungen auf, etwa in Form heller oder dunkler Flecken. Auch entzündliche Hautreaktionen wie Ekzeme, rissige Mundwinkel oder eine gerötete, schmerzempfindliche Zunge (Glossitis) können Anzeichen für einen Mangel sein.

Bei älteren Menschen, besonders bei langfristiger Einnahme von Magensäureblockern, Metformin, Antiepileptika sowie Colchicin (Medikament zur Gichttherapie), sollte der Vitamin-B12-Status regelmäßig überprüft werden. Denn eine gute Versorgung trägt nicht nur zu geistiger Fitness und Herzgesundheit bei, sondern auch zu einer intakten, widerstandsfähigen und regenerationsfähigen Haut.[29]

Was Sie tun können:
Vitamin B12 kommt fast ausschließlich in tierischen Lebensmitteln vor: in Fleisch, Fisch, Innereien, Milchprodukten und Eier. Wenn Sie sich vegan ernähren, ist eine Supplementierung des Vitamins B12 unerlässlich. Für alle älteren Menschen, insbesondere bei Langzeiteinnahme der oben genannten Medikamente, ist es ratsam, den Vitamin B12-Status regelmäßig ärztlich überprüfen zu lassen. Ebenso kann eine Verschlechterung der kognitiven Fähigkeiten wie Gedächtnisschwäche Hinweis auf einen Vitamin-B12-Mangel sein.

➤ **Vitamin D – körpereigene Produktion lässt nach:**
Extrem viele Menschen in Deutschland leiden unter einem Vitamin-D-Mangel. Das hat mehrere Gründe: Vitamin D wird größtenteils in der Haut gebildet, und zwar unter Einwirkung von UV-B-Strahlung. In den sonnenarmen Monaten von Oktober bis März erreicht die UV-B-Strahlung in unseren Breitengraden die Erdoberfläche nicht in ausreichender Intensität, um die körpereigene Vitamin-D-Produktion über die Haut anzuregen. Über die Ernährung lässt sich der Bedarf nur schwer decken.

Dazu müsste man täglich größere Mengen an fettreichem Seefisch wie Lachs oder Hering essen. Hinzu kommt, dass mit dem Alter die körpereigene Synthese über die Haut deutlich abnimmt, was das Risiko für einen Mangel zusätzlich erhöht.

Daher empfehle ich meinen Klienten in der Regel, ihren Vitamin-D-Status im Blut überprüfen zu lassen. Immer wieder zeigt sich dabei: Die gemessenen Werte sind zum Teil erschreckend niedrig. Viele Menschen nehmen im Winter entweder gar kein Vitamin D ein, nehmen es falsch ein oder greifen zu Präparaten, die zu gering dosiert sind – was meist nicht ausreicht, um einen Mangel wirksam auszugleichen.

Was Sie tun können:
Eine ausreichende Versorgung mit Vitamin D über die Ernährung ist kaum möglich, da nur wenige Lebensmittel relevante Mengen

enthalten, allen voran fettreiche Seefische wie Hering oder Lachs. Eine gezielte Supplementierung wird insbesondere in den sonnenarmen Monaten empfohlen, jedoch idealerweise unter ärztlicher Begleitung und nach vorheriger Bestimmung des Blutspiegels. Da Vitamin D ein fettlösliches Vitamin ist, sollte es unbedingt gemeinsam mit einer fetthaltigen Mahlzeit eingenommen werden, um vom Darm optimal aufgenommen werden zu können.

➤ Chronische Entzündungen – ein stiller Begleiter des Alterungsprozesses:

Mit zunehmendem Alter nimmt die Aktivität stiller, chronischer Entzündungen im Körper messbar zu – ein natürlicher Prozess, der jedoch durch verschiedene Lebensstilfaktoren zusätzlich verstärkt werden kann. Übergewicht, eine schleichend beginnende Insulinresistenz sowie der regelmäßige Verzehr entzündungsfördernder Fette (wie Omega-6-reiche Pflanzenöle, Fleischprodukte aus Massentierhaltung, trans-Fette) wirken wie Brandbeschleuniger für entzündliche Prozesse im Organismus.

Solche Entzündungen verlaufen häufig unbemerkt, beeinflussen jedoch langfristig die Entstehung zahlreicher altersassoziierter Erkrankungen, beispielsweise Gelenkverschleiß, Gefäßveränderungen oder Herz-Kreislauf-Beschwerden. Auch die Haut kann betroffen sein: Sie verliert an Spannkraft und Ausstrahlung.

Eine gute Versorgung mit entzündungshemmenden Nährstoffen kann diesem Prozess auf natürliche Weise entgegenwirken. Besonders hervorzuheben sind dabei die marinen Omega-3-Fettsäuren EPA (Eicosapentaensäure) und DHA (Docosahexaensäure), die entzündungsregulierend und gefäßschützend wirken. Doch auch weitere Mikronährstoffe leisten einen wichtigen Beitrag zur Entzündungsregulation und Zellgesundheit, darunter die Spurenelemente Magnesium, Selen, Zink und Chrom, die antioxidativ wirksamen Vitamine C, E und D sowie die B-Vitamine, die für den Zellstoffwechsel, die Nerven und das Immunsystem essenziell sind.

Eine gezielte, vollwertige Nährstoffversorgung unterstützt somit nicht nur das Immunsystem, sondern wirkt auch entzündlichen Prozessen entgegen und kann damit helfen, den natürlichen Alterungsprozess zu verlangsamen, auch sichtbar an Haut, Ausstrahlung und Vitalität.

Stille Entzündungen erkennen und frühzeitig handeln

Das C-reaktive Protein (CRP) ist ein Laborwert, der Hinweise auf entzündliche Prozesse im Körper liefert. Produziert wird es in der Leber, sobald der Organismus auf eine Entzündung reagiert, zum Beispiel bei Infektionen, Gewebeschäden, chronischen Erkrankungen oder bei sogenannten stillen Entzündungen, die keine direkten Beschwerden verursachen, aber dennoch schädlich sein können. Ein niedriger CRP-Wert spricht meist für ein intaktes inneres Gleichgewicht. Erhöhte Werte hingegen deuten auf eine aktive oder chronische Entzündung hin. Zwar gelten Werte bis 5 Milligramm pro Liter Blut laut schulmedizinischer Definition noch als unbedenklich, doch zeigen aktuelle Erkenntnisse, dass schon leicht erhöhte Werte auf subtile, oft unbemerkte Entzündungsprozesse hindeuten können.

Gerade diese stillen Entzündungen stehen im Verdacht, die Entwicklung zahlreicher Zivilisationskrankheiten wie Herz-Kreislauf-Erkrankungen, Diabetes oder neurodegenerative Erkrankungen zu begünstigen. Umso wichtiger ist es, frühzeitig gegenzusteuern. Mit einer entzündungshemmenden Lebensweise, beispielsweise durch gezielte Ernährung, regelmäßige Bewegung, ausreichend Schlaf und Stressabbau, können Sie aktiv zur Gesunderhaltung Ihres Körpers und mehr Vitalität im Alltag beitragen.

Überprüfen Sie außerdem Ihre Versorgung mit den entzündungshemmenden essenziellen Fettsäuren mithilfe eines Omega-3-Index-Tests (über die Hausarztpraxis oder als Selbsttest erhältlich). Da viele Menschen zu viel Omega-6-Fettsäuren und zu wenig Omega-3-Fettsäuren aufnehmen, ist eine gezielte Zufuhr zum Beispiel über Fischölkapseln oder Algenöl oft sinnvoll, insbesondere bei entzündungsbedingten Erkrankungen.

Auch die Versorgung mit den oben genannten Mikronährstoffen lässt sich im Blut untersuchen. Eine vollständige Analyse aller Nährstoffe kann jedoch kostenintensiv sein und ist nicht in jedem Fall notwendig. Je nach individueller Situation und Symptomatik kann es sinnvoll sein, gezielt bestimmte Werte überprüfen zu lassen. Wenn Sie Interesse an einer Nährstoffanalyse haben, lassen Sie sich von spezialisierten Fachpersonen beraten, zum Beispiel von Ärzten mit Schwerpunkt orthomolekulare Medizin oder von qualifizierten Ernährungsfachkräften.

Energieversorgung im Alter - denken Sie an Coenzym Q10

Ein weiterer Nährstoff, dessen körpereigene Bildung mit zunehmendem Alter nachlässt, ist Coenzym Q10. Dieser vitaminähnliche Stoff ist unerlässlich für die Energieproduktion in den Mitochondrien, den „Kraftwerken" unserer Zellen. Ein Mangel kann sich durch Energielosigkeit, Muskelschwäche oder Konzentrationsprobleme bemerkbar machen.

Was dabei oft übersehen wird: Ein Coenzym-Q10-Mangel kann Prozesse fördern, die mit beschleunigtem Altern in Verbindung stehen. Denn Coenzym Q10 wirkt als Radikalfänger (Radikalfänger sind Stoffe, die schädliche freie Radikale neutralisieren) und schützt unsere Zellmembranen (die schützenden Hüllen der Körperzellen) ebenso wie DNA und Eiweiße vor schädlichem oxidativen Stress. Fehlt dieser Schutz, steigt die Belastung durch freie Radikale - ein zentraler Treiber des biologischen Alterns. Die Folge: Wir altern schneller, und auch die Haut verliert früher an Spannkraft und bildet Falten.

Was Sie tun können:
Coenzym Q10 kommt zwar in kleinen Mengen in Fleisch, Fisch und Nüssen vor. Eine gezielte Ergänzung kann aber insbesondere bei älteren Menschen oder bei Einnahme von Statinen (cholesterinsenkenden Medikamenten) sinnvoll sein. Die Coenzym-Q10-Form in Nahrungsergänzungsmitteln, die am besten von unserem Körper verwertet wird, ist Ubiquinol.

Erhöhter Bedarf an Nährstoffen aufgrund chronischer Medikamenteneinnahme

Viele Menschen nehmen dauerhaft Medikamente ein, etwa zur Behandlung chronischer Erkrankungen oder zur Vorbeugung bestimmter Gesundheitsrisiken. Was jedoch nur wenigen bewusst ist: Zahlreiche Medikamente können den Nährstoffhaushalt des Körpers beeinflussen. Sie stören zum Teil die Aufnahme, Verwertung oder Speicherung von Vitaminen und Mineralstoffen, was langfristig zu Mangelzuständen und damit verbundenen Beschwerden führen kann.

Besonders betroffen sind Menschen mit unausgewogener Ernährung, Vorerkrankungen oder im höheren Alter, da hier die Nährstoffreserven ohnehin oft geringer sind. Alkohol- und Nikotinkonsum können die Mikronährstoffversorgung zusätzlich belasten.

Einige häufig eingesetzte Arzneimittel, die bekannt dafür sind, den Mikronährstoffstatus zu beeinträchtigen, sind zum Beispiel: Protonenpumpenhemmer (Säureblocker), Blutdrucksenker (zum Beispiel Diuretika, ACE-Hemmer, Betablocker), Cortison, Antidiabetika (wie Metformin), Antibiotika, Osteoporosemittel und Krebsmedikamente.

Gerade bei einer langfristigen Einnahme solcher Medikamente sollte der Mikronährstoffstatus regelmäßig kontrolliert werden. In vielen Fällen kann eine gezielte Supplementierung sinnvoll sein, um Nährstoffverluste auszugleichen und gesundheitlichen Folgen vorzubeugen.

Ernährung: Die Basis für ein entschleunigtes Altern auf Zellebene

Der menschliche Körper besteht aus rund 80 Billionen Zellen. Aus diesen Zellen entstehen unsere Gewebe, darunter Haut, Muskeln, Knochen und innere Organe. In jeder einzelnen Zelle laufen rund um die Uhr lebenswichtige Prozesse ab: etwa die Energieproduktion, der Auf- und Abbau von Stoffen sowie der Austausch von Nährstoffen und Botenstoffen.

Solange die Zellen in einem stabilen, nährstoffreichen Umfeld leben, können sie ihre Aufgaben reibungslos erfüllen. Gerät dieses Gleichgewicht jedoch aus dem Takt, zum Beispiel durch chronische Entzündungen, Erkrankungen oder Mikronährstoffmängel, verlieren die Zellen nach und nach ihre Funktionsfähigkeit. Diese Störungen auf Zellebene haben direkte Auswirkungen auf das gesamte Gewebe: auf die Struktur unserer Haut, die Dichte unserer Knochen, die Kraft unserer Muskeln und letztlich auf unser gesamtes Wohlbefinden. Ein besonders relevanter Begriff in der modernen Altersforschung ist in diesem Zusammenhang „Inflammaging", ein Kunstwort aus Inflammation (Entzündung) und Aging (Alterung). Es beschreibt den Prozess, bei dem niedriggradige, dauerhafte Entzündungen im Körper maßgeblich zur beschleunigten Zellalterung und Funktionsverlust beitragen. Dieser stille Entzündungszustand entsteht häufig unbemerkt – begünstigt durch ungesunde Ernährung, Stress, Umweltgifte oder einen Mangel an essenziellen Nährstoffen.

Wenn wir also trotz zunehmenden Alters lange gesund, leistungsfähig und vital bleiben wollen, müssen wir unsere Zellen gezielt unterstützen – durch eine zellfreundliche Lebensweise und eine Ernährung, die Entzündungsprozesse eindämmt und die Zellgesundheit fördert.

Im Folgenden konzentrieren wir uns vor allem auf die Ernährung und Pflege unserer Haut von innen heraus. Dabei steht dieser Fokus nicht im Widerspruch zu einer ausgewogenen, nährstoffreichen Ernährung, die den gesamten Körper versorgt. Im Gegenteil: Nur wenn wir alle Zellen und Organe ausreichend und im richtigen Verhältnis zueinander mit Makro- und Mikronährstoffen versorgen, kann sich das langfristig auch in einem gesunden, frischen Hautbild widerspiegeln.

Denn: Die Haut ist gewissermaßen das Spiegelbild unseres inneren Zustandes und sie wird in der Versorgungskette nicht als Erstes, sondern als Letztes „bedient". Unser Körper priorisiert immer lebenswichtige Organe wie Herz, Leber, Gehirn und Nieren. Erst wenn dort alles gedeckt ist, kommt das, was übrig bleibt, bei der Haut, den Haaren und Nägeln an. So wie eine Pflanze erst gesunde Wurzeln braucht, bevor sie sichtbar blühen kann, muss auch der Körper von innen gut versorgt sein, damit die Haut nach außen hin strahlen kann.

Je häufiger und in je größeren Mengen einfache Kohlenhydrate konsumiert werden, desto häufiger wird Insulin ausgeschüttet und desto mehr werden Entzündungen und ungünstige Stoffwechselprozesse begünstigt.

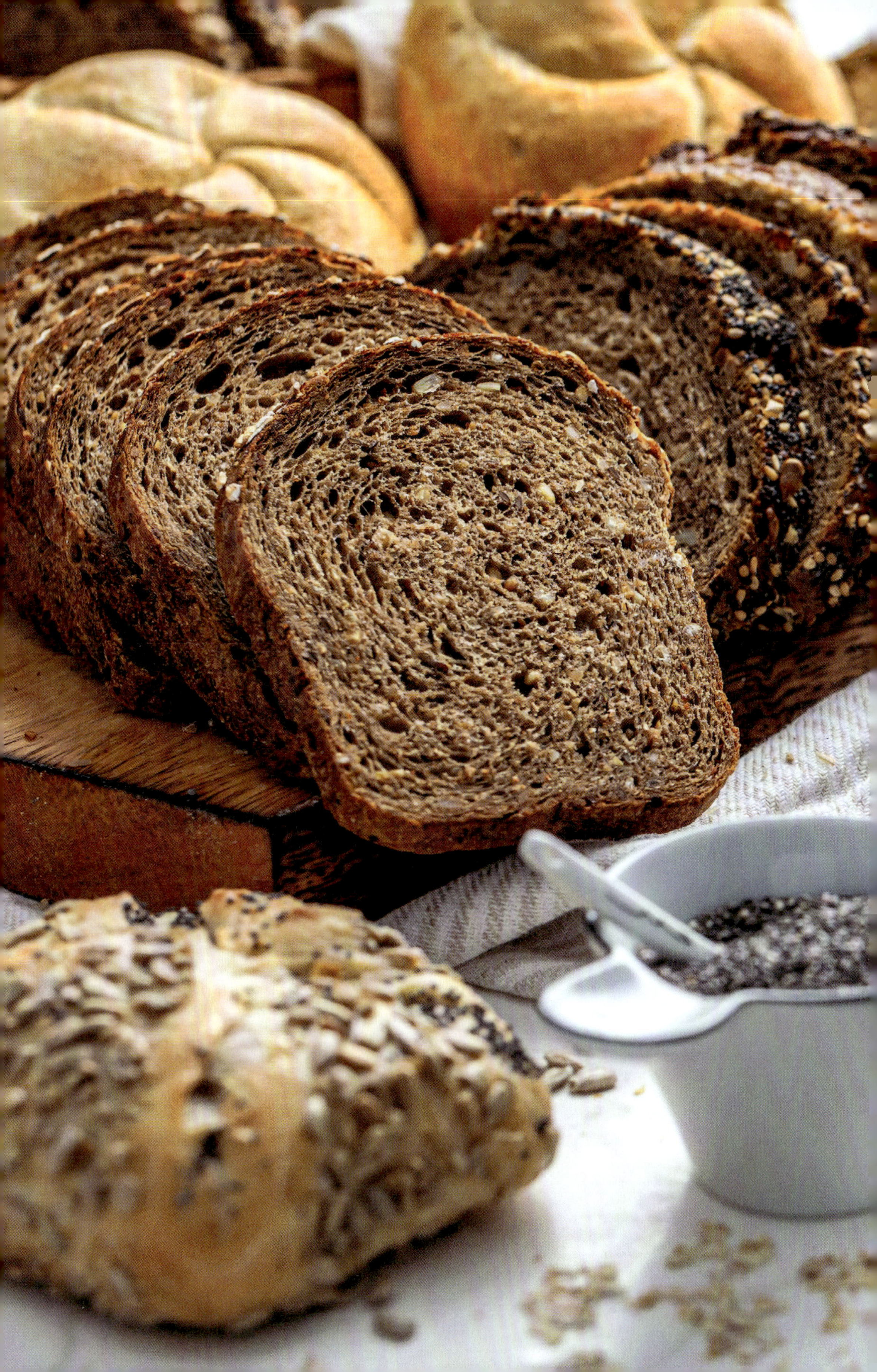

Kohlenhydrate und ihre zentrale Bedeutung während des Alterungsprozesses

Kohlenhydrate – Freund oder Feind?:

Kohlenhydrate sind nicht grundsätzlich schlecht. Entscheidend ist die Art der Kohlenhydrate und wie sie im Körper verarbeitet werden. Komplexe Kohlenhydrate, wie sie in Vollkornprodukten, Kartoffeln, Hülsenfrüchten oder Haferflocken vorkommen, werden langsamer verdaut. Sie führen zu einem gleichmäßigen Anstieg des Blutzuckerspiegels und liefern nachhaltige Energie. Bei ausreichend Bewegung wird dieser Zucker in den Muskelzellen direkt zur Energiegewinnung genutzt.

Einfache Kohlenhydrate hingegen, wie Haushaltszucker, Traubenzucker, Süßigkeiten oder sehr süße Früchte (zum Beispiel Weintrauben), gelangen rasch ins Blut und lassen den Blutzuckerspiegel schnell ansteigen. Als Reaktion darauf schüttet die Bauchspeicheldrüse das Hormon Insulin aus. Dieses sorgt dafür, dass der Zucker in die Körperzellen eingeschleust wird, wo er entweder zur Energiegewinnung genutzt oder (bei Überschuss) in Fett umgewandelt wird.

Insulin hat jedoch noch weitere Wirkungen: Es gilt als anaboles Hormon, das Zellwachstum und Zellteilung anregt. Studien zeigen, dass eine dauerhaft hohe Insulinausschüttung nicht nur mit Fettansammlung und Insulinresistenz, sondern auch mit entzündungsfördernden Prozessen, beschleunigtem Altern und dem Wachstum bestimmter Krebszellen in Verbindung stehen kann.[30]

Wenn wir überwiegend auf Vollkornprodukte setzen und zuckerhaltige Speisen nur gelegentlich genießen (etwa ein Stück Kuchen am Wochenende), entlasten wir nicht nur unsere Bauchspeicheldrüse, die für die Insulinproduktion zuständig ist. Eine solche Ernährungsweise wirkt auch entzündungshemmend (unter anderem aufgrund der antioxidativen Pflanzenstoffe in Vollkornprodukten) und kann damit altersbeschleunigenden Prozessen auf mehreren Ebenen entgegenwirken – sowohl in Bezug auf die Funktion innerer Organe als auch auf die Spannkraft und das Erscheinungsbild der Haut.

Kohlenhydrate können Freund und Feind zugleich sein. Sie sind ein wertvoller Verbündeter, wenn wir körperlich aktiv sind und unsere Kohlenhydratquellen mit Bedacht wählen. Doch sie können den Stoffwechsel aus dem Gleichgewicht bringen, wenn sie überwiegend zur Befriedigung von Lust und Genuss konsumiert werden, beispielsweise in Form von stark verarbeiteten, zuckerreichen Produkten.

Wer hingegen bevorzugt komplexe Kohlenhydrate in moderaten Mengen wählt und sich ausreichend bewegt, nutzt Kohlenhydrate als das, was sie eigentlich sind: eine wertvolle Energiequelle.

Kritische Betrachtung der Empfehlungen für die Kohlenhydratzufuhr

Zugegeben, nur allgemein von vollwertigen Kohlenhydraten zu sprechen, hilft nicht weiter, wenn man schlecht einschätzen kann, wie viel man tatsächlich pro Tag konsumiert.

Etwa die Hälfte der täglichen Kalorien sollte laut der Deutschen Gesellschaft für Ernährung (DGE) aus Kohlenhydraten stammen. Als Orientierung lassen sich dafür rund fünf (je nach Energiebedarf) Portionen kohlenhydrathaltiger Lebensmittel pro Tag einplanen. Diese können frei nach Geschmack kombiniert werden, idealerweise aus Vollkornprodukten, Gemüse, Hülsenfrüchten und Obst.

Als Orientierung gilt:

Eine Portion entspricht etwa:

- 1 Scheibe Brot (circa 60 Gramm)
- 60 Gramm trockene Nudeln oder Reis (ergibt circa 120 Gramm gekochte Nudeln)
- 1 kleine Schüssel Getreideflocken (circa 50 Gramm)
- 1 Portion Kartoffeln (ungefähr 250 Gramm gegart, empfohlen circa einmal pro Woche)

Tauschen und variieren ist ausdrücklich erlaubt, je nach persönlicher Vorliebe, kultureller Gewohnheit oder Verträglichkeit.

Mindestens ein Drittel der verzehrten Getreideprodukte sollte aus Vollkorn bestehen, um von den vielfältigen gesundheitlichen Vorteilen zu profitieren, wie einer besseren Blutzuckerregulation, mehr Ballaststoffen, einem längeren Sättigungsgefühl und einer entzündungshemmenden Wirkung.[31]

Beispiel:

Frühstück:

- 1 Portion Kohlenhydrate: Eine kleine Schüssel Haferflocken (etwa 50 Gramm) mit Naturjoghurt und Früchten.

Mittagessen:

- 1 Portion Kohlenhydrate: 120 Gramm gekochte Vollkornnudeln, mit Gemüse und Fischfilet sowie einer Portion Obst als Nachtisch.

Snack:

- 2 Portionen Kohlenhydrate: Zwei Scheiben Vollkornbrot mit Hummus (Kichererbsenaufstrich) und einer Scheibe Käse, Radieschen und Paprika.

Abendessen:

- 1 Portion Kohlenhydrate: Eine Scheibe Vollkornbrot mit einer Scheibe Käse, Gurke und Tomate.

Gelten diese Empfehlungen für alle?

Die Deutsche Gesellschaft für Ernährung (DGE) empfiehlt, je nach Energiebedarf bis zu fünf Portionen Getreide und stärkehaltige Lebensmittel pro Tag in die Ernährung zu integrieren. Aus meiner Erfahrung als Ernährungstherapeutin eignet sich diese Empfehlung besonders für junge, körperlich aktive Menschen, die sich regelmäßig und intensiv bewegen, zum Beispiel durch Sport oder körperlich fordernde Tätigkeiten im Alltag.

Ab etwa dem 40. Lebensjahr sinkt jedoch bei vielen Menschen der Grundumsatz (die Energiemenge, die der Körper in völliger Ruhe, zum Beispiel im Schlaf, benötigt, um lebenswichtige Funktionen wie Atmung, Herzschlag und Zellstoffwechsel aufrechtzuerhalten) und regelmäßige Bewegung lässt sich nicht immer problemlos in den Alltag integrieren.

In solchen Fällen, gerade bei einem niedrigen Energiebedarf oder eingeschränkter Insulinsensitivität (Empfindlichkeit der Körperzellen gegenüber Insulin) kann eine unreflektiert hohe Kohlenhydratzufuhr das Risiko für Gewichtszunahme, Blutzuckerschwankungen oder die Entstehung einer Insulinresistenz fördern. Aus der Erfahrung in meiner Ernährungspraxis zeigt sich: Bei Klienten mit bereits diagnostizierter Insulinresistenz oder Typ-2-Diabetes ist es sinnvoll, die Kohlenhydratzufuhr nicht nur mengenmäßig, sondern auch qualitativ individuell anzupassen, hin zu ballaststoffreichen, komplexen Kohlenhydraten, die den Blutzucker weniger stark belasten.

Infobox

Blutzuckerspitzen vermeiden – so geht's ganz einfach

Nach dem Essen steigt der Blutzuckerspiegel natürlicherweise an. Wie stark, hängt jedoch maßgeblich davon ab, wie und womit wir die Kohlenhydrate essen. Mit ein paar einfachen Tricks lässt sich dieser Anstieg deutlich abmildern. Das kann nicht nur bei Insulinresistenz oder Diabetes helfen, sondern auch Heißhunger und Müdigkeit nach dem Essen vorbeugen.

Praktische Tipps für den Alltag:
So steigt der Blutzucker nach dem Essen langsamer an:

10–15 Minuten vor der Mahlzeit ein Glas Buttermilch trinken
→ enthält unter anderem Eiweiß, was die Zuckeraufnahme verlangsamt.

1 Esslöffel Apfelessig (mit Wasser verdünnt) circa 10–15 Minuten vor dem Essen trinken
→ verlangsamt die Magenentleerung und stabilisiert die Blutzuckerantwort.

Beginnen Sie die Mahlzeit mit etwas Eiweiß oder Fett, zum Beispiel einem Stück Käse, ein paar Nüssen oder etwas Naturjoghurt
→ verlangsamt die Aufnahme der folgenden Kohlenhydrate.

Starten Sie mit einer Portion Salat oder gegartem Gemüse
→ die enthaltenen Ballaststoffe verzögern die Aufnahme von Zucker ins Blut.

Süßes ohne Reue: Low-Carb-Alternativen für Naschkatzen

Laut der Deutschen Gesellschaft für Ernährung (DGE) darf Zucker (auch in kleinen Mengen, etwa in Form von Süßigkeiten) Teil einer ausgewogenen Ernährung sein, sofern er in einem gesundheitlich vertretbaren Maß konsumiert wird. Das bedeutet: Es spricht nichts dagegen, den Kaffee (zwei bis drei Tassen täglich) leicht zu süßen oder sich hin und wieder einen kleinen Schokoriegel zu gönnen, auch täglich, wenn die übrige Ernährung und Lebensweise ausgewogen bleiben. Doch wer sich im Alltag kaum bewegt, verbraucht weniger Energie, und selbst kleine tägliche Mengen an Süßem können dann bereits zum Energieüberschuss und ungünstigen Stoffwechselprozessen führen.

Darüber hinaus sollten wir nicht vergessen: Mit jedem süßen Snack trainieren wir unseren Geschmackssinn auf „süß" und verstärken damit die Vorliebe für Zucker, die langfristig den Wunsch nach natürlichen, weniger süßen Lebensmitteln verdrängen kann.

Wer bewusst auf seine Kohlenhydrataufnahme achtet oder den Blutzuckerspiegel stabil halten möchte, muss wie gesagt nicht vollständig auf Süßes verzichten. Es gibt zahlreiche Möglichkeiten, Süßspeisen figurbewusst und blutzuckerschonend zuzubereiten.

Süß reduzieren statt verbieten

Passen Sie Ihr Lieblingsrezept für Kuchen, Muffins oder Desserts einfach an, indem Sie nur die Hälfte der ursprünglich vorgesehenen Zuckermenge verwenden. Das hat einen wichtigen Lerneffekt: Unsere Geschmacksknospen gewöhnen sich mit der Zeit an weniger Süße – ein wertvoller Schritt, um langfristig den Zuckerkonsum zu senken, ohne das Gefühl von Verzicht.

Zucker clever ersetzen:
Statt Haushaltszucker können Sie auf Zuckerersatzstoffe zurückgreifen, wie:

- Erythrit (kalorienfrei, blutzuckerneutral),
- Xylit (Birkenzucker) (leicht blutzuckerwirksam),
- Stevia (aus der Steviapflanze, sehr süß, blutzuckerneutral), ist streng genommen ein Süßstoff.

Diese Alternativen eignen sich gut zum Backen und Süßen, ohne starke Auswirkungen auf den Blutzuckerspiegel.

Low-Carb-Rezepte ausprobieren:
Low-Carb-Kuchen und -Süßspeisen enthalten deutlich weniger verwertbare Kohlenhydrate als klassische Backwaren, vor allem, weil sie auf Haushaltszucker und Weißmehl verzichten. Stattdessen werden häufig kohlenhydratärmere Mehle wie Mandel-, Kokos- oder Leinsamenmehl verwendet. Gesüßt wird meist mit Erythrit, Xylit oder anderen kalorienarmen Süßstoffen. Zusätzliche Zutaten wie Eier, Quark, Nüsse oder Proteinpulver sorgen für eine höhere Eiweißzufuhr, was nicht nur sättigt, sondern auch den Blutzucker stabil hält.

Proteine

Der deutsche Chemiker Justus von Liebig (1803–1873), einer der Mitbegründer der Ernährungsphysiologie, erkannte früh die zentrale Bedeutung des Eiweißes (Proteins) für den tierischen Organismus und bezeichnete es als das „Lebenselement" des Körpers.

Obwohl das Wissen über Aufbau und Funktionen der Proteine zu seiner Zeit noch sehr begrenzt war, brachte Liebig mit dieser Einschätzung deren fundamentale Rolle erstaunlich treffend auf den Punkt.

Proteine sind an nahezu allen lebenswichtigen Prozessen beteiligt. Sie bilden Hormone, Neurotransmitter und Geschlechtshormone, sind Hauptbestandteile von Muskulatur, Haut, Knochen und Immunsystem und übernehmen den Transport von Sauerstoff.

Fast jedes Enzym im menschlichen Körper ist ein Protein. Enzyme wirken als Katalysatoren, indem sie biochemische Reaktionen beschleunigen, ohne dabei selbst verbraucht zu werden.

Ohne sie würde der Stoffwechsel nahezu stillstehen. Sie ermöglichen Verdauung, Reparatur und Vermehrung von Zellen, die Regulation von Genen, sichern die Energieversorgung der Zellen und schützen vor oxidativem Stress.

Proteine bestehen aus kleineren Bausteinen, den Aminosäuren. Insgesamt nutzt der menschliche Körper 21 verschiedene Aminosäuren, um daraus vielfältige Strukturen und Substanzen aufzubauen - von Muskeln und Haut bis hin zu Enzymen und Hormonen.

Ein Teil dieser Aminosäuren kann je nach Bedarf im Körper selbst hergestellt werden. Andere dagegen müssen regelmäßig über die Ernährung zugeführt werden, da unser Organismus sie nicht eigenständig bilden kann. Diese lebensnotwendigen Eiweißbausteine bezeichnet man als unentbehrliche Aminosäuren.

Fehlt es an diesen unentbehrlichen Aminosäuren, zum Beispiel durch eine unausgewogene Ernährung, sucht sich der Körper die nötigen Bausteine an anderer Stelle: Er baut Muskelgewebe ab.

Der tägliche Proteinbedarf ab 40 Jahren

Die Deutsche Gesellschaft für Ernährung (DGE) empfiehlt gesunden Erwachsenen (bis 65 Jahren), unabhängig vom Geschlecht, eine Zufuhr von 0,8 Gramm Protein pro Kilogramm Körpergewicht am Tag. Dabei bezieht sich die Empfehlung auf das Normalgewicht und nicht auf das tatsächliche Körpergewicht bei Übergewicht.

Es gilt als wissenschaftlich erwiesen, dass der Bedarf des Körpers an Eiweiß mit zunehmendem Alter (leider schon etwa ab 30 Jahren!) steigt. Das hat mehrere Gründe.

Geringere Fähigkeit zur Eiweißverwertung:

- Mit zunehmendem Alter reagieren die Muskeln weniger empfindlich auf Eiweißzufuhr.
- Das bedeutet: Die gleiche Menge Protein, die in jungen Jahren Muskelaufbau stimuliert, reicht im Alter nicht mehr aus.[32]

Altersbedingter Abbau der Muskulatur:

- Ab etwa 30 nimmt die Muskelmasse langsam ab, ab 60 beschleunigt sich dieser Prozess.
- Protein ist der wichtigste „Baustoff", um Muskeln zu erhalten und Kraftverlust vorzubeugen.[33]

Immunsystem:

- Viele zentrale Komponenten des Immunsystems wie beispielsweise Antikörper oder Zytokine sind Proteine.
- Ältere Menschen haben ein schwächeres Immunsystem
  → Protein hilft, Infektanfälligkeit zu verringern und Heilungsprozesse zu unterstützen.[34]

Wundheilung & Regeneration:

- Proteine sind nötig für Reparaturprozesse, zum Beispiel nach Verletzungen, Operationen oder Erkrankungen, die im Alter häufiger vorkommen.[35]

Infobox

Unsere Haut regeneriert sich vor allem in der Nacht. Damit dieser Prozess optimal ablaufen kann, benötigt der Körper ausreichend Protein. Kollagen, Elastin, Enzyme und zahlreiche Schutzfaktoren bestehen aus Eiweiß und sind entscheidend für die Erneuerung der Hautzellen.

Ist die Eiweißversorgung jedoch knapp, werden die verfügbaren Aminosäuren zunächst für lebenswichtige Aufgaben wie Herzfunktion, Gehirnaktivität oder das Immunsystem eingesetzt. Die Haut wird dabei nachrangig versorgt. Erst wenn genügend Protein vorhanden ist, stehen die notwendigen Bausteine auch für die Kollagenbildung und die Zellreparatur in der Haut zur Verfügung. Eine gute Eiweißversorgung ist daher eine wesentliche Voraussetzung dafür, dass sich die Haut über Nacht regenerieren kann und dem Prozess der Hautalterung entgegengewirkt wird.

Ältere gesunde, sportlich inaktive Menschen ab 65 Jahren sollten mindestens 1,0 bis 1,2 Gramm Protein pro Kilogramm Körpergewicht aufnehmen. Sportlich aktive Personen sowie Athleten im Leistungssportbereich brauchen mehr Eiweiß als Nichtsportler. Die Empfehlungen lauten: 1,4–2,0 Gramm Protein pro Kilogramm Körpergewicht.

Diese Werte richten sich nach der Intensität, Länge und Belastungsart. Während junge Hochleistungsathleten täglich optimalerweise 2,0 Gramm Protein pro Kilogramm Körpergewicht zu sich nehmen sollten, sind ältere körperlich aktive Freizeitsportler ab circa 5 Stunden Training pro Woche (die beispielsweise regelmäßig Ausdauertraining betreiben und bis zu drei Mal in der Woche Kraftübungen machen) mit einer täglichen Verzehrmenge von 1,6 Gramm Protein pro Kilogramm Körpergewicht optimal versorgt, um der anabolen Resistenz entgegenzuwirken, Muskelmasse aufzubauen und die Regeneration zu unterstützen.

Können diese Empfehlungen für die Proteinzufuhr über die Ernährung gedeckt werden?

Grundsätzlich lässt sich der höhere Proteinbedarf von 1,6 Gramm Protein pro Kilogramm Körpergewicht ab dem mittleren Alter über eine ausgewogene Ernährung decken, besonders wenn, Eiweiß gleichmäßig über die Mahlzeiten verteilt und mit Krafttraining kombiniert wird. In jungen Jahren kann der Körper Aminosäuren deutlich effizienter verwerten, sodass auch geringere Eiweißmengen ausreichen, um den Muskelaufbau zu unterstützen. Mit zunehmendem Alter gewinnt Krafttraining jedoch an zusätzlicher Bedeutung, da es wie ein „Verstärker" für die Eiweißverwertung wirkt und die sogenannte anabole Resistenz teilweise aufheben kann.

Es gibt Lebenssituationen, in denen der Eiweißbedarf deutlich höher ist, zum Beispiel nach Operationen, bei akuten oder chronischen Erkrankungen, wenn der Appetit nachlässt oder die Nährstoffaufnahme eingeschränkt ist. Dann lohnt sich eine genauere Betrachtung der Versorgung. Beste Ansprechpartner sind in diesem Fall zunächst die Hausärztin oder der Hausarzt, die bei Bedarf weitere Diagnostik veranlassen können. Je nach Situation können auch Ernährungsmediziner, Ernährungstherapeuten, Diätassistenten, Geriater oder spezialisierte Physiotherapeuten hinzugezogen werden, um die Eiweißversorgung individuell zu beurteilen und gezielte Maßnahmen einzuleiten.

Folgende Faktoren bei der Eiweißversorgung sollten Sie beachten:

- **Proteinqualität:**
  Es müssen alle essenziellen Aminosäuren in der Ernährung enthalten sein, um den Körper optimal zu versorgen. Hochwertige tierische Proteinquellen sind mageres Fleisch, Fisch, Eier, Milchprodukte. Ebenso leisten pflanzliche Lebensmittel wie Hülsenfrüchte (Soja, Lupinen, Kichererbsen, Bohnen, Erbsen) sowie Quinoa einen wesentlichen Beitrag zur Eiweißversorgung. Zudem liefern auch Kombinationen von Getreide mit Milchprodukten sowie Hülsenfrüchten oder Nüssen oder Kartoffeln mit Ei oder Milchprodukten wertvolle Proteine.

➤ **Verteilung über den Tag:**
Zwei bis drei proteinreiche Mahlzeiten sind günstiger als nur eine einzige. Besonders ab dem mittleren Alter sollten pro Mahlzeit mindestens 25–30 Gramm Protein aufgenommen werden, um die Eiweißverwertung zu optimieren. Wer dauerhaft Intervallfasten praktiziert (beispielsweise im 16:8-Rhythmus), kann seinen Proteinbedarf ebenfalls decken, sofern die Mahlzeiten gezielt zusammengestellt werden.[36]

➤ **Kombination aus tierischen und pflanzlichen Quellen:**
Tierische Proteine besitzen in der Regel eine höhere biologische Wertigkeit als pflanzliche. Ausnahmen bilden unter anderem Sojaprodukte und Quinoa. Das bedeutet, dass unser Körper aus tierischen Lebensmitteln effizienter eigenes Körperprotein, etwa für Muskeln, Haut oder Enzyme, aufbauen kann. Die Deutsche Gesellschaft für Ernährung (DGE) empfiehlt seit 2024 eine pflanzenbetonte Ernährung, in der etwa 75 Prozent der Proteinquellen pflanzlich sind, kombiniert mit 25 Prozent tierischen Quellen, solange die Eiweißversorgung gesichert ist.

Bei rein pflanzlicher Ernährung ist eine gezielte Planung der Eiweißaufnahme sowie die Kombination verschiedener Proteinquellen empfehlenswert. Diese Empfehlung dürfte zwar auch der Gesundheit zugutekommen, wurde jedoch in erster Linie aus Gründen der Nachhaltigkeit und des Umweltschutzes ausgesprochen.[37]

➤ **Optimierung des Muskelaufbaus:**
Leucin ist eine der neun unentbehrlichen Aminosäuren, die der Körper nicht selbst herstellen kann und daher über die Nahrung aufnehmen muss. Es gehört zur Gruppe der verzweigtkettigen Aminosäuren (BCAAs) und spielt eine Schlüsselrolle beim Muskelaufbau. Leucin triggert die Muskelproteinsynthese besonders stark, weil es den mTOR-Signalweg (ein zellinterner „Schalter", der Eiweißaufbauprozesse, also Aufbau von Muskeln, startet) aktiviert. Im Alter steigt die Schwelle, ab der Muskeln auf Eiweißzufuhr reagieren. Deshalb sollten pro Mahlzeit etwa 2,5–3 Gramm Leucin aufgenommen werden Das entspricht rund 25–30 Gramm Eiweiß aus hochwertigen Quellen. Besonders reich an Leucin sind Molkenprotein, Fleisch, Fisch, Soja, Linsen, Milchprodukte (vor allem Parmesan, Emmentaler, Camembert, Frischkäse und Quark).[38]

Wie kann ich den Proteinbedarf decken?
Im Folgenden betrachten wir ein Beispiel für die Deckung des Proteinbedarfs einer 50-jährigen Person, die 60 Kilogramm wiegt, sich in ihrer Freizeit reichlich bewegt und Muskelaufbau betreibt. Sie hat daher einen Proteinbedarf von circa 1,6 Gramm pro Kilogramm Körpergewicht benötigt und damit insgesamt 96 Gramm Protein pro Tag. Unsere Beispielperson nimmt täglich zwei Hauptmahlzeiten und einen Snack zwischendurch zu sich.

Erste Hauptmahlzeit:
2 Scheiben Vollkornbrot (insgesamt etwa 90 Gramm), 1 Scheibe Emmentaler (etwa 30 Gramm), circa 150 Gramm Quark, etwas Obst und/oder Gemüse. Proteingehalt: circa 35 Gramm, davon circa 2,9 Gramm Leucin

Zweite Hauptmahlzeit:
125 Gramm Lachs, 150 Gramm Kartoffeln (gegart, die Portionsgröße ist bewusst geringer, als von der DGE empfohlen), Beilagensalat. Proteingehalt: circa 38 Gramm, davon circa 3 Gramm Leucin

Snack:
200 Gramm Skyr, 25 Gramm Walnüsse, eine Handvoll Obst. Proteingehalt: circa 26 Gramm, davon circa 2,3 Gramm Leucin

Gesamteiweiß:
Protein: ca. 99 Gramm, Leucin: ca. 8,2 Gramm
Dieses Beispiel soll zeigen, dass sich ein im Alter erhöhter Proteinbedarf zur Erhaltung der Muskelmasse und zur Vorbeugung von Sarkopenie auch mit einer natürlichen Ernährungsweise gut decken lässt. Die hier gewählten Lebensmittel entsprechen jedoch nicht den aktuellen Empfehlungen der DGE zum optimalen Verhältnis der Proteinzufuhr (75 Prozent pflanzlichen und 25 Prozent tierischen Ursprungs).

An dieser Stelle sei nochmals betont, dass diese Empfehlung zum großen Teil durch Nachhaltigkeits- und Umweltaspekte motiviert ist. Vielmehr orientiert sich dieses Beispiel an einer ausgewogenen Ernährung nach heutigem Stand der Forschung, die für die meisten Leser leichter umsetzbar ist und den Ernährungsgewohnheiten eines großen Teils der Bevölkerung näherkommt.

Natürlich lässt sich der Bedarf auch mit 75 Prozent pflanzlichen Proteinquellen decken. Allerdings erfordert dies eine gezielte Planung. Die besten pflanzlichen Leucinquellen sind Hülsenfrüchte (auch in Kombination mit Getreide), die idealerweise mehrmals täglich verzehrt werden sollten, um den täglichen Protein- und Leucinbedarf zu erreichen.

Wer Hülsenfrüchte nicht verträgt oder nur selten isst und zugleich tierische Produkte kaum oder gar nicht konsumiert, kann Schwierigkeiten haben, seinen Proteinbedarf vollständig zu decken.

Tierische Lebensmittel wie Eier, Milchprodukte und Fisch liefern nicht nur hochwertiges Protein, sondern auch wertvolle Vitamine, Mineralstoffe und essenzielle Fettsäuren. Zudem wird in der Fachwelt darauf hingewiesen, dass weitere Studien notwendig sind, um die langfristigen Auswirkungen einer stark pflanzenbetonten Ernährung im höheren Alter zuverlässig beurteilen zu können.

Wer sich rein pflanzlich ernähren möchte, sollte sich daher idealerweise von einer erfahrenen Ernährungsfachkraft beraten lassen, um eine optimale Nährstoffversorgung sicherzustellen.

So können Sie prüfen, ob Sie ausreichend mit Proteinen versorgt sind

Heutzutage stehen dem Personal im Gesundheitsbereich zahlreiche Methoden zur Verfügung, um die Versorgung mit Eiweiß zu überprüfen. Ganz allgemein können solche Methoden wie gründliche Ernährungsanamnese, der Verlauf von Gewicht und die Bestimmung von Gesamteiweiß im Blut genannt werden. Diese Methoden sind vor allem für Senioren und Personen bei langen Klinikaufenthalten von Bedeutung. Wenn Sie jedoch für sich oder Angehörige prüfen möchten, ob die Versorgung mit Eiweißen stimmt, stehen Ihnen auch andere Methoden zur Verfügung:

➤ **Handkraftmessung mit dem Handdynamometer**
Der Handdynamometer (auch Handkraftmesser genannt) ist ein Gerät, mit dem die Greifkraft der Hand objektiv gemessen werden kann. Die Handkraft verrät viel über unsere Muskelkraft und damit indirekt auch über unsere Muskelmasse. Beides hängt eng mit einer guten Eiweißversorgung zusammen. Messungen zeigen: Wer eine schwache Handkraft hat, hat oft auch insgesamt weniger Muskelkraft und -masse. Das kann ein Hinweis auf Sarkopenie sein – also auf einen alters- oder krankheitsbedingten Muskelabbau.[39]

Physiotherapeuten, Ergotherapeuten, Ernährungsmediziner, Geriater und Reha-Teams nutzen den Handdynamometer, um den Ernährungszustand, den Verlauf einer Therapie oder den Trainingseffekt zu beurteilen.

Möchten Sie Ihre Handkraft nur einmalig testen, lassen Sie dies am besten bei Ihrem Hausarzt, Physiotherapeuten oder einer anderen Fachkraft aus dem Gesundheitswesen durchführen. So können Sie sicher sein, dass die Messung korrekt erfolgt und Ihr Ergebnis gleich fachkundig eingeordnet wird.

Wenn Sie Ihre Fortschritte über einen längeren Zeitraum verfolgen möchten, zum Beispiel im Rahmen eines Krafttrainings oder einer Physiotherapie, können Sie einen Handdynanometer privat erwerben. Im Onlinehandel sind bereits einfache Modelle ab etwa 30 Euro erhältlich. Wichtig ist, dass Sie Ihr Ergebnis mit geeigneten Referenzwerten, die nach Alter und Geschlecht sortiert sind, vergleichen.

Normtabellen zur Handkraft finden Sie direkt in der PLOS ONE-Studie „Strong or Weak Handgrip?“. Der Artikel bietet umfangreiche Vergleichswerte für Männer (Tabelle 1) und Frauen (Tabelle 2) in unterschiedlichen Altersgruppen und Körpergrößen.[40]

Alternativ können Sie Ihren Hausarzt oder Physiotherapeuten fragen, ob er Ihnen eine Kopie der Referenzwerte aushändigen kann.

➤ Überprüfung der Muskelkraft einzelner Komponenten

Um unsere Eiweißversorgung kritisch zu hinterfragen, lohnt es sich, auch unsere allgemeine körperliche Fitness in den Blick zu nehmen. Denn eines ist klar: Ohne eine ausreichende Zufuhr von Proteinen kann die Muskulatur weder wachsen noch erhalten und repariert werden, noch ihre wichtigen Funktionen wie unter anderem Kraftentfaltung erfüllen.

Kurz gesagt:

Sind wir nicht ausreichend mit Proteinen versorgt, hat unsere Muskulatur nicht ausreichend Kraft.

Wir haben den Fitnesscoach und Hochleistungsathleten Achilleas Ieronymos gefragt, wie wir unsere körperliche Fitness auch zu Hause auf die Probe stellen können.

Woran erkennt man eigentlich, ob ein Mensch körperlich fit ist? Ein ehrlicher Blick aus der Praxis. Wenn heute über Fitness gesprochen wird, denken viele zuerst an Dinge wie Sixpack-Bauchmuskeln, Schrittzähler oder moderne Leistungsdiagnostik.

Ich denke anders. Für mich zeigt sich körperliche Leistungsfähigkeit vor allem daran, wie gut der eigene Körper im Alltag funktioniert: Kommt man ohne Mühe die Treppe hoch? Kann man längere Spaziergänge oder Gartenarbeit machen, ohne sofort aus der Puste zu kommen? Ist man noch in der Lage, Einkaufstüten selbst zu tragen oder mit den Enkeln zu spielen, ohne sich zu überanstrengen? Seit vielen Jahren begleite ich Menschen als Coach – Männer wie Frauen, die beruflich viel geleistet haben, aber merken, dass ihr Körper nicht mehr so mitmacht wie früher.

In solchen Momenten ist es wichtig, Klarheit zu bekommen: Wo steht man körperlich wirklich? Dafür nutze ich vier ganz einfache Grundübungen, die man fast überall durchführen kann, ohne Geräte, ohne Fitnessstudio.

Sie liefern ein ehrliches Bild: Ist der Körper noch stabil, belastbar und kräftig oder gibt es Defizite, die man gezielt verbessern sollte?

Wandsitzen:
Diese Übung wird an der Wand durchgeführt, in einer Sitzposition ohne Stuhl. Sie klingt einfach, bringt aber schnell den Oberschenkel zum Zittern. Sie zeigt, wie viel Kraft in den Beinen steckt und wie gut die Körperspannung ist. Auch der Kopf spielt mit: Wer sich nicht gern anstrengt, wird hier früh aufgeben.

Liegestütze:
Ein Klassiker und völlig zu Recht. Liegestütze zeigen auf einfache Weise, wie kräftig der Oberkörper ist, vor allem Brust, Schultern, Arme und Rumpf. Sie geben Hinweise darauf, wie stabil die Haltung ist und ob Beschwerden wie Rückenschmerzen drohen. Wichtig ist, sie sauber auszuführen. Lieber weniger Wiederholungen, dafür kontrolliert und korrekt.

Klimmzüge:
Hierbei hängt man sich an eine Stange und zieht sich mit eigener Kraft nach oben. Für viele ist das anfangs kaum machbar, besonders, wenn man wenig Rückenmuskulatur hat. Aber genau das macht diese Übung so wertvoll: Schon ein einzelner sauberer Klimmzug ist ein guter Indikator für einen starken Rücken, der im Alltag entlastet und schützt.

Plank (Unterarmstütz):
Diese Halteübung trainiert vor allem die Körpermitte, also Bauch, unteren Rücken und die tief liegende Stabilisationsmuskulatur. Ein starker Rumpf ist für den gesamten Bewegungsapparat entscheidend: Er schützt die Wirbelsäule, verbessert die Haltung und macht Bewegungen im Alltag sicherer. Wer hier keine 30 Sekunden durchhält, sollte genau hinschauen. Oft ist das die Ursache für Rückenschmerzen und Instabilität.

Gute Werte in diesen vier Übungen zeigen, dass dein Körper bereit ist. Nicht für den Strand, sondern fürs Leben.

Und genau dafür nutzen wir im Coaching klare Richtwerte:

Übung	**Gute Leistung - Männer**	**Gute Leistung - Frauen**
Wandsitzen	> 120 Sekunden	> 60 Sekunden
Liegestütze	> 20 Wiederholungen	> 10 Wiederholungen
Klimmzüge	> 5 Wiederholungen	≥ 1 Wiederholung
Plank	> 120 Sekunden	> 80 Sekunden

Anmerkung:
Ob eine Frau 60 Sekunden lang in der „Sitzposition" an der Wand verharren kann, hängt natürlich nicht allein von einer ausreichenden Eiweißversorgung ab. Dafür ist auch regelmäßiges Training unverzichtbar. Zudem gilt: Je später man im Leben mit Krafttraining beginnt, desto weniger Wiederholungen sind zu Beginn möglich. Die genannten Werte dienen daher eher als Orientierung, was als gute körperliche Leistung gelten kann. Eine solche Leistungsfähigkeit ist wiederum die Grundlage für solide körperliche Fitness und diese lässt sich ohne eine ausreichende Eiweißzufuhr nicht erreichen.

Mein Fazit:

Fitness bedeutet nicht, besonders sportlich auszusehen, sondern im Alltag leistungsfähig, belastbar und schmerzfrei zu sein. Diese vier einfachen Übungen helfen dabei, genau das zu überprüfen. Wer in allen vier Bereichen gute Werte erreicht, darf sich zu Recht als „fit" bezeichnen – nicht nur auf dem Papier, sondern im echten Leben. Und falls es irgendwo Schwächen gibt: Dann weiß man wenigstens, wo man anfangen kann.

Achilleas Ieronymos, Online-Coach & Transformationsexperte

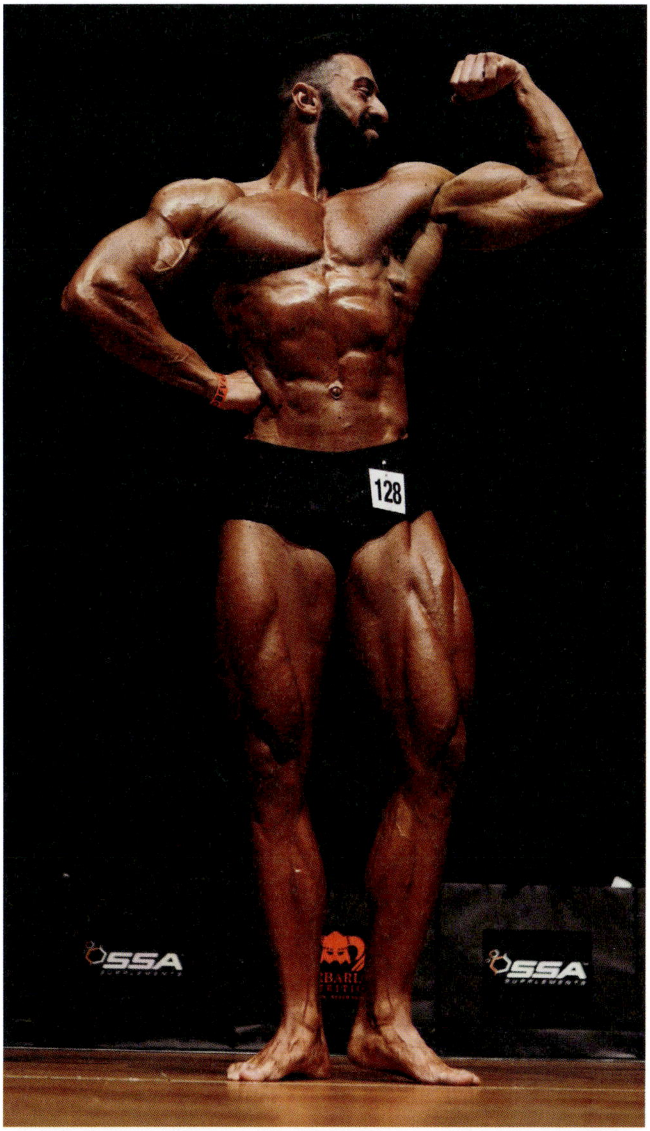

Achilleas Ieronymos betreibt seit seiner Kindheit Leistungssport und ist seit vielen Jahren im Bodybuilding aktiv. 2021 erreichte er in der Kategorie Classic Physique einen Platz unter den Top 3 in Deutschland. Heute gibt er seine Erfahrung als Athlet und Trainer an Freizeitsportler, Wettkampfathleten und Menschen mit Übergewicht weiter.

Eiweiß-Supplementierung unter der Lupe

Wir haben bereits erwähnt, dass gesunde Personen, die ihren Energie- und Nährstoffbedarf über mehrere (mindestens zwei oder drei) Mahlzeiten pro Tag decken, ihren Eiweißbedarf in der Regel problemlos decken können. Es gibt jedoch Situationen, in denen eine Supplementierung von Proteinen (beispielsweise mithilfe der Einnahme von Shakes) sinnvoll sein kann.

Erhöhter Bedarf:

- Ab circa 40–50 Jahren steigt der Proteinbedarf, um Muskelmasse zu erhalten und krankhaftem Muskelschwund (Sarkopenie) vorzubeugen.

- Wenn große Eiweißmengen nicht über feste Nahrung aufgenommen werden können (zum Beispiel wegen Appetitverlust oder Kaubeschwerden), kann eine zusätzliche Proteinsupplementierung helfen.

Krankheit, Verletzung, Operation:

- Bei Wundheilung, nach Operationen oder während einer Erkrankung (beispielsweise bei Krebs oder in einer akuten Entzündungsphase bei Morbus Crohn) ist der Proteinbedarf erhöht.

- Supplemente können hier eine schnelle, leicht verdauliche Eiweißquelle sein.

Sport & Muskelaufbau:

- Intensiv trainierende Menschen, vor allem im Kraftsport, haben oft einen erhöhten Bedarf (1,6–2,0 Gramm Protein pro Kilogramm Körpergewicht).

- Supplemente können helfen, den Tagesbedarf zu decken, wenn dieser mit normalen Mahlzeiten schwer erreichbar ist.

Pflanzliche Ernährung:

- Bei rein pflanzlicher Ernährung kann es schwieriger sein, ausreichend Eiweiß und genügend Leucin pro Mahlzeit zu erreichen.

- Hochwertige pflanzliche Proteinpulver (unter anderem Kombinationen aus verschiedenen pflanzlichen Proteinen) können hier gezielt unterstützen.

Molkenproteinpulver

Molkenprotein, auch Whey genannt, gilt als eine der hochwertigsten tierischen Proteinquellen. Es besitzt eine sehr hohe biologische Wertigkeit und liefert alle unentbehrlichen Aminosäuren in einem optimalen Verhältnis. Besonders bemerkenswert ist sein hoher Leucingehalt von rund 10–12 Prozent des Proteins.

Ein weiterer Vorteil ist die schnelle Resorption:
Molkenprotein wird rasch verdaut und die Aminosäuren gelangen zügig ins Blut, was es insbesondere direkt nach dem Training zu einer idealen Eiweißquelle macht. Studien belegen, dass Molkenprotein sowohl bei Sportlern als auch bei älteren Menschen wirksam zur Erhaltung und zum Aufbau von Muskelmasse beitragen kann.[41]

Es ist in verschiedenen Formen erhältlich: Whey-Konzentrat ist die kostengünstigste Variante, enthält jedoch etwas mehr Laktose und Fett und ist daher für Personen mit Laktoseintoleranz weniger geeignet. Whey-Isolat liefert einen Proteingehalt von über 90 Prozent, ist nahezu laktosefrei und daher auch für viele Menschen mit Laktoseintoleranz gut verträglich. Die dritte Variante ist das Whey-Hydrolysat. Es ist enzymatisch vorverdaut, das heißt, die langen Eiweißketten werden in kürzere Bausteine gespalten, wodurch die Supplemente noch schneller aufgenommen werden als das Whey-Konzentrat und das Whey-Isolat. In wissenschaftlichen Studien zur Wirkung von Molkenprotein, etwa auf Muskelwachstum oder Muskelmasse, wird am häufigsten die Isolat-Form eingesetzt.

Pflanzliche Proteinshakes

Wenn Sie auf pflanzliche Proteinquellen setzen, lohnt es sich, verschiedene eiweißreiche Lebensmittel miteinander zu kombinieren. Besonders empfehlenswert sind Kombinationen aus Erbsen, Reis, Hanf, Soja oder Kürbiskernen. Auf diese Weise erreichen Sie ein möglichst vollständiges Aminosäureprofil, also die optimale Zusammensetzung aller unentbehrlichen Aminosäuren.

Der Hintergrund:
Einzelne Pflanzenproteine enthalten oft nicht alle unentbehrlichen Aminosäuren in ausreichender Menge oder im idealen Verhältnis. Durch geschickte Kombination können sich die Eigenschaften der einzelnen Quellen gegenseitig ergänzen. Zusammen bilden sie ein vollständiges Aminosäureprofil und sind damit besonders wertvoll für den Muskelaufbau, die Regeneration und die allgemeine Eiweißversorgung bei pflanzlicher Ernährung.

Supplementierung einzelner Aminosäuren

Diesen Satz hört man oft: „Seit ich Aminosäuren nehme, geht es mir viel besser." Tatsächlich berichten viele Menschen von positiven Erfahrungen mit Aminosäurepräparaten. Die Gründe dafür können jedoch sehr unterschiedlich sein. Wie bereits erwähnt, sind Aminosäuren die Bausteine von Eiweißen und damit unverzichtbar für fast alle Vorgänge im Körper.

Wenn sich Menschen nach der Einnahme von Aminosäuren besser fühlen, kann das verschiedene Ursachen haben. Häufig liegt es daran, dass ein Mangel ausgeglichen wird. Wer zu wenig Eiweiß oder bestimmte Aminosäuren aufnimmt, etwa ältere Menschen mit reduziertem Appetit, Veganer oder chronisch Kranke, profitiert von einer Ergänzung. Hinzu kommt, dass freie Aminosäuren besonders schnell aufgenommen werden und dem Körper direkt für Aufbau- und Reparaturprozesse zur Verfügung stehen. Auch für die Muskulatur können sie eine wichtige Rolle spielen: Vor allem die verzweigtkettigen Aminosäuren (BCAA: Leucin, Isoleucin, Valin) unterstützen den Muskelaufbau und fördern die Regeneration nach körperlicher Belastung.

Ferner wirken sich bestimmte Aminosäuren indirekt auf unser Nervensystem aus. So ist Tryptophan eine Vorstufe von Serotonin, das unsere Stimmung beeinflusst, während Tyrosin die Grundlage für Dopamin und Noradrenalin bildet, die wichtig für Antrieb und Konzentration sind. Nicht zu unterschätzen ist außerdem der Placebo-Effekt: Allein der Glaube, dass ein Präparat hilft, kann das Wohlbefinden spürbar verbessern.

Wissenschaftlich gesichert ist der Nutzen einzelner Aminosäuren vor allem in bestimmten Situationen. So kann zum Beispiel Glutamin in der Wundheilung oder nach Operationen eine Rolle spielen, während andere Aminosäuren wie Leucin beim altersbedingten Muskelabbau (Sarkopenie) hilfreich sind.

Kurz gesagt:
Aminosäuren können in bestimmten Situationen sehr hilfreich sein, insbesondere wenn ein erhöhter Bedarf oder ein Mangel besteht. Bei einer ausgewogenen Ernährung mit ausreichend Eiweiß ist der Nutzen einer zusätzlichen Einnahme dagegen meist deutlich geringer.

Infobox

Vorsicht bei isolierten Aminosäuren

Nicht alle Aminosäuren, die als Nahrungsergänzung angeboten werden, sind Teil unserer täglichen Ernährung. Neben den proteinogenen Aminosäuren, die tatsächlich in den Aufbau von Proteinen einfließen, existieren auch sogenannte nicht proteinogene Aminosäuren. Sie werden zwar nicht direkt in Körperproteine eingebaut, erfüllen aber dennoch wichtige biologische Aufgaben. Dazu gehört Taurin, das an der Gallensäuresynthese beteiligt ist, antioxidativ wirkt, Zellmembranen stabilisiert und für Herz sowie Nervensystem bedeutsam ist. Studien deuten auf entzündungshemmende und antioxidative Effekte von Taurin hin. Erste Daten zeigen, dass Taurinspiegel im Alter sinken können und eine Ergänzung möglicherweise Anti-Aging-Effekte hat.

Eine aktuelle Studie, die in einer der renommiertesten wissenschaftlichen Fachzeitschriften weltweit – „Nature" – im Mai 2025 veröffentlicht wurde, zeigt, dass Taurin (oft in Energy-Drinks enthalten) bestimmte Formen von Leukämie fördern kann. Die Forschenden empfehlen daher, bei Leukämiepatienten und häufigem Energy-Drink-Konsum Vorsicht walten zu lassen.

Nach den neuesten Erkenntnissen wäre Taurin also nicht für alle Menschen unbedenklich, sondern könnte bei bestimmten Erkrankungen sogar kontraindiziert sein.

Deshalb gilt:
Eine natürliche, eiweißreiche Ernährung mit vielfältigen Lebensmitteln ist in den meisten Fällen die bessere und sicherere Wahl. Nahrungsergänzungen mit einzelnen Aminosäuren sollten nicht unbedacht eingesetzt werden, sondern nur gezielt und am besten in Absprache mit Ärzten oder Therapeuten.

Zellgesundheit durch Fett – ein Schlüssel für gesundes Altern

Fette, die wir mit der Nahrung aufnehmen, bestehen chemisch betrachtet aus einem Glycerinmolekül und drei Fettsäuren. Daher werden sie in der Fachsprache auch Triglyzeride genannt. Welche Fettsäuren an das Glycerin gebunden sind, bestimmt maßgeblich die Qualität des Fettes und damit auch, wie es in unserem Körper wirkt. Ob ein Fett bei Raumtemperatur fest oder flüssig ist, hängt vom Verhältnis der enthaltenen Fettsäuren ab. Enthält es überwiegend gesättigte Fettsäuren, ist es eher fest (etwa Butter, Schmalz, Kokos- oder Palmfett). Überwiegen dagegen ungesättigte Fettsäuren, bleibt es flüssig (wie bei Oliven-, Lein- oder Rapsöl). Diese Eigenschaften beeinflussen nicht nur unser Herz-Kreislauf-System, sondern auch die Gesundheit unserer Zellmembranen.

Zellmembranen sind weit mehr als nur eine einfache Schutzhülle. Sie umgeben jede Körperzelle wie eine flexible Hülle und bestehen aus einer dynamischen Doppelschicht aus Lipiden, also Fettsäuren. Diese besondere Struktur erfüllt gleich mehrere lebenswichtige Aufgaben: Die Membran schützt die Zelle vor ihrer Umgebung, reguliert den gezielten Austausch von Substanzen und ermöglicht die Kommunikation mit anderen Zellen. Über sie gelangen wichtige Nährstoffe wie Glukose, Aminosäuren und Mineralstoffe in die Zelle, während Abbauprodukte des Stoffwechsels wieder ausgeschleust werden.

Zusätzlich enthält die Zellmembran eine Vielzahl von Signal- und Transportproteinen, die für die Funktion und Reaktionsfähigkeit der Zelle unerlässlich sind.

Wichtig:
Der Aufbau und die Durchlässigkeit der Membran hängen dabei maßgeblich von der Art der Fette ab, die wir über die Ernährung aufnehmen.

Die Funktionsfähigkeit der Zellmembranen hängt von unserer Ernährung ab

Welche Fette wir regelmäßig verzehren, beeinflusst auch, wie unsere Zellmembranen aufgebaut sind und wie gut sie funktionieren:

- **Bei einer fettreichen Ernährung mit überwiegend gesättigten, tierischen Fetten** (beispielsweise aus Wurst, Butter oder Fertigprodukten) wird die Zellmembran starrer und weniger durchlässig.

  → Das kann den **Austausch von Nährstoffen und Stoffwechselprodukten erschweren.**

- **Eine Ernährung mit vielen ungesättigten, pflanzlichen Fettsäuren,** vor allem aus Nüssen, Samen, Olivenöl oder fettem Seefisch, macht die Zellmembran geschmeidiger und flexibler.

  → **Der Stoffaustausch funktioniert effizienter** und die Zelle kann besser auf Signale reagieren.

Fette wirken also tief in unsere Zellstrukturen hinein. Sie beeinflussen nicht nur unser Gewicht oder den Cholesterinspiegel, sondern auch die Zellgesundheit, Entzündungsregulation und Nährstoffaufnahme.

Wer regelmäßig zu hochwertigen Fetten greift, unterstützt die Funktion seiner Zellen auf molekularer Ebene und damit auch langfristig Gesundheit, Energie und Leistungsfähigkeit.

Frische Haut beginnt mit gesunden Fetten

Hochwertige Fette wirken tief in unseren Zellstrukturen und beeinflussen damit auch sichtbar, wie frisch und vital unsere Haut aussieht. Die Haut besteht (genau wie alle anderen Gewebe) aus Zellen, deren Membranen maßgeblich aus Fettsäuren aufgebaut sind.

Wie bereits erwähnt, entscheidet der Aufbau der Zellmembran darüber, wie gut die Hautzellen mit Nährstoffen versorgt werden, wie geschmeidig sie bleiben und wie effektiv sie Schadstoffe und Entzündungsreize abwehren können. Je nachdem, welche Fette wir über die Ernährung zuführen, verändert sich auch die Beschaffenheit dieser Membranen. Gleichzeitig wirken bestimmte Fette [allen voran die marinen Omega-3-Fettsäuren Eicosapentaensäure (EPA) und Docosahexaensäure (DHA)] entzündungsregulierend, was wichtig ist, um Hautalterungsprozesse zu verlangsamen.

Ein unausgewogenes Verhältnis von gesättigten zu ungesättigten Fettsäuren, wie es bei einer fettlastigen Ernährung mit vielen tierischen Produkten und industriell verarbeiteten Lebensmitteln vorkommt, kann dagegen dazu führen, dass Zellmembranen starrer und weniger durchlässig werden.

Die Folge:
Nährstoffe gelangen schlechter in die Zellen, Entzündungsprozesse nehmen zu und die Haut verliert an Spannkraft und Ausstrahlung.

Wer regelmäßig gute Fette in den Speiseplan integriert, versorgt also nicht nur das Gehirn, das Herz und die Muskeln, sondern trägt auch nachhaltig zu einer gesunden, strahlenden Haut bei – von innen heraus.

Hochwertige Fette lassen sich mühelos in den Alltag integrieren: etwas Olivenöl über Gemüse, eine kleine Portion Nüsse oder ein Stück sanft gegarter Lachs reichen schon, um den Körper stetig mit wertvollen Fettsäuren zu versorgen. Die Kombination aus pflanzlichen und marinen Quellen unterstützt Zellerneuerung, Hautbild und Stoffwechsel – ohne große Umstellungen in der Küche.

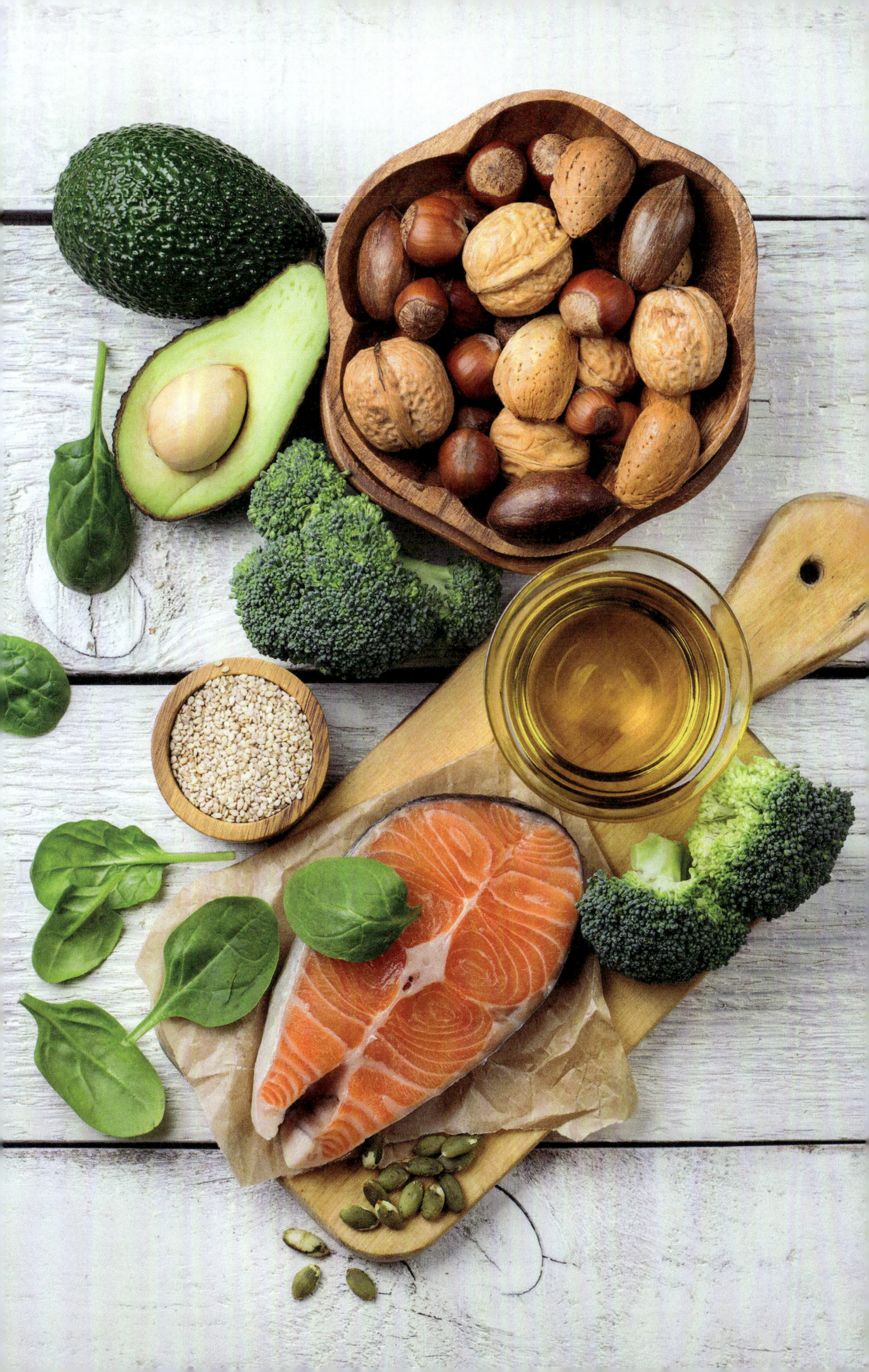

Kleine Änderungen mit großer Wirkung

Schon mit kleinen Änderungen im Alltag lässt sich die Fettqualität Ihrer Ernährung deutlich verbessern. Hier sind einfache, alltagstaugliche Tipps:

Mehr von den „guten" Fetten für Ihre Gesundheit und ein strahlendes Äußeres:

- **Pflanzliche Öle bewusst einsetzen:**
  Verwenden Sie kalt gepresstes Olivenöl für Salate und Gemüse oder raffiniertes Rapsöl zum Kochen. Die Öle sind reich an einfach und mehrfach ungesättigten Fettsäuren.

- **Fettreichen Fisch regelmäßig einbauen:**
  Essen Sie ein bis zwei Mal pro Woche Lachs, Makrele, Hering oder Sardinen, um Ihren Körper mit den entzündungshemmenden Omega-3-Fettsäuren EPA und DHA zu versorgen.

- **Nüsse und Samen täglich genießen:**
  Eine kleine Handvoll (25 bis 30 Gramm) Walnüsse oder Mandeln versorgt Sie mit hochwertigen Fettsäuren, Eiweiß sowie Mikronährstoffen und kann eine Portion Obst ersetzen. Auch ein Esslöffel Lein- oder Chiasamen in den Smoothie oder Porridge leistet einen wichtigen Beitrag zur Versorgung mit gesunden Fetten.

- **Avocados nutzen:**
  Sie liefern wertvolle Fette, Ballaststoffe und Antioxidantien und sind ideal als Brotaufstrich, in Salaten oder in Smoothies.

- **Gesunde Fette als Zugabe:**
  Verfeinern Sie Smoothies, Müslis oder Gemüsegerichte mit einem Löffel Lein-, Hanf-, Walnuss-, Fisch- oder Algenöl.

Bitte beachten Sie, dass fettreiche Lebensmittel wie Nüsse oder Samen nur in maßvollen Mengen gesundheitliche Vorteile bieten. Eine ganze Packung Pistazien oder Mandeln am Abend vor dem Fernseher kann schnell das Gegenteil bewirken. So enthält eine Packung Pistazien etwa 900 Kilokalorien (kcal) und, wenn wir ehrlich sind: Bei einem spannenden Film oder einer Serie ist sie schneller geleert, als man denkt.

Eine Frau mittleren Alters mit überwiegend sitzender Tätigkeit (etwa im Büroalltag) hat in der Regel einen täglichen Energiebedarf von etwa 1.800 bis 2.000 Kilokalorien. Eine Packung Pistazien mit 900 Kilokalorien deckt damit fast die Hälfte des gesamten Tagesbedarfs, obwohl sie oft als kleine Zwischenmahlzeit oder „Snack nebenbei" gegessen wird.

Das bedeutet:
Wer gedankenlos eine solche Packung knabbert, nimmt dabei ungefähr so viele Kalorien zu sich, wie eine Hauptmahlzeit liefern sollte, ohne dass ein wirkliches Sättigungsgefühl eintritt. Pistazien enthalten zwar gesunde Fette, Eiweiß und Mikronährstoffe, sind aber durch ihre hohe Energiedichte leicht zu überschätzen. Eine kleine Portion (etwa 30 Gramm, das entspricht circa 180 Kilokalorien) passt gut in eine ausgewogene Ernährung. Besonders dann, wenn sie bewusst als Snack eingeplant wird.

Tipp:
Um Ihre Ernährung gezielt mit hochwertigen pflanzlichen Fetten zu ergänzen, kann es hilfreich sein, sich eine kleine „Wochenschale" oder Vorratsbox zusammenzustellen. Legen Sie zu Beginn der Woche Ihre gewünschte Menge an gesunden Lebensmitteln wie Nüssen, Samen oder Avocados sichtbar bereit, zum Beispiel in einer dekorativen Schale in der Küche oder am Arbeitsplatz. Ziel ist es, dass die Schale am Ende der Woche leer ist. So haben Sie im Blick, ob Sie die angestrebte Menge auch wirklich zu sich genommen haben.

Omega-3-Versorgung bei pflanzlicher Ernährung

Es wird immer wieder behauptet, dass Leinöl ausreiche, um den täglichen Bedarf an den essenziellen Omega-3-Fettsäuren zu decken. Tatsächlich besteht Leinöl zu etwa 60 Prozent aus Alpha-Linolensäure (ALA), einer pflanzlichen Omega-3-Fettsäure, und ist damit das Öl mit dem höchsten Gehalt an dieser Fettsäure. ALA kann im menschlichen Körper in die marinen Omega-3-Fettsäuren Eicosapentaensäure (EPA) und Docosahexaensäure (DHA) umgewandelt werden. Genau diese beiden Fettsäuren sind entscheidend für die Entzündungshemmung. DHA ist ein zentraler Baustein von Gehirn, Nervenzellen und Netzhaut. Dieser Prozess ist jedoch mehrstufig, biochemisch komplex und daher nur begrenzt effizient.

Die Umwandlungsrate von ALA in EPA und DHA ist niedrig und hängt von verschiedenen Faktoren ab. Zum einen spielt das Geschlecht eine Rolle: Bei Frauen im gebärfähigen Alter kann die Umwandlung deutlich effizienter verlaufen als bei Männern. Der Grund liegt in der Wirkung des Hormons Östrogen, das bestimmte Enzyme aktiviert, die für die Umwandlung von ALA in EPA und DHA entscheidend sind. Nach den Wechseljahren gleichen sich diese Unterschiede zwischen Männern und Frauen jedoch weitgehend aus.

Auch die Ernährungsweise beeinflusst die Umwandlungskapazität. Eine hohe Zufuhr der Omega-6-Fettsäure Linolsäure (LA), die vor allem in Sonnenblumen-, Distel- und Maiskeimöl enthalten ist, hemmt die Umwandlung von ALA. Umgekehrt kann eine Ernährung, die reich an ALA ist (etwa durch den regelmäßigen Verzehr von Leinöl, Chiasamen oder Walnüssen), die Bildung von EPA unterstützen, sofern gleichzeitig der Konsum LA-reicher Öle eingeschränkt wird.

Dennoch reicht die körpereigene Umwandlung in den meisten Fällen nicht aus, um eine ausreichende Versorgung mit EPA und DHA sicherzustellen. Für Menschen, die aus gesundheitlichen, ethischen oder anderen Gründen auf Fisch verzichten, bieten Algenöle eine zuverlässige und gut verträgliche pflanzliche Alternative zur Versorgung mit diesen wichtigen marinen Omega-3-Fettsäuren.

Worauf sollte beim Kauf eines Algenöls geachtet werden?

Beim Kauf von Algenöl lohnt es sich allerdings, genau hinzusehen, denn die Qualität kann stark variieren. Ein hochwertiges Algenöl sollte aus kontrolliertem, nachhaltigem Anbau stammen, idealerweise aus geschlossenen Kultursystemen. Viele Hersteller kultivieren dabei die Mikroalge Schizochytrium sp., die die wichtigen marinen Omega-3-Fettsäuren EPA und DHA bildet. Werden Mikroalgen in künstlichem Meerwasser oder in geschlossenen Fermentationssystemen ohne Kontakt zu natürlichem Meerwasser gezüchtet, sind die daraus gewonnenen Algenöle in der Regel deutlich schadstoffärmer als solche aus offenen Systemen.

So kann sichergestellt werden, dass das Endprodukt frei von Schwermetallen, Pestiziden, Dioxinen und anderen Schadstoffen ist. Eine schonende Reinigung und toxikologische Prüfungen sind bei der Herstellung unerlässlich, da Algen Umweltgifte aus dem Wasser aufnehmen können.

Seriöse Hersteller legen großen Wert auf Transparenz und lassen ihre Produkte regelmäßig von unabhängigen Laboren prüfen. Wenn Sie sicherstellen möchten, dass Ihr gewähltes Produkt rein und wirksam ist, sollten Sie auf der Website des Anbieters nach Analysezertifikaten und Laborberichten suchen.

Wichtig ist vor allem, auf die tatsächliche Höhe der angegebenen EPA- und DHA-Gehalte zu achten. Als Orientierung gelten mindestens 250 bis 500 Milligramm dieser beiden Omega-3-Fettsäuren pro Tag, wie es auch die Europäische Behörde für Lebensmittelsicherheit (EFSA) zur Unterstützung einer normalen Herzfunktion empfiehlt.

In bestimmten Situationen, zum Beispiel bei entzündlichen Erkrankungen, kann der Bedarf jedoch höher liegen. Für die Aufrechterhaltung eines normalen Blutdrucks oder zur Senkung erhöhter Triglyceridwerte werden unter anderem Mengen von 2 bis 4 Gramm EPA und DHA pro Tag empfohlen.[42]

Für Menschen, die auf tierische Bestandteile verzichten möchten, ist außerdem die Kapselhülle von Bedeutung. Auch sie sollte aus pflanzlichen Rohstoffen bestehen (beispielsweise aus Tapiokastärke, Maisstärke oder Zellulose) und nicht aus Gelatine. Manche Hersteller verzichten bewusst auf den Einsatz von Carrageen. Carrageen (ein aus Rotalgen gewonnenes Geliermittel) wird in Nahrungsergänzungsmitteln zunehmend kritisch betrachtet, insbesondere von sensiblen Verbrauchergruppen.

Tierstudien deuten darauf hin, dass vor allem die abgebauten Formen (degraded Carrageenan, E 407a) entzündliche Reaktionen im Darm auslösen können. Das könnte für Menschen mit Reizdarm, Colitis ulcerosa oder Morbus Crohn problematisch sein. Auch mögliche Langzeitwirkungen wie eine Beeinträchtigung der Darmbarriere oder der Nährstoffaufnahme werden diskutiert, obwohl diese Effekte beim Menschen bislang nicht eindeutig nachgewiesen sind.[43]

Insgesamt lohnt es sich also, beim Kauf von Algenöl nicht nur auf den Preis, sondern vor allem auf Herkunft, Reinheit, Transparenz und die genaue Nährstoffangabe zu achten. Ein sorgfältig ausgewähltes Präparat bietet eine sichere und gut verträgliche Möglichkeit, den Bedarf an Omega-3-Fettsäuren auch ohne Fisch zu decken.

Bunte Pflanzenkost liefert sekundäre Pflanzenstoffe, die Herz, Gefäße und Haut schützen, wie ein natürlicher Schutzschild von innen.

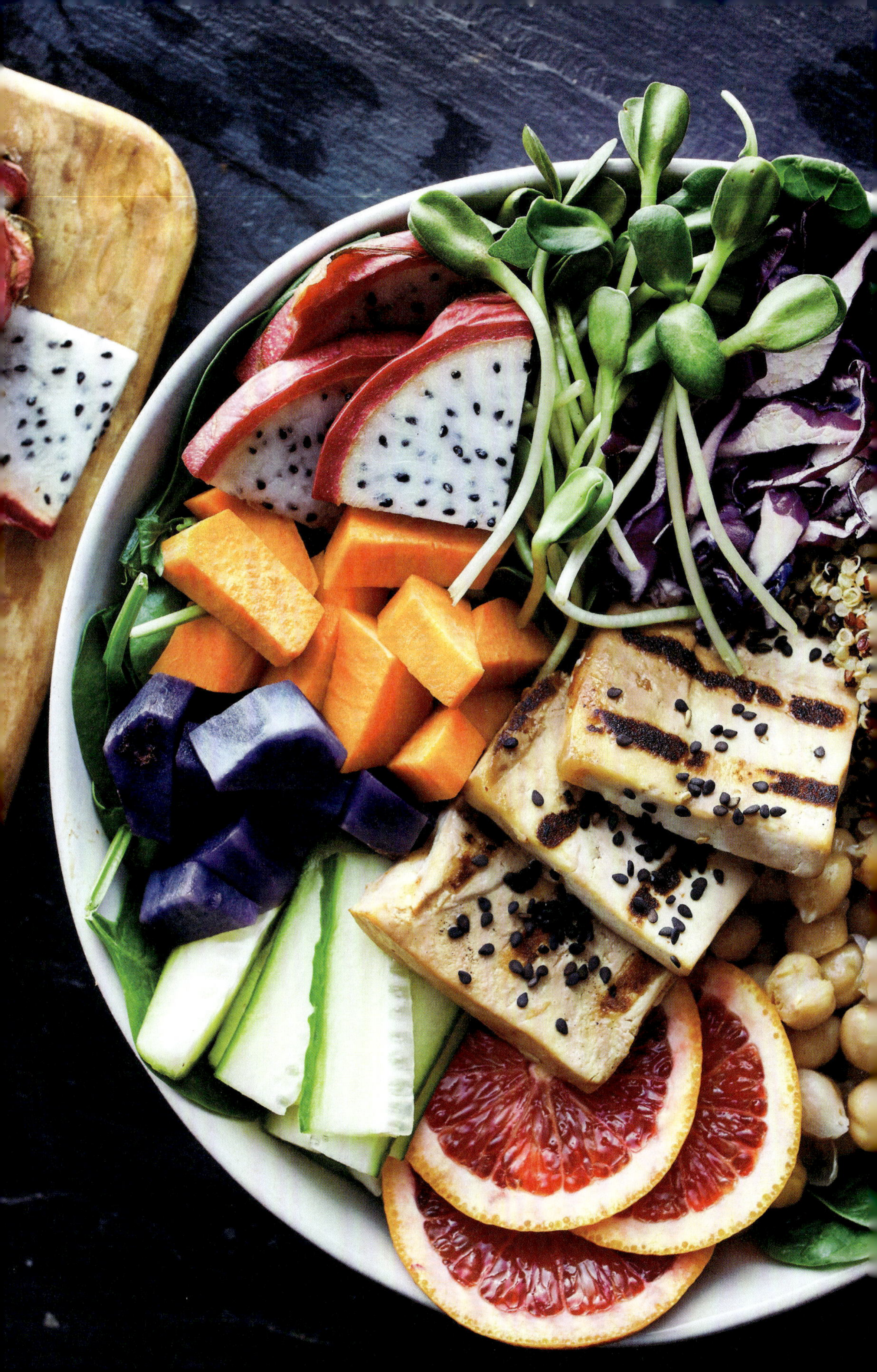

Darf man Algenöle bei Schilddrüsenproblemen einnehmen?

Die Schilddrüse benötigt Jod zur Hormonproduktion, doch bei bestehenden Erkrankungen kann ein Zuviel schaden. Besonders bei Hashimoto und Überfunktion kann Jod entzündliche Prozesse fördern oder die Hormonproduktion übermäßig anregen. Auch Schilddrüsenknoten reagieren empfindlich auf hohe Jodzufuhr. Daher ist es für Betroffene wichtig, die Jodzufuhr, insbesondere über Nahrungsergänzungsmittel, nur in Absprache mit dem Arzt zu gestalten.

Besonders Nahrungsergänzungsmittel, die Meeresalgen enthalten, können gesundheitsschädlich hohe Jodmengen aufweisen und sind bei bestehenden Schilddrüsenerkrankungen mit Vorsicht zu genießen. Allerdings ist nicht jede Meeresalge automatisch jodreich. Ein anschauliches Beispiel ist die Mikroalge Schizochytrium sp., die von vielen Herstellern für die Produktion von Algenöl verwendet wird. Da sie in geschlossenen Kultursystemen gezüchtet wird, ist ihr Jodgehalt minimal.

Achten Sie beim Kauf von Algenöl daher unbedingt darauf, dass das Produkt nicht aus jodhaltigen Makroalgen wie Kelp, Wakame oder Kombu stammt. Diese großen Meeresalgen speichern besonders viel Jod und können bei empfindlichen Personen mit den oben genannten Schilddrüsenerkrankungen problematisch sein.

Die Versorgung mit Mikronährstoffen und sekundären Inhaltsstoffen

Nachdem wir uns ausführlicher über Makronährstoffe unterhalten haben, werden wir etwas tiefer in die Materie eindringen. In die Welt der Mikronährstoffe: Vitamine, Mineralstoffe (darunter Spurenelemente) und sekundäre Pflanzeninhaltsstoffe.

Eine ausreichende Versorgung mit Vitaminen und Mineralien ist entscheidend für Stoffwechsel, Energiehaushalt, starke Abwehrkräfte und selbstverständlich ein strahlendes Hautbild. Besonders reich an Vitalstoffen sind Vollkornprodukte, Gemüse, Obst, Hülsenfrüchte, aber auch Eier, Milch und Milchprodukte sowie Fleisch und Fisch, also vieles, was ohnehin zu unserer täglichen Ernährung gehört. Entscheidend ist jedoch weniger die Menge, sondern vielmehr das richtige Verhältnis.

Vor allem Fleisch und daraus hergestellte Produkte sollten idealerweise nur in Maßen verzehrt werden, insbesondere in stark verarbeiteter Form. Für Menschen, die sich omnivor (also sowohl von pflanzlichen als auch von tierischen Lebensmitteln) ernähren, gilt die Empfehlung, verstärkt auf die Qualität des Fleisches zu achten. Ein gelegentliches Stück Fleisch aus Weidehaltung oder aus Wildbeständen ist in seiner Zusammensetzung deutlich wertvoller als verarbeitete Produkte aus der Massentierhaltung.

Fleisch von Weidetieren enthält mehr entzündungshemmende Omega-3-Fettsäuren, da die Tiere Gras und Kräuter fressen. Im Gegensatz dazu werden Tiere in Massentierhaltung meist mit Mais, Soja oder Getreide gefüttert. Dies führt dazu, dass ihr Fleisch und ebenso die daraus gewonnenen Produkte wie Milch weniger Omega-3- und dafür mehr Omega-6-Fettsäuren enthalten, die eher entzündungsfördernd wirken.

Konkret in der Praxis bedeutet das:
Weniger Fleisch und Fleischprodukte sowie andere tierische Lebensmittel essen, dafür mehr pflanzliche Alternativen. Das muss weder kompliziert noch aufwendig sein. Im Gegenteil: Mit ein paar einfachen Tipps lässt sich der Speiseplan abwechslungsreicher und gesünder gestalten.

Einfache, alltagstaugliche Ideen:

1) Vegetarische Aufstriche selbst zubereiten, insbesondere Pesto, Avocado-Creme, Kichererbsen-Hummus oder Kidneybohnen-Aufstrich.

2) Gelegentlich Fleischersatz ausprobieren, wie Sojageschnetzeltes, Tofu oder Tempeh, anstelle von Fleisch in Pfannengerichten.

3) Mehr Hülsenfrüchte einbauen, Linsen-Bolognese, Chili sin Carne mit Bohnen, Currys mit Kichererbsen oder Dal mit roten Linsen.

4) Milchprodukte gelegentlich durch pflanzliche Alternativen ersetzen, probieren Sie Hafer- oder Mandeldrink im Kaffee oder Joghurt auf Kokos- oder Mandelbasis. Wenn Sie jedoch ganz auf Milch und Milchprodukte verzichten, sollten Sie besonders auf eine ausreichende Calciumzufuhr achten. Greifen Sie bevorzugt zu mit Calcium angereicherten Pflanzendrinks. Auch calciumreiche Mineralwässer (mit mindestens 150 Milligramm Calcium pro Liter) können einen wichtigen Beitrag zur Versorgung mit diesem essenziellen Mineralstoff leisten.

5) Gemüse in den Mittelpunkt stellen, etwa Ofengemüse als Hauptgericht mit Dip oder eine bunte Bowl mit Vollkornreis, Gemüse, Hülsenfrüchten und einer cremigen Soße.

Sekundäre Pflanzeninhaltsstoffe (auch sekundäre Pflanzenstoffe genannt) sind natürliche Verbindungen, die Pflanzen zusätzlich zu ihren Hauptnährstoffen wie Kohlenhydraten, Fetten, Proteinen, Vitaminen und Mineralstoffen herstellen. Für das Überleben der Pflanze sind sie nicht unmittelbar notwendig, dennoch übernehmen sie wichtige Schutz- und Abwehrfunktionen: Sie halten Schädlinge und Krankheitserreger fern, ziehen Bestäuber an und bieten Schutz vor UV-Strahlung.

Sekundäre Pflanzenstoffe sind (wie der Name schon sagt) in pflanzlichen Lebensmitteln enthalten. Wer jedoch im Alltag nur selten Gemüse (weniger als drei Portionen täglich) oder Obst (weniger als zwei Portionen täglich) isst und seinen Durst lieber mit zuckerhaltigen Getränken statt mit grünem Tee löscht, verzichtet auf wichtige Schutzstoffe für den Körper.

Früher war man überzeugt, dass wir Menschen auch ohne sekundäre Pflanzenstoffe auskommen. In den 1990er-Jahren änderte sich diese Sichtweise jedoch: Forscher begannen, sich intensiver für diese bioaktiven Substanzen zu interessieren. Denn große Bevölkerungsstudien zeigten, dass Menschen mit einem hohen Obst- und Gemüsekonsum ein deutlich geringeres Risiko für Herz-Kreislauf-Erkrankungen, Krebs und andere chronische Krankheiten hatten. Diese Ergebnisse weckten das wissenschaftliche Interesse und führten dazu, dass sekundäre Pflanzenstoffe systematisch erforscht wurden. Seit den 2000er-Jahren sind sie daher fest in der Ernährungswissenschaft etabliert.

Die folgende Tabelle gibt einen Überblick über die wichtigsten Forschungsergebnisse der letzten Jahre und zeigt beispielhaft die gesundheitlichen Wirkungen sekundärer Pflanzenstoffe, unter anderem auch ihre positiven Effekte auf die Hautgesundheit:

Sekundärer Pflanzenstoff	Nutzen für die Pflanze	Wirkung beim Menschen
Resveratrol (Traubenschale, Beeren)	Schutz vor Pilzbefall, UV-Licht und Stressfaktoren	antioxidativ, entzündungshemmend, herz- und gefäßschützend Es neutralisiert freie Radikale und schützt so Strukturproteine wie Kollagen und Elastin vor dem oxidativen Abbau. Es steigert die Hautelastizität und -dichte.
Lycopin (Tomaten, Wassermelone, Grapefruit)	Schutz vor oxidativem Stress und Sonneneinstrahlung	antioxidativ, Herz-Kreislauf-Schutz, mögliches Krebspräventionspotenzial Regelmäßiger Verzehr von lycopinreichen Lebensmitteln kann die Hautempfindlichkeit gegenüber UV-Strahlen verringern („innerer Sonnenschutz").
Beta-Carotin (Karotten, Süßkartoffeln, Grünkohl, Aprikosen, Spinat)	Natürlicher Lichtschutz, fängt freie Radikale ab	Vorstufe von Vitamin A, wichtig für Augen, Haut und Immunsystem Beta-Carotin unterstützt die Bildung von Keratin und trägt so zur Stabilität und Widerstandsfähigkeit der Haut bei. Es schützt Kollagen und Elastin vor oxidativem Stress. Es wirkt wie ein natürlicher, innerer Lichtschutz.

Anthocyane (Beeren, Rotkohl, Aubergine)	Farbstoff zur Anlockung von Bestäubern, Schutz vor UV-Strahlen	antioxidativ, gefäß schützend, entzündungshemmend Wirkt wie innerer Sonnenschutz und schützt Kollagen und Elastin vor oxidativem Abbau.
Flavonoide (zum Beispiel Quercetin in Äpfeln, roten Zwiebeln, grünem und schwarzem Tee)	Schutz vor Fraßfeinden und Krankheitserregern	antioxidativ, antientzündlich, immunmodulierend Flavonoide bieten Kollagen- und Elastinschutz, und verbessern die Durchblutung und damit die Nährstoffversorgung der Haut.
Glucosinolate (Brokkoli, Rosenkohl, Senf, Kresse)	Abwehr von Insekten durch scharfe Abbauprodukte	Förderung der körpereigenen Entgiftungssysteme in der Leber, krebspräventiv wirksam.
Allicin (Knoblauch, Zwiebeln)	Schutz vor Bakterien und Pilzen	antibakteriell, blutdrucksenkend, gefäßschützend Es unterstützt die Wundheilung.
Phytosterine (Nüsse, Samen, Hülsenfrüchte)	Bestandteil der Pflanzenzellmembran	Phytosterine senken den Cholesterinspiegel.
Catechine (grüner Tee, Kakao, Äpfel)	Schutz vor Schädlingen, UV-Strahlen	antioxidativ, gefäßschützend, stoffwechselregulierend (Steigerung des Energieverbrauchs und der Fettverbrennung)

Wie Sie sehen können, sind sekundäre Pflanzenstoffe für uns Menschen zwar nicht so lebensnotwendig wie Vitamine oder Mineralstoffe, dennoch besitzen sie einen hohen gesundheitlichen Wert. Sie wirken antioxidativ, entzündungshemmend und gefäßschützend und unterstützen zudem das Immunsystem, verbessern das Hautbild und wirken der Hautalterung entgegen. Können wir ohne sie leben? Ja, aber vermutlich kürzer und mit deutlich weniger Lebensqualität.

Tipps für den Alltag: Mehr bioaktive Substanzen aufnehmen

- **Täglich mindestens drei Portionen Gemüse** und zwei Portionen Obst essen – je bunter, desto besser

- **Kresse und andere Sprossen** regelmäßig aufs Brot oder in den Salat geben

- **Frische Kräuter wie Petersilie, Basilikum oder Koriander** möglichst täglich verwenden, in Salaten, Aufstrichen oder beim Kochen

- **Nüsse und Samen** als Snack oder Topping für Joghurt, Müsli oder Salate nutzen

- **Grünen oder weißen Tee** als Alternative zu Wasser oder zuckerhaltigen Getränken trinken

- **Knoblauch und Zwiebeln** großzügig in der Küche einsetzen – ihre Schwefelverbindungen wirken antimikrobiell und gefäßschützend

- **Gemüsesäfte gelegentlich** in den Speiseplan einbauen, frisch gepresst oder aus dem Supermarkt, pur getrunken oder in Smoothies gemischt

- **Kohlgemüse wie Brokkoli, Rosenkohl oder Grünkohl** öfter in den Speiseplan einbauen

Lebensmittel im Wandel: Was hat sich beim Nährstoffgehalt verändert?

In den letzten Jahren hört man immer häufiger die Behauptung, unsere Lebensmittel würden heute deutlich weniger Nährstoffe enthalten als noch Mitte des letzten Jahrhunderts. Tatsächlich gibt es wissenschaftliche Analysen, die zeigen: Bei einigen Obst- und Gemüsesorten sind die Gehalte an Vitaminen und Mineralstoffen im Laufe der Jahrzehnte zum Teil sehr stark zurückgegangen.

Dass manche Lebensmittel heute weniger Nährstoffe enthalten als früher, hat verschiedene Ursachen. Ein wesentlicher Grund: Bei der Züchtung ging es lange vor allem um Ertrag, Haltbarkeit, Aussehen und Widerstandskraft, nicht darum, wie nährstoffreich die Pflanzen sind. Das Ergebnis sind Sorten, die zwar mehr Wasser, Stärke oder Zucker enthalten, pro Gewichtseinheit jedoch weniger Mikronährstoffe liefern. Hinzu kommen beispielsweise die Auslaugung und Verarmung der Böden durch intensive Landwirtschaft, die Bewässerung mit salzhaltigem Wasser sowie Monokulturen und der intensive Einsatz von Dünge- und Pflanzenschutzmitteln.

In Deutschland und Europa erfolgt regelmäßige Bodendüngung. Dabei kommen vor allem Stickstoff, Phosphor, Kalium und Spurenelemente zum Einsatz. Zudem werden die Böden hierzulande spätestens alle drei bis sechs Jahre auf einzelne Nährstoffe hin überprüft und gezielt nachgedüngt.[44]

Auch nach der Ernte können Verluste auftreten: Während Transport und Lagerung gehen empfindliche Vitamine, insbesondere Vitamin C und verschiedene B-Vitamine, leicht verloren, sodass die Lebensmittel auf dem Teller oft weniger Nährstoffe enthalten als direkt nach der Ernte.

Dass unsere Nahrung heute „keine Nährstoffe mehr" enthalte, ist jedoch eine überzogene und falsche Aussage. Nicht alle Lebensmittel sind betroffen, und die beobachteten Rückgänge beziehen sich meist auf einzelne Vitamine oder Mineralstoffe.

Studien zeigen, dass Obst und Gemüse heute weniger wichtige Mineralstoffe wie Eisen, Zink, Magnesium, Calcium, Kalium und Phosphor enthalten – und auch bei Vitaminen wie Vitamin C und Riboflavin (Vitamin B2) wurden Rückgänge festgestellt. Bevor Sie sich jedoch an den Kopf fassen und ärgern, schauen wir uns diese Ergebnisse differenziert und kritisch an.

Der Rückgang an Calcium im Obst und Gemüse dürfte vor allem für Veganer und Ovo-Vegetarier (Vegetarier, die auf Milch und Milchprodukte verzichten) von Bedeutung sein, da die Hauptlieferanten für diesen Mineralstoff weiterhin Milch und Milchprodukte sowie Nüsse sind. Gemüse spielt als Calciumquelle im Vergleich dazu eine untergeordnete Rolle. In der Fachliteratur wird nach wie vor Brokkoli als eine bedeutsame Quelle für Calcium angegeben. Die in den verfügbaren Ernährungsdaten dokumentierten Verluste bis zu 53 Prozent sind dennoch bemerkenswert und sollten bei rein pflanzlicher Ernährung ohne Milch und Milchprodukte berücksichtigt werden.

Bei Kalium und Phosphor zeigen Untersuchungen zwar Rückgänge von bis zu 20 Prozent (Kalium) beziehungsweise 11 Prozent (Phosphor). In der heutigen Ernährung stellt das jedoch meist kein Problem dar, da beide Mineralstoffe in vielen Lebensmitteln reichlich vorkommen und die Versorgung in der Regel gesichert ist.

Beim Eisen werden laut USDA-Nährstoffdatenbanken (United States Department of Agriculture) je nach Obst- beziehungsweise Gemüsesorte zum Teil sehr starke Verluste verzeichnet. Besonders auffällig sind die Verluste bei Grapefruits (85 Prozent), Pfirsich (78 Prozent), Orangen (75 Prozent), Erdbeeren (62 Prozent), Bananen (55 Prozent), Kohl (81 Prozent) und Zwiebeln (56 Prozent). Die Prozentangaben hören sich ja furchtbar an, aber an dieser Stelle lohnt sich ein genauerer Blick auf die Daten.

Ein anschauliches Beispiel ist die Grapefruit, bei der ein Rückgang des Eisengehalts um ganze 85 Prozent festgestellt wurde. Das wirkt auf den ersten Blick alarmierend. Doch auch hier muss man die Ausgangswerte im Blick behalten: Grapefruit enthält von Natur aus nur etwa 0,2 Milligramm Eisen pro 100 Gramm – also verschwindend geringe Mengen. Nach einem Rückgang um 85 Prozent bleiben noch etwa 0,03 Milligramm übrig.

Der absolute Verlust beträgt also lediglich 0,17 Milligramm. Zum Vergleich: Der tägliche Eisenbedarf liegt laut der Deutschen Gesellschaft für Ernährung (DGE) bei 16 Milligramm für erwachsene Frauen im Menstruationsalter und bei 11 Milligramm für Männer. Für die Eisenversorgung ist dieser Verlust daher völlig unbedeutend, da Grapefruit ohnehin keine relevante Eisenquelle ist. Solche Prozentzahlen sollten deshalb stets im Kontext betrachtet werden. Entscheidend sind die Veränderungen bei Lebensmitteln, die tatsächlich relevante Mengen an bestimmten Nährstoffen liefern. Zu den bedeutsamsten Eisenquellen für Veganer und Vegetarier gehören Hülsenfrüchte, Vollkorngetreide, Nüsse und Samen.

Untersuchungen zeigen außerdem, dass viele Menschen über die Ernährung zu wenig Magnesium aufnehmen. Studien zufolge leiden etwa 40 bis 50 Prozent der Erwachsenen zumindest gelegentlich unter nächtlichen Wadenkrämpfen.[45]

Erschwerend kommt hinzu, dass die Magnesiumgehalte in Obst und Gemüse in den vergangenen Jahrzehnten deutlich zurückgegangen sind. Laut einiger Untersuchungen wurde ein Rückgang von bis zu 35 Prozent festgestellt. Abhilfe schafft der gezielte Verzehr magnesiumreicher Lebensmittel wie Vollkornprodukte, Hülsenfrüchte, Nüsse (zum Beispiel Cashewkerne, Mandeln) sowie Kerne und Samen (wie Kürbiskerne, Leinsamen, Sesam). Bei Bedarf kann auch eine Supplementierung mit Magnesium sinnvoll sein.

Auch die Zinkgehalte im Gemüse sind laut Studien in den letzten Jahren zurückgegangen. Dabei sollte jedoch betont werden, dass Gemüse ohnehin nicht zu den Hauptlieferanten dieses essenziellen Spurenelements zählt. Besonders reich an Zink sind hingegen Rind- und Schweinefleisch, Käse, Eier, Vollkornprodukte, Haferflocken, Tofu sowie Hülsenfrüchte.

Als Verbraucher haben wir nicht auf alle Faktoren Einfluss, die zu geringeren Gehalten an Vitamin C oder Riboflavin (Vitamin B2) in Obst und Gemüse führen, etwa auf die Sortenzüchtung, die landwirtschaftlichen Anbaumethoden oder die langen Lagerzeiten im Großhandel. Worauf wir jedoch sehr wohl achten können, ist die Auswahl frischer, saisonaler Produkte, die möglichst kurz nach der Ernte auf unseren Tellern landen. Wer saisonales Obst und Gemüse bevorzugt und Lebensmittel mit langen Transportwegen meidet, sichert sich in der Regel einen deutlich höheren Vitamingehalt. Schon eine Portion Grünkohl oder Rosenkohl liefert beispielsweise mehr als den gesamten Tagesbedarf an Vitamin C für Erwachsene, und auch regionale Beeren wie Erdbeeren oder Johannisbeeren tragen erheblich dazu bei, den täglichen Bedarf zu decken. Beim Vitamin B2 (Riboflavin) reichen bereits eine Portion Mandeln, ein Glas Milch oder 100 Gramm Champignons, um einen wichtigen Beitrag zum Tagesbedarf zu leisten.[46]

Auf der anderen Seite muss erwähnt werden, dass die Gehalte an Vitaminen und Mineralstoffen in manchen Lebensmitteln stabil geblieben oder sogar gestiegen sind. Ein Grund dafür ist die gezielte Anreicherung bestimmter Produkte, um Versorgungslücken vorzubeugen. Ein bekanntes Beispiel ist jodiertes Speisesalz (welches zum Teil zusätzlich mit Fluorid und Folsäure angereichert wird), das in Deutschland seit Jahrzehnten erfolgreich zur Bekämpfung des Jodmangels eingesetzt wird. Auch Mehl und Backwaren können mit Folsäure angereichert sein, um das Risiko für Neuralrohrdefekte in der Schwangerschaft zu senken. Weiterhin werden Pflanzendrinks (zum Beispiel Soja- oder Haferdrinks) oft mit Calcium und teils auch mit Vitamin B12 angereichert, um eine Alternative zu Kuhmilch darzustellen. Margarine wird in vielen Fällen mit Vitamin D versehen, um die Versorgung in den sonnenarmen Monaten zu verbessern.

Zudem darf man nicht vergessen:
Die Lebensmittelvielfalt ist heute erheblich größer als noch vor wenigen Jahrzehnten. Früher unbekannte Nährstoffquellen wie Quinoa (welches auch in Europa angebaut wird), Leinsamen oder Beeren sind inzwischen fester Bestandteil unserer Ernährung und liefern wertvolle Vitamine, Mineralstoffe und sekundäre Pflanzenstoffe. Zudem hat sich die wirtschaftliche Lage vieler Haushalte im Vergleich zur zweiten Hälfte des vergangenen Jahrhunderts deutlich verbessert, wodurch Lebensmittel heute erschwinglicher und für nahezu alle Bevölkerungsgruppen leichter zugänglich sind.

Hoffentlich ist nach den oben genannten Ausführungen deutlich geworden, dass die dokumentierten Rückgänge bestimmter Nährstoffe zwar bedauerlich sind, jedoch in der Regel nicht zu Mangelerscheinungen führen. Eine vielseitige Ernährung mit frischen, saisonalen und regionalen Lebensmitteln deckt den täglichen Bedarf in den meisten Fällen zuverlässig ab, auch wenn wir nicht alle Einflüsse der modernen Lebensmittelproduktion steuern können. Ergänzend kann eine gezielte Supplementierung, insbesondere bei bestehenden Erkrankungen oder regelmäßiger Medikamenteneinnahme, sinnvoll sein, um eine optimale Versorgung sicherzustellen.

Das eigentliche Problem dürfte heute weniger in der Nährstoffdichte unserer Lebensmittel, sondern darin liegen, dass viele Menschen zu stark verarbeitete Produkte konsumieren und dadurch insgesamt zu wenig Mikronährstoffe aufnehmen. Hinzu kommt, dass eine ungesunde, stark verarbeitete Ernährung, kombiniert mit Stress und chronischer Medikamenteneinnahme, die Darmgesundheit beeinträchtigen kann. Eine geschädigte Darmbarriere und ein Ungleichgewicht der Darmmikrobiota (Dysbiose) können die Aufnahme von Nährstoffen verschlechtern. Auch Erkrankungen wie das Reizdarmsyndrom nehmen zu, was zum Teil auf veränderte Lebens- und Ernährungsgewohnheiten zurückgeführt wird. Deswegen widmen wir dem Thema Darmgesundheit einen separaten Abschnitt (siehe Seite 185)

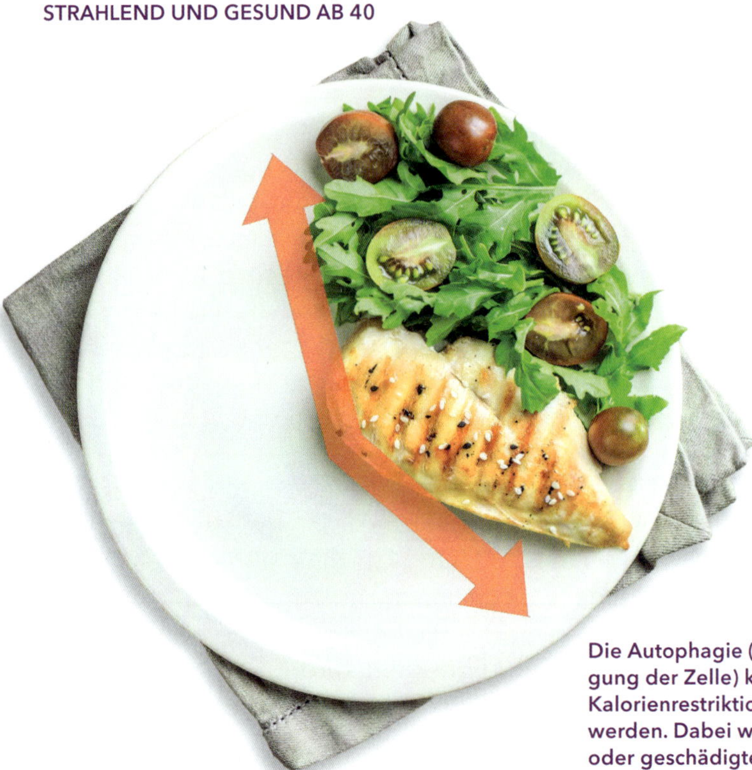

Die Autophagie (eine Art Selbstreinigung der Zelle) kann durch Fasten oder Kalorienrestriktion gezielt angeregt werden. Dabei werden überflüssige oder geschädigte Zellbestandteile abgebaut und wiederverwertet.

Verjüngung auf Zellebene durch Heilfasten

Heilfasten ist seit Jahrtausenden ein fester Bestandteil vieler Weltreligionen und hat auch in der Medizin eine lange Tradition. Es wird seit Langem zur Linderung und unterstützenden Behandlung zahlreicher Erkrankungen eingesetzt, darunter Arthrose, Typ-2-Diabetes, Bluthochdruck sowie Fettstoffwechselstörungen.

Wenn wir fasten, verzichten wir bewusst und freiwillig für eine bestimmte Zeit auf feste Nahrung, kalorienhaltige Getränke und Genussmittel. Je nach Methode geschieht das komplett oder in abgeschwächter Form.

Zu den bekanntesten und am besten untersuchten Fastenformen zählt das Heilfasten nach Buchinger. Der Buchinger-Fastenplan beginnt mit einer Vorbereitung und einer initialen Darmreinigung, gefolgt von mehreren Tagen des reinen Fastens, in denen ausschließlich Flüssigkeiten wie Kräutertees, klare Gemüsebrühe und verdünnte Säfte aufgenommen werden. Während dieser Phase wird der Darm regelmäßig mit milden Maßnahmen entleert, um den Stoffwechsel zu entlasten.

Das Fastenbrechen ist der sanfte Übergang zurück zum Essen, traditionell mit einem gedünsteten Apfel oder etwas Reis. In den darauffolgenden Aufbautagen gewöhnt man den Körper langsam wieder an Nahrung: Leichte, pflanzliche und ballaststoffreiche Gerichte stehen dabei im Mittelpunkt. Zugleich kann man lernen, achtsamer und bewusster mit dem eigenen Essverhalten umzugehen. Wer nicht alleine fasten möchte, findet in spezialisierten Kliniken und Fastenhäusern professionelle Unterstützung. Dort wird das Buchinger-Heilfasten unter ärztlicher Aufsicht durchgeführt, sowohl zur Prävention als auch für Menschen mit chronischen Erkrankungen.

Immer mehr Menschen entdecken in den letzten Jahren das Intervallfasten (intermittierendes Fasten) als unkomplizierte und alltagstaugliche Form des Fastens. Anders als beim Buchinger-Fasten wird hier nicht über mehrere Tage vollständig gefastet, sondern die Nahrungsaufnahme innerhalb eines Tages oder einer Woche gezielt eingeschränkt.

Die bekanntesten Formen des Intervallfastens sind:

- **16:8-Methode:** Bei dieser beliebten Form des intermittierenden Fastens wird an jedem Tag für sechzehn Stunden auf Nahrung verzichtet, während innerhalb eines Zeitfensters von acht Stunden gegessen werden darf. Ein typisches Beispiel wäre eine Nahrungsaufnahme zwischen 10 und 18 Uhr. In der verbleibenden Fastenzeit sind nur kalorienfreie Getränke wie Wasser, ungesüßter Tee oder schwarzer Kaffee erlaubt.

- **5:2-Methode:** An fünf Tagen der Woche wird normal gegessen, an zwei Tagen wird die Kalorienzufuhr stark reduziert. An diesen beiden Fastentagen ist nur etwa ein Viertel der üblichen Kalorienzufuhr vorgesehen. Empfohlen wird in dieser Zeit hauptsächlich der Verzehr von Gemüse, Vollkornprodukten wie Haferflocken, eiweißreichen, Lebensmitteln sowie ausreichend Flüssigkeit. Idealerweise folgen die Fastentage einem festen wöchentlichen Rhythmus, beispielsweise sonntags und an einem weiteren Wochentag.

- **Alternate Day Fasting (ADF) („eat stop eat"):** Das Grundprinzip dieser Diät besteht darin, an den Fastentagen die Kalorienzufuhr stark zu reduzieren, auf etwa ein Viertel der sonst üblichen Tagesmenge. An den übrigen Tagen kann hingegen ohne spezielle Einschränkungen gegessen werden. Die klassische Form des Alternate Day Fasting besteht darin, an Fastentagen gar keine Mahlzeiten zu sich zu nehmen. Diese Form des Fastens wird jedoch selten praktiziert.

- **Dinner-Cancelling:** Bei dieser Variante des Intervallfastens wird an zwei bis drei Tagen pro Woche gezielt auf das Abendessen verzichtet. Statt einer Mahlzeit am Abend werden nur kalorienfreie Getränke wie Wasser oder ungesüßter Tee konsumiert. Dadurch entsteht eine verlängerte Nahrungskarenz von mindestens 14 Stunden, von der letzten Mahlzeit am Nachmittag bis zum Frühstück am nächsten Morgen.

Ein großer Vorteil des Intervallfastens liegt in seiner guten Vereinbarkeit mit dem Alltag: Es erfordert keine spezielle Zubereitung oder Umgebung, lässt sich leicht in den Arbeitsrhythmus integrieren und bietet dennoch zahlreiche gesundheitliche Vorteile. Dadurch kann das intermittierende Fasten zu einer Dauerkostform werden.

Tierstudien belegen: Schon nach 12 bis 16 Stunden ohne Nahrung startet der Körper die Autophagie - ein erstaunliches inneres „Recyclingprogramm". Dieser Begriff stammt aus dem Griechischen und bedeutet wörtlich übersetzt „sich selbst essen". Gemeint ist ein natürlicher Prozess, bei dem die Zellen beginnen, überflüssige oder schadhafte Bestandteile (also eine Art zellulären Müll) abzubauen und zu verwerten.

Dazu gehören beschädigte Zellorganellen, fehlerhafte Eiweiße oder alte Zellbestandteile, die nicht mehr gebraucht werden. Die Autophagie sorgt somit für eine Reinigung und Erneuerung auf Zellebene, vergleichbar mit einer regelmäßigen Aufräumaktion im Inneren unseres Körpers. Je länger die Essenspause andauert, desto intensiver läuft dieser Vorgang ab. Störungen der Autophagie können die Zellen aus dem Gleichgewicht bringen. Forschende vermuten, dass dies bei Erkrankungen wie Parkinson, Typ-2-Diabetes oder im Alter eine Rolle spielt. Auch ein möglicher Bezug zu bestimmten Krebsarten wird untersucht.[47]

Autophagie wird als einer der zentralen gesundheitsfördernden Effekte des Fastens angesehen. Es gilt mittlerweile als erwiesen, dass Fasten den Abbau von Zellmüll fördert.

Anti-Aging von innen heraus: Fasten als Schlüssel zur Zellgesundheit

Man kann darüber hinaus durchaus behaupten, dass Fasten eine natürliche Anti-Aging-Methode ist. Die eben genannte Autophagie spielt eine entscheidende Rolle bei der Zellerneuerung, indem sie alte, beschädigte oder nicht mehr funktionsfähige Zellbestandteile abbaut. Dieser Prozess bringt gleich mehrere Vorteile mit sich: Zum einen sorgt der Abbau von Zellmüll dafür, dass die Zellfunktion reibungslos erhalten bleibt und Störungen vermieden werden. Zum anderen werden beschädigte Strukturen innerhalb der Zelle repariert, was die Funktionsfähigkeit und Vitalität der Zellen, ebenso der Hautzellen, unterstützt.

Ebenso recycelt die Zelle beim Autophagieprozess wertvolle Bausteine, die sie für neue Aufbauprozesse nutzen kann – ein effizienter Weg, um Energie zu sparen und gleichzeitig die Zellerneuerung zu fördern. Nicht zuletzt hilft Autophagie dabei, potenziell schädliche Zellansammlungen zu beseitigen, wodurch sie zur Vorbeugung von Alterungsprozessen und altersassoziierten Erkrankungen beitragen kann.[48]

Was sagen die Studien zur lebensverlängernden Wirkung der Kalorienrestriktion?

Aus Untersuchungen an zahlreichen Spezies, darunter Hefen, Würmern, Mäusen sowie Ratten, wissen wir seit Längerem, dass eine langfristige Kalorienrestriktion, die beispielsweise durch eine freiwillige Einschränkung der Nahrungszufuhr (Fasten) erzielt wird, lebensverlängernd wirkt.[49]

Mittlerweile verdichten sich die wissenschaftlichen Hinweise auch beim Menschen, unter anderem durch Beobachtungsstudien. Ein besonders eindrucksvolles Beispiel liefert die japanische Inselgruppe Okinawa. Sie ist nicht nur ein beliebtes Ziel für Touristen und Taucher aus aller Welt, sondern auch ein Ort von großem Interesse für Altersforscher. Im internationalen Vergleich weist Okinawa eine auffallend hohe Zahl an Hundertjährigen auf – im Schnitt vier- bis fünfmal so viele wie in den meisten industrialisierten Ländern. Schätzungsweise leben dort etwa 50 Hundertjährige pro 100 000 Einwohner. Somit war in Deutschland im Jahr 2021 bei rund 28 Hundertjährigen pro 100 000 Einwohner der Anteil also etwa doppelt so niedrig wie auf Okinawa.[50]

Bemerkenswert ist dabei nicht nur die hohe Lebenserwartung unter der Bevölkerung von Okinawa, sondern auch die außergewöhnlich gute Gesundheit im Alter: Die Menschen haben deutlich geringere Raten an Herz-Kreislauf-Erkrankungen, Diabetes, Demenz und bestimmten Krebsarten.

Ab dem 65. Lebensjahr beträgt die durchschnittlich zu erwartende Lebenszeit in Okinawa 24,1 Jahre für Frauen und 18,5 Jahre für Männer. Zum Vergleich: In Deutschland waren es in den Jahren 2022/2024 20,9 Jahre für Frauen und 17,7 Jahre für Männer.[51]

Interessant ist auch die historische Ernährungssituation dieser Bevölkerungsgruppe. Bereits vor über 40 Jahren wurde bei Schulkindern auf Okinawa eine auffallend niedrige Kalorienaufnahme dokumentiert. Spätere Untersuchungen zeigten, dass auch Erwachsene auf Okinawa im Vergleich zur japanischen Hauptinsel eine rund 20-prozentige Kalorienrestriktion unbewusst, durch ihre alltägliche Lebensweise aufwiesen. Bei Okinawanern zwischen 70 und 79 Jahren ergaben Berechnungen, dass sie in jungen Jahren und im mittleren Alter etwa 10 bis 15 Prozent weniger Kalorien aufgenommen haben, als sie verbrauchten. Ursache dafür waren die körperlich anstrengende Arbeit auf den Feldern und eine Ernährung, die viele Nährstoffe, aber wenig Energie lieferte.[52]

Neben der reduzierten Kalorienzufuhr unterscheiden sich die Ernährungsgewohnheiten der Einwohner Okinawas deutlich von denen der durchschnittlichen Bevölkerung westlicher Länder. Ein zentrales Merkmal der traditionellen Okinawa-Ernährung ist der hohe Anteil pflanzlicher Lebensmittel: Etwa 80 Prozent der täglichen Kalorienzufuhr stammen aus pflanzlichen Quellen. Die Grundlage bilden vor allem Gemüse wie Bittermelone, Karotten und grünes Blattgemüse sowie Süßkartoffeln, die anstelle von Reis die wichtigste Kohlenhydratquelle darstellen. Hülsenfrüchte, insbesondere Sojabohnen in Form von Tofu oder Miso (fermentierte Paste aus Sojabohnen), liefern wertvolles pflanzliches Eiweiß, während Obst nur in kleinen Mengen gegessen wird.

Tierische Produkte spielen eine untergeordnete Rolle: Fisch wird in moderaten Mengen konsumiert, Fleisch (meist Schweinefleisch) eher selten. Milchprodukte sind kaum Bestandteil der traditionellen Kost, ebenso wie gesättigte Fette und industriell verarbeitete Lebensmittel, die nahezu vollständig gemieden werden.

Der Fettanteil insgesamt ist relativ niedrig, besteht aber überwiegend aus gesunden einfach und mehrfach ungesättigten Fettsäuren, wie sie in Sojabohnen, Sesam und Fisch enthalten sind. Gleichzeitig ist die Okinawa-Ernährung besonders reich an sekundären Pflanzenstoffen mit antioxidativen und entzündungshemmenden Eigenschaften. Dazu zählen Polyphenole aus

Gemüse, Kräutern, Süßkartoffeln und Kurkuma sowie Isoflavone aus Soja. Ein weiterer wichtiger Bestandteil der Okinawa-Lebensweise ist die Esskultur, insbesondere das Prinzip „Hara Hachi Bu" – die bewusste Entscheidung, nur so lange zu essen, bis man zu etwa 80 Prozent satt ist. Diese Form der Achtsamkeit beim Essen unterstützt eine natürliche Kalorienreduktion und trägt zur langfristigen Gesundheit und Gewichtsstabilität bei.

Infobox

Tipp: Auch Sie können das Prinzip „Hara Hachi Bu" in Ihre tägliche Ernährung einbauen.

Die 80-prozentige Sättigung ist ein Zustand, in dem man nicht mehr hungrig, aber noch angenehm leicht ist. Man spürt, dass der Magen nicht leer, aber auch nicht voll ist, eher angenehm gefüllt.

Ein typisches Anzeichen ist, dass Sie sich nach dem Essen nicht schwer oder träge fühlen, kein Völlegefühl im Oberbauch verspüren und tief und frei einatmen können. Ein gutes Maß ist erreicht, wenn Sie das Gefühl haben: **„Ich könnte noch etwas essen, aber ich muss nicht."**

Essen Sie langsam und kauen Sie gründlich. So geben Sie Ihrem Körper Zeit, Sättigungssignale zu registrieren, die oft erst nach etwa 15–20 Minuten auftreten. Achten Sie bewusst darauf, wie sich Ihr Magen anfühlt. Und üben Sie, zwischen echtem Hunger, emotionalem Verlangen und Sättigung zu unterscheiden. Echter Hunger entwickelt sich allmählich, geht oft mit körperlichen Signalen wie Magenknurren oder leichter Unruhe einher und lässt nach, wenn man etwas Nahrhaftes isst. Emotionales Verlangen dagegen tritt meist plötzlich auf, richtet sich oft auf bestimmte Lebensmittel wie Süßes oder Salziges und entsteht häufig aus Stress, Langeweile oder dient zur Belohnung. Der Magen ist dabei meist gar nicht leer.

Vorteile des Fastens für Ihre Gesundheit und Ihr Hautbild:

- **Zellreinigung durch Autophagie:** Abgestorbene oder geschädigte Zellbestandteile werden abgebaut und recycelt. Das fördert die Zellerneuerung und wirkt Alterungsprozessen entgegen.

- **Reduktion chronischer Entzündungen:** Fasten senkt entzündungsfördernde Botenstoffe im Körper, was sich positiv auf entzündete Gelenke und das Hautbild (zum Beispiel bei Akne oder Rosazea) sowie die allgemeine Gesundheit auswirkt.

- **Verbesserung der Insulinsensitivität:** Weniger Insulin im Blut bedeutet weniger Reiz auf die Talgdrüsen. Das kann Hautunreinheiten verringern und den Stoffwechsel entlasten.

- **Entlastung von Verdauung und Entgiftungssystemen:** Der Körper nutzt die Essenspause zur Regeneration. Folglich können Leber, Darm und Haut besser entgiften.

- **Fettstoffwechsel wird aktiviert:** Der Körper greift auf eigene Fettreserven zurück. Das kann helfen, Körperfett zu reduzieren und Entzündungsprozesse im Fettgewebe zu verringern.

- **Zelluläre Verjüngung:** Fasten beeinflusst die Aktivität von Genen, die mit Langlebigkeit und Zellschutz verbunden sind.

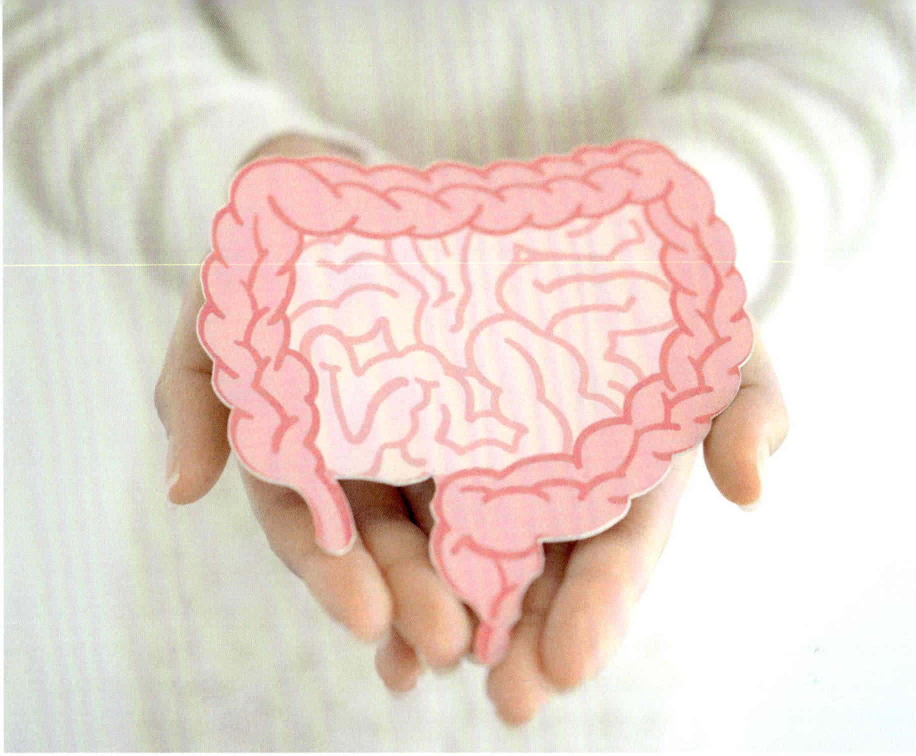

Der Darm ist kein isoliertes Organ, sondern ein zentrales Steuerungssystem für unsere Gesundheit. Wer ihn pflegt, schafft die besten Voraussetzungen für ein starkes Immunsystem, eine stabile Psyche und ein strahlendes Hautbild.

Gesunder Darm als Voraussetzung für ein strahlendes Äußeres

Der Darm – Fundament unserer Gesundheit

Unser Verdauungstrakt ist viel mehr als nur ein Ort der Nahrungsverwertung. Er ist die Heimat von unzähligen Mikroorganismen, die gemeinsam das sogenannte Darmmikrobiom bilden. Diese mikrobielle Lebensgemeinschaft wird oft umgangssprachlich auch als Darmflora bezeichnet.

Im Dickdarm tummeln sich die meisten Mikroben – bis zu 100 Billionen pro Gramm Darminhalt. Dieses beeindruckende Ökosystem spielt eine wichtige Rolle für unsere Gesundheit. Vor allem zwei Bakterienstämme, Bacteroidetes und Firmicutes, dominieren und machen gemeinsam mehr als 95 Prozent des Mikrobioms aus. Trotz dieser Gemeinsamkeiten gleicht kein Mikrobiom dem anderen. Die Zusammensetzung der Mikroorganismen ist so individuell wie ein Fingerabdruck.

Die innere Oberfläche des Darms ist von einer intelligenten Barriere, der Darmschleimhaut, ausgekleidet. Diese verhindert das Eindringen schädlicher Substanzen, während sie gleichzeitig wichtige Nährstoffe selektiv aufnimmt. Wesentlich für diese Filterfunktion sind die sogenannten Tight Junctions. Es sind winzige Zellverbindungen, die benachbarte Schleimhautzellen fest miteinander verknüpfen. Sie sorgen dafür, dass die Darmwand „dicht" bleibt und nur erwünschte Moleküle passieren dürfen.

Unmittelbar unter dieser Schutzschicht liegt die Lamina propria, ein Bindegewebe, das reich an Blutgefäßen, Nervenfasern und Immunzellen ist. Hier befindet sich auch das darmassoziierte lymphatische Gewebe (GALT) – ein bedeutender Bestandteil unseres Immunsystems. Es erkennt und neutralisiert Krankheitserreger und spielt somit eine Schlüsselrolle bei der Aufrechterhaltung der körpereigenen Abwehrkräfte.

Unser inneres Ökosystem: Wie das Mikrobiom uns gesund hält

Wie bereits angedeutet, erfüllt das Darmmikrobiom zahlreiche zentrale Aufgaben, die weit über die reine Verdauung hinausgehen. Es trägt entscheidend zur Stabilität der Darmbarriere bei, indem es die Tight Junctions stärkt, die Produktion von schützendem Schleim anregt und die Neubildung von Darmzellen unterstützt. So wird verhindert, dass schädliche Stoffe oder Krankheitserreger in den Blutkreislauf gelangen.

Gleichzeitig steht das Mikrobiom in enger Wechselwirkung mit dem Immunsystem: Es stimuliert die Bildung von Immunglobulin A (IgA, ein Antikörper, der vor allem auf Schleimhäuten vorkommt und dort Krankheitserreger abwehrt) sowie entzündungsregulierenden Botenstoffen, die eine gezielte, aber nicht übersteigerte Immunantwort ermöglichen. Auf diese Weise wird

Fermentierte Milchprodukte liefern durch ihre Mischung aus Milchsäurebakterien und Hefen wertvolle Enzyme und Peptide, die Mineralstoffhaushalt, Blutdruck und Immunsystem positiv beeinflussen können.

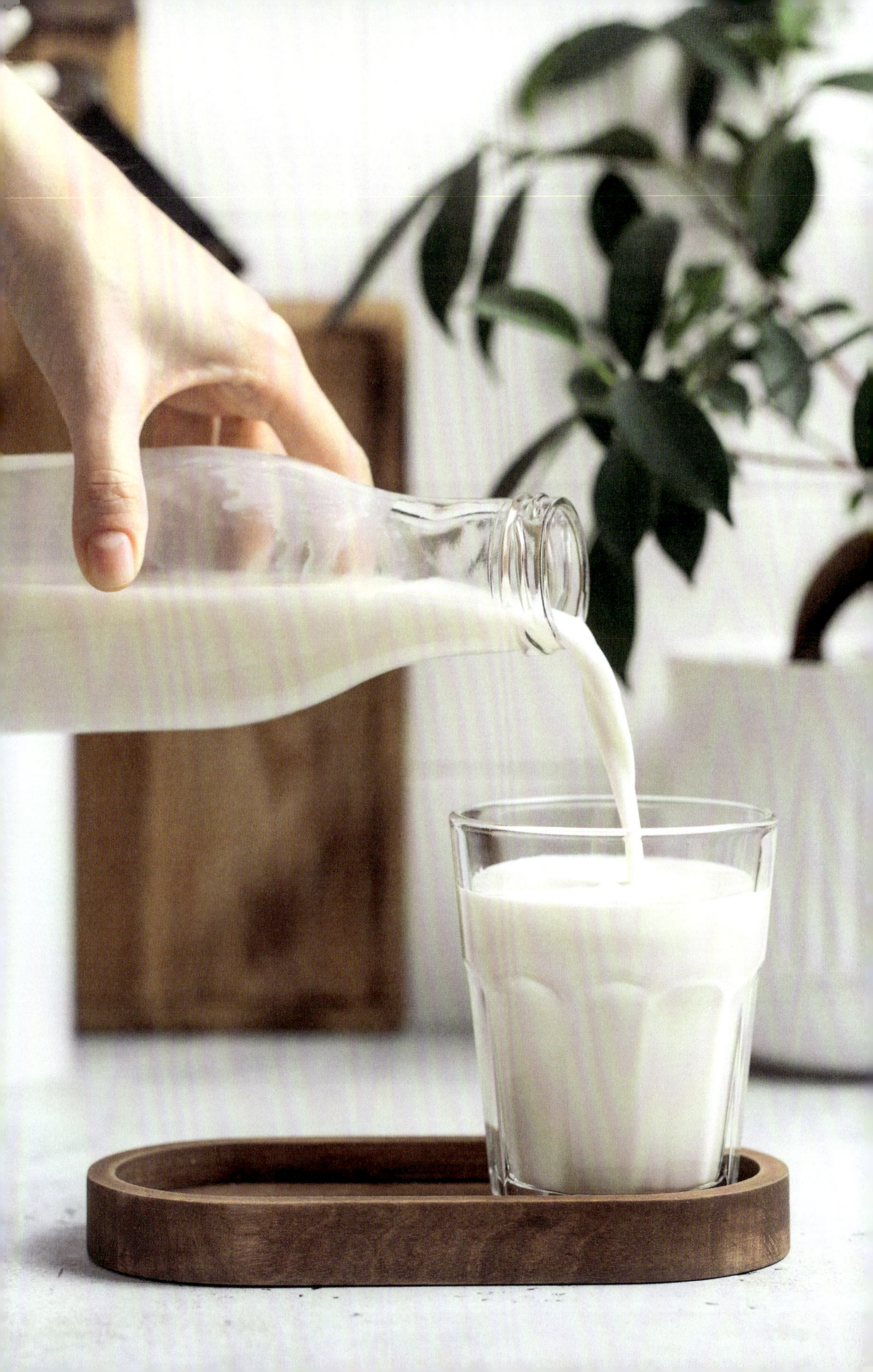

die Abwehrkraft gegenüber Infektionen gestärkt und überschießende Entzündungen werden vermieden.

Überdies produzieren bestimmte Darmbakterien wichtige kurzkettige Fettsäuren, vor allem Butyrat. Dieses Molekül ist nicht nur die wichtigste Energiequelle für die Zellen der Darmschleimhaut, sondern wirkt auch entzündungshemmend, unterstützt die Regeneration der Darmbarriere und beeinflusst verschiedene Stoffwechselvorgänge (wie zum Beispiel Glukosestoffwechsel und Insulinsensitivität) im gesamten Körper. Ein Mangel an Butyrat wird mit chronischen Erkrankungen wie Typ-2-Diabetes, Adipositas und Herz-Kreislauf-Erkrankungen in Verbindung gebracht.[53]

Das Mikrobiom trägt außerdem zur Verdauung komplexer Nahrungsbestandteile bei, die wir allein nicht verwerten könnten und stellt dabei neben Butyrat auch andere wertvolle Substanzen wie Vitamine her. Es liefert verschiedene B-Vitamine, darunter Folsäure, Biotin und Riboflavin, sowie Vitamin K, die für zahlreiche Körperfunktionen unentbehrlich sind.

Eine weitere faszinierende Funktion liegt in der Bildung von Neurotransmittern. So können bestimmte Bakterien GABA (Gamma-Aminobuttersäure) oder Serotonin produzieren – Botenstoffe, die Einfluss auf unsere Stimmung, unser Stressniveau und unsere Schlafqualität haben. Insgesamt wird deutlich: Das Darmmikrobiom ist ein komplexes Ökosystem, das die Integrität der Darmbarriere schützt, die Immunabwehr reguliert, den Stoffwechsel unterstützt, wichtige Vitamine liefert und sogar unsere Psyche beeinflusst. Ein gesundes, stabiles und vielfältiges Mikrobiom ist daher eine Grundvoraussetzung für Gesundheit, Wohlbefinden und Vitalität.

Was bedeutet eigentlich eine „gesunde" Darmflora?

Bis heute gibt es keine eindeutige Definition dafür, was genau eine „gesunde" Darmmikrobiota ausmacht. Jeder Mensch besitzt ein einzigartiges bakterielles Profil und bislang lässt sich nicht präzise bestimmen, welche Menge oder Vielfalt an Mikroben für den Organismus optimal ist. Deshalb greifen einfache Aussagen wie „eine bestimmte Bakterienkombination führt zu Übergewicht" oder „mehr Milchsäurebakterien schützen automatisch vor Darmerkrankungen" zu kurz. Dennoch wissen wir aus zahlreichen Studien, dass sich das Darmmikrobiom gesunder Menschen deutlich von dem Erkrankter unterscheidet. Besonders auffällig ist, dass bei vielen Krankheitsbildern die Vielfalt der Mikroben abnimmt – ein Zeichen dafür, dass das empfindliche Gleichgewicht im Ökosystem Darm gestört ist.

Als besonders wertvoll für unsere Gesundheit gelten Bakterien, die kurzkettige Fettsäuren wie Butyrat bilden. Dazu gehören unter anderem Faecalibacterium prausnitzii, Roseburia und verschiedene Vertreter der Gattung Clostridium. Diese Mikroben wirken entzündungshemmend, stärken die Darmbarriere und versorgen die Darmzellen mit Energie. Auch Milchsäurebakterien wie Lactobacillus und Bifidobacterium werden mit einer gesunden Verdauung, einer besseren Immunabwehr und einer geringeren Anfälligkeit für Darminfektionen in Verbindung gebracht. Von diesen „freundlichen" Bakterien sollten also reichlich in unserem Darm vorhanden sein, um das Gleichgewicht stabil zu halten.

Zudem gibt es Bakterien, die sich bei ungesunder Ernährung (insbesondere stark zucker- und fettreicher Kost und wenig Ballaststoffen) vermehren und das Gleichgewicht stören können. Dazu zählen unter anderem bestimmte Arten der Gattungen Clostridium difficile, Escherichia coli (wobei nur bestimmte Stämme krankmachend sind, viele andere gelten sogar als nützlich und unterstützen die Gesundheit) oder Enterobacter.

Diese Keime produzieren vermehrt entzündungsfördernde Substanzen oder Gifte, die die Darmbarriere schwächen, das Immunsystem belasten und langfristig die Entstehung von Krankheiten begünstigen können. Auch eine Ernährung, die sehr stark von tierischen Proteinen geprägt ist, kann das Wachstum sogenannter fäulnisbildender Bakterien fördern. Diese zersetzen unverdaute Eiweißreste im Dickdarm und bilden dabei Stoffwechselprodukte wie Ammoniak, Schwefelwasserstoff oder Amine, die die Darmschleimhaut reizen und entzündliche Prozesse begünstigen können. Ein Überwiegen solcher „ungünstigen" Bakterien wird als Dysbiose bezeichnet.

Insgesamt verdeutlichen diese Erkenntnisse, wie wichtig eine vielfältige und ausgewogene Darmflora für unsere Gesundheit ist. Zwar steckt die Forschung noch mitten in der Entschlüsselung der genauen Zusammenhänge, doch es ist bereits klar, dass eine darmfreundliche Ernährungsweise (ballaststoffreich, abwechslungsreich und möglichst naturbelassen) die „guten" Bakterien fördert und krankmachende Keime in Schach hält.

Der Darm im Stress: Wie schädliche Einflüsse die Balance zerstören

Unsere Darmgesundheit ist kein fester Zustand, sondern verändert sich ständig durch äußere Einflüsse. Eine Schlüsselrolle spielt dabei das Mikrobiom. Damit diese nützlichen Helfer ihre Arbeit erledigen können, brauchen sie ein stabiles Umfeld und eine ausgewogene Ernährung. Gerät dieses Gleichgewicht aus den Fugen, spricht man von einer Dysbiose. Dann nehmen krankmachende Keime überhand, während gesundheitsfördernde Bakterien verdrängt werden.

Eng verbunden mit der Dysbiose ist eine geschwächte Darmbarriere. Normalerweise verhindert diese Schutzschicht, dass Schadstoffe, unverdaute, Nahrungsreste oder Krankheitserreger in den Blutkreislauf gelangen. Wird sie jedoch durchlässig – ein Zustand, der auch als „Leaky Gut" bezeichnet wird –, können unerwünschte Substanzen ungehindert in den Organismus eindringen und Entzündungsreaktionen im ganzen Körper auslösen.

Eine weitere mögliche Folge eines gestörten Mikrobioms ist die Dünndarmfehlbesiedlung (SIBO). Hierbei vermehren sich Bakterien, die eigentlich in den Dickdarm gehören, übermäßig im Dünndarm. Das führt oft zu Blähungen, Bauchschmerzen, Nährstoffmangel oder Unverträglichkeiten.

Verschiedene äußere Einflüsse können das Gleichgewicht im Mikrobiom stören. Medikamente gehören zu den wichtigsten Faktoren: Vor allem Antibiotika greifen tief in die bakterielle Vielfalt ein, da sie nicht nur Krankheitserreger, sondern auch nützliche Keime zerstören. Eine gefürchtete Folge ist die Vermehrung von Clostridioides difficile, das schwere Darmentzündungen auslösen kann. Doch auch andere Medikamente, von Blutdrucksenkern über Diabetespräparate bis hin zu Magenschutzmitteln, können die Zusammensetzung der Darmflora verändern und die Aufnahme von Nährstoffen beeinträchtigen.

Auch Stress hinterlässt Spuren im Mikrobiom. Dauerhafte Belastung verringert die Vielfalt nützlicher Bakterien und fördert entzündungsfördernde Prozesse – ein weiteres Beispiel für die enge Verbindung zwischen Psyche und Darm. Nicht zuletzt spielt die Ernährung eine entscheidende Rolle. Zu viel rotes Fleisch, stark verarbeitete Produkte mit Zucker, Süßstoffen oder Zusatzstoffen sowie ballaststoffarme Kost begünstigen die Vermehrung ungünstiger Keime und fördern Entzündungen. Eine nährstoffarme Ernährung kann zudem nützliche Bakterien verarmen lassen. Umgekehrt wirken ballaststoffreiche, naturbelassene Lebensmittel wie Gemüse, Vollkorn oder Hülsenfrüchte positiv auf die bakterielle Vielfalt und stärken die schützenden Funktionen der Darmflora.

Weitere beeinträchtigende Faktoren sind Bewegungsmangel, Alkohol und Tabakkonsum, die ebenfalls die Balance des Darmmikrobioms stören können.

Dysbiose selbst erkennen: Warnsignale einer gestörten Darmflora

Unser Körper zeigt uns, wenn der Darm aus dem Takt gerät – manchmal mit klaren Anzeichen, manchmal auf sehr versteckte Weise. Achten Sie daher besonders auf folgende Symptome:

- **Blähungen, Völlegefühl oder Bauchschmerzen:** Sie entstehen, wenn Bakterien im Darm Nahrungsreste ungünstig verstoffwechseln.

- **Unregelmäßiger Stuhlgang:** Sowohl Verstopfung als auch häufiger Durchfall können Hinweise auf eine Dysbiose oder eine überempfindliche Darmwand sein.

- **Unverträglichkeiten:** Wenn der Darm gereizt oder die Barrierefunktion geschwächt ist, reagiert er empfindlicher auf bestimmte Lebensmittel.

- **Häufige Infekte oder geschwächtes Immunsystem:** Da rund 70 Prozent der Immunzellen im Darm sitzen, wirkt sich eine instabile Flora direkt auf unsere Abwehrkräfte aus.

- **Hautprobleme:** Akne, Neurodermitis oder Schuppenflechte können mit einem gestörten Darmmikrobiom in Verbindung stehen.

- **Erschöpfung, Stimmungsschwankungen oder Schlafprobleme:** Über die sogenannte Darm-Hirn-Achse beeinflusst das Mikrobiom die Bildung von Neurotransmittern wie Serotonin und GABA, die für Stimmung und Erholung wichtig sind.

Wie das Mikrobiom den Alterungsprozess beeinflusst

Mit zunehmendem Alter verändert sich das Darmmikrobiom: Nützliche Bakterien wie Bifidobakterien nehmen ab, während entzündungsfördernde Keime zunehmen. Dies fördert eine chronisch leichte Entzündung („inflammaging") - einer der Motoren des biologischen Alterns. Studien zeigen, dass ein „junges" Mikrobiom eng mit einer stärkeren Immunabwehr, stabilerer Stoffwechselgesundheit und einer klareren Hirnleistung verbunden ist.

Ein Bakterium, das in diesem Zusammenhang besondere Aufmerksamkeit erhält, ist Prevotella copri. Es gehört zu den häufigsten Mikroben im menschlichen Darm, insbesondere bei Menschen mit ballaststoffreicher, pflanzenbetonter Ernährung. Je nach Stamm kann Prevotella copri sehr unterschiedliche Effekte haben, manche wirken förderlich, andere eher nachteilig. Prevotella copri taucht bei älteren Menschen häufiger auf, besonders dann, wenn bereits Stoffwechselprobleme wie Übergewicht oder ein erhöhter Blutzucker bestehen. Das hat mehrere Gründe: Zum einen wird das Immunsystem mit dem Alter schwächer, zum anderen wird die Darmwand durchlässiger und auch die Ernährung ist oft weniger abwechslungsreich als in jungen Jahren.

Spannend ist, dass das Bakterium nicht immer die gleiche Wirkung hat. In Kulturen, in denen traditionell sehr ballaststoffreich gegessen wird, scheint es sogar mit einem besseren Zuckerstoffwechsel verbunden zu sein. In der westlichen Ernährungsweise, die häufig von zu viel Fleisch, Zucker und verarbeiteten Lebensmitteln geprägt ist, sieht es jedoch anders aus: Bestimmte Stämme dieses Bakteriums fördern die Bildung von speziellen Eiweißbausteinen (den sogenannten verzweigtkettigen Aminosäuren, BCAA). Ein dauerhaft hoher Spiegel dieser BCAAs im Blut gilt als Risikofaktor für Insulinresistenz, Typ-2-Diabetes, Herz-Kreislauf-Erkrankungen und andere Altersleiden. Außerdem wird Prevotella copri immer wieder mit chronischen Entzündungen, Fettleibigkeit, Gelenkbeschwerden wie Arthritis und dem metabolischen Syndrom in Zusammenhang gebracht.[54]

Kurz gesagt:
Prevotella copri ist nicht automatisch „schlecht". Ob es eher nützt oder schadet, hängt stark von den Lebensumständen ab. Gerade im höheren Alter und bei einer typisch westlichen Ernährung, also viel Fleisch, Zucker und verarbeiteten Produkten, kann dieses Bakterium allerdings problematisch werden, weil es Entzündungen und Stoffwechselstörungen begünstigt.

Für Sie bedeutet das:
Sie können selbst einiges tun, um Ihr Mikrobiom möglichst jung zu halten und damit das biologische Altern positiv zu beeinflussen. Im weiteren Verlauf dieses Kapitels erfahren Sie, wie eine darmfreundliche Ernährung aussieht und welche praktischen Tipps Ihnen dabei helfen können, Ihr Mikrobiom nachhaltig zu stärken.

Warum ein gesunder Darm wichtig für die Haut ist

Wahrscheinlich haben Sie schon von der sogenannten Darm-Hirn-Achse gehört. Damit ist gemeint, dass unser Darm eng mit dem Gehirn verbunden ist und zwischen beiden Organen eine ständige wechselseitige Kommunikation stattfindet. Was zunächst sehr wissenschaftlich klingt, zeigt sich auch im Alltag deutlich: Viele Menschen bekommen bei Stress Bauchschmerzen, leiden vor einer wichtigen Prüfung unter Durchfall oder verlieren in belastenden Situationen den Appetit. Umgekehrt können Störungen im Verdauungssystem unsere Stimmung, Konzentration und sogar den Schlaf beeinflussen.

Weniger bekannt, aber ebenso spannend ist die Darm-Haut-Achse. Auch unsere Haut steht in enger Verbindung mit dem Darm: Ein Ungleichgewicht der Darmflora kann sich in Hautproblemen wie Akne, Neurodermitis oder Psoriasis widerspiegeln. Umgekehrt kann eine gesunde Darmflora entzündliche Prozesse in der Haut lindern und das Hautbild verbessern. Auf diese Weise wird deutlich, dass Darm, Gehirn und Haut ein eng verflochtenes Netzwerk bilden, das unser Wohlbefinden nach innen wie nach außen beeinflusst.

Die Darmmikrobiota richtig füttern

Wir haben sehr viel über die gesundheitsfördernde und nährstoffreiche Ernährung, die auch dem Darmmikrobiom zugutekommt, geschrieben. Nun möchten wir uns näher mit den Lebensmitteln befassen, die unsere nützlichen Darmbakterien besonders gedeihen lassen.

Probiotika – Hilfe für den Darm oder nur Trend?

Sehr wahrscheinlich haben Sie schon mehrfach den Begriff Probiotika gehört. Es sind lebende Bakterien, die nicht schaden, sondern unseren Körper in vielerlei Hinsicht unterstützen können. Am bekanntesten sind probiotische Kulturen in Lebensmitteln wie Joghurt oder Kefir, aber auch in vielen Nahrungsergänzungsmitteln.

Fermentierte Milchprodukte – nicht zwangsläufig probiotisch und dennoch gesund

Wer sich darmfreundlich ernähren möchte, sollte regelmäßig zu fermentierten Milchprodukten wie Joghurt, Kefir, Buttermilch, Quark oder Sauermilch greifen – idealerweise täglich. Warum ist das so?

Unter Fermentation versteht man einen natürlichen Umwandlungsprozess, bei dem Milch durch den Einsatz bestimmter Mikroorganismen (meist Milchsäurebakterien wie Lactobacillus oder Streptococcus sowie beim Kefir zusätzlich Hefen) verändert wird. Diese Mikroorganismen ernähren sich vom Milchzucker (Laktose) und wandeln ihn in wertvolle Stoffe um, darunter Milchsäure, sogenannte bioaktive Peptide und kurzkettige Fettsäuren. Diese Substanzen unterstützen nicht nur die Verdauung, sondern schaffen auch ein günstiges Umfeld für die nützlichen Darmbakterien, stärken die Darmbarriere und können entzündungshemmend wirken.

Bioaktive Peptide sind kleine Eiweißfragmente, die beim Abbau von Milchproteinen entstehen, entweder während der Verdauung oder bereits durch Fermentation (zum Beispiel in Joghurt, Kefir oder Käse). Diese Peptide wirken weit über die reine Nährstoffversorgung hinaus. Sie können eine ganze Reihe positiver Wirkungen entfalten, von antioxidativ und antimikrobiell über entzündungshemmend bis hin zu blutdrucksenkend.

Ein Beispiel sind die sogenannten Caseinphosphopeptide, die die Aufnahme von Mineralstoffen wie Calcium, Magnesium und Eisen im Darm verbessern können. Dadurch kann Calcium aus Milchprodukten meist besser verwertet werden als aus vielen pflanzlichen Lebensmitteln, in denen die Aufnahme oft durch natürliche Hemmstoffe wie Phytate eingeschränkt ist.

Ebenso interessant sind die sogenannten Lactotripeptide, die bei der Fermentation von Milch entstehen. Sie können auf natürliche Weise das blutdrucksteigernde Enzym ACE hemmen und so zu einer sanften Regulierung des Blutdrucks beitragen. Vor allem Personen mit leicht erhöhtem Blutdruck können daher vom regelmäßigen Verzehr fermentierter Milchprodukte profitieren. Wichtig ist jedoch: Diese Wirkung ist unterstützend zu verstehen und ersetzt nicht die Einnahme ärztlich verordneter Blutdrucksenker.[55]

Allerdings ist wichtig zu wissen, dass nicht alle fermentierten Milchprodukte automatisch probiotisch sind. Viele Produkte aus dem Supermarkt werden nach der Fermentation pasteurisiert, also erhitzt, damit sie länger haltbar sind. Dabei sterben jedoch die meisten lebenden Bakterien ab, und gerade diese wären für einen probiotischen Effekt entscheidend. Manche Hersteller setzen deshalb nach der Pasteurisation gezielt wieder lebende probiotische Kulturen zu.

Außerdem gilt: Nicht jede Milchsäurebakterie ist per se probiotisch. „Probiotisch" bedeutet, dass der eingesetzte Stamm in wissenschaftlichen Studien nachweislich gesundheitliche Vorteile zeigt. Zu den am besten untersuchten probiotischen Stämmen zählen etwa Lactobacillus rhamnosus GG, Bifidobacterium lactis, Lactobacillus casei Shirota sowie bestimmte Stämme von Lactobacillus acidophilus.

Tipp für den Einkauf:
Achten Sie darauf, dass auf der Verpackung ausdrücklich „mit lebenden Milchsäurekulturen" angegeben ist. Nur so können Sie sicher sein, dass das Produkt tatsächlich noch aktive Bakterien enthält, die im Körper wirksam werden können. Produkte, die nur als „fermentiert" oder „pasteurisiert" gekennzeichnet sind, enthalten in der Regel keine lebenden probiotischen Kulturen mehr und wirken daher nicht probiotisch.

Bitte beachten Sie:
Die meisten fertigen probiotischen Milchprodukte aus dem Supermarkt enthalten zusätzlich Zucker. Der Zuckergehalt kann je nach Produkt sehr hoch sein, teils 10 bis 15 Gramm pro 100 Gramm Erzeugnis, das entspricht mehreren Würfeln Zucker pro Becher. Damit wird der gesundheitliche Vorteil der probiotischen Bakterien teilweise wieder aufgehoben, da Zucker das Darmmikrobiom ungünstig beeinflussen und entzündliche Prozesse fördern kann.

Auf dem Markt sind Naturjoghurts und Natur-Kefirs mit lebenden Kulturen erhältlich. Sie enthalten keinen zugesetzten Zucker und sind daher die deutlich darmfreundlichere Wahl. Solche Produkte finden Sie sowohl in Bioläden als auch im Biosortiment größerer Supermärkte. Für mehr Geschmack können Sie den Joghurt oder Kefir mit frischem Obst kombinieren.

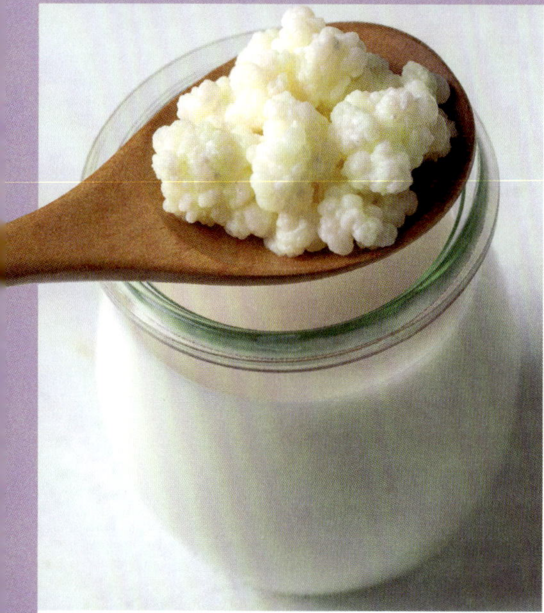

Kefir ganz einfach selbst herstellen

Kefir gehört zu den ältesten fermentierten Milchgetränken der Welt und ist bekannt für seine wertvollen Inhaltsstoffe. Das Beste daran: Sie können ihn ganz unkompliziert zu Hause herstellen. Sie brauchen dafür lediglich Milch, Kefirknollen (für Milchkefir!), ein sauberes Glasgefäß, einen Holzlöffel und ein Plastiksieb. Die Zubereitung ist unkompliziert:

1. Schritt: Vorbereitung:
Nehmen Sie ein sauberes Glasgefäß (beispielsweise ein Glas mit Drahtbügelverschluss mit etwa 1 Liter Fassungsvermögen) und legen Sie 1–2 Esslöffel Kefirknollen bereit.

2. Schritt: Ansetzen:
Geben Sie die Knollen ins Glas und füllen Sie etwa 500 Milliliter Milch (Kuh-, Schaf- oder Ziegenmilch) dazu. Bitte keine heiße Milch verwenden, um die Kefirkulturen nicht abzutöten.

Während der Fermentation entstehen Kohlendioxid und etwas Druck. Verschließen Sie das Glas, aber so, dass das entstehende Gas entweichen kann. Wenn Sie ein Glas mit Drahtbügelverschluss verwenden, verschließen Sie es nur locker. Bei einem Glas mit Schraubverschluss drehen Sie den Deckel nur leicht zu.

3. Schritt: Fermentation:
Lassen Sie das Glas an einem lichtgeschützten Ort und bei Zimmertemperatur (18–22 °C) für rund 24 bis 48 Stunden stehen. Je länger der Kefir gärt, desto dickflüssiger und säuerlicher wird er.

4. Schritt: Abseihen:
Seihen Sie nach der Fermentation die Knollen mit einem Holzlöffel und

Plastiksieb ab (bitte kein Metall verwenden). Die Knollen lassen sich sofort für den nächsten Ansatz weiterverwenden.

5. Schritt: Genießen:
Den frischen Kefir in den Kühlschrank stellen und innerhalb weniger Tage trinken. Er schmeckt pur oder auch in Kombination mit frischem Obst wunderbar erfrischend.

Tipps:
Die Kefirknollen können Sie direkt für den nächsten Ansatz wiederverwenden. Alternativ ist es möglich, sie mit Leitungswasser abzuspülen. Bedenken Sie jedoch, dass Leitungswasser je nach Region höhere Mengen an Chlor, Chemikalien oder Medikamentenrückständen enthalten kann.

Diese Faktoren beeinflussen die Wasserqualität und damit auch die Konsistenz des Kefirs. Wird Ihr Kefir nicht cremig genug, könnte dies am Abspülen mit Leitungswasser liegen. In diesem Fall lassen Sie den Schritt einfach weg. Es ist normal, dass die Knollen in dem Fall ein paar Durchgänge benötigen, um sich wieder vollständig zu regenerieren.

Sollten Sie Ihre Kefirknollen für eine Weile (zum Beispiel während eines Urlaubs) nicht verwenden, können Sie den Ansatz im Kühlschrank aufbewahren. Nach Ihrer Rückkehr entsorgen Sie die Flüssigkeit und setzen die Knollen wie gewohnt mit frischer Milch erneut an.

Achten Sie beim Kauf darauf, die richtigen Kulturen auszuwählen. Neben Milchkefir gibt es auch Wasserkefir. Dabei handelt es sich um eine ganz andere Kultur, die nicht mit Milch, sondern mit Zuckerwasser, Trockenfrüchten und Zitronenscheiben angesetzt wird. Für die Herstellung von klassischem Milchkefir benötigen Sie jedoch ausschließlich Milchkefirknollen.

Weitere bauchfreundliche Begleiter aus der Küche

In der westlichen Esskultur gibt es darüber hinaus weitere traditionelle fermentierte Lebensmittel, die von Natur aus reich an darmfreundlichen Bakterien sind. Ein Klassiker ist das Sauerkraut, das nicht nur Vitamin C liefert, sondern durch die Milchsäuregärung lebende Milchsäurebakterien enthält, die unserem Darmmikrobiom guttun. Ebenso beliebt sind fermentierte Gurken, die durch denselben Prozess entstehen.

Kuriosität am Rande: Wussten Sie, dass sich auch viele andere Gemüsesorten hervorragend zum Einlegen eignen? Karotten, Rote Bete, Blumenkohl, Radieschen oder sogar Bohnen lassen sich einfach fermentieren. Alles, was Sie dafür brauchen, sind frisches Gemüse, Wasser, Salz, eventuell einige Gewürze und Kräuter sowie ein sauberes Gefäß – mehr nicht. Der natürliche Fermentationsprozess erledigt den Rest, und nach wenigen Tagen bis Wochen entsteht ein würziges, darmfreundliches Lebensmittel, das Sie abwechslungsreich in Ihre Ernährung integrieren können.

Auch ein Blick in andere Kulturen zeigt, wie vielfältig die Welt der Fermentation ist:

- **Kimchi** ist ein traditionelles koreanisches Gericht, meist aus Chinakohl und Rettich, gewürzt mit Chili, Knoblauch und Ingwer. Es schmeckt pikant, ist vitaminreich und enthält reichlich Milchsäurebakterien.

  Im Supermarkt findet man häufig pasteurisiertes Kimchi: Es ist länger haltbar, enthält aber keine aktiven Bakterien mehr und bietet daher weniger probiotischen Nutzen. Manche Fertigvarianten enthalten zudem Zucker, Geschmacksverstärker oder Konservierungsstoffe, die nicht zur ursprünglichen Rezeptur gehören. Für eine darmfreundliche Ernährung ist daher unpasteurisiertes Kimchi, beispielsweise aus dem Biohandel, welches Sie an der Kennzeichnung „roh" oder „nicht pasteurisiert" erkennen können, geeignet.

- **Kombucha** ist ein fermentiertes Teegetränk, das ursprünglich aus Asien stammt. Grundlage ist gesüßter Schwarz- oder Grüntee, der mithilfe eines sogenannten Teepilzes (einer Kultur aus Hefen und Bakterien) vergoren wird. Es schmeckt spritzig-säuerlich und ist reich an organischen Säuren,

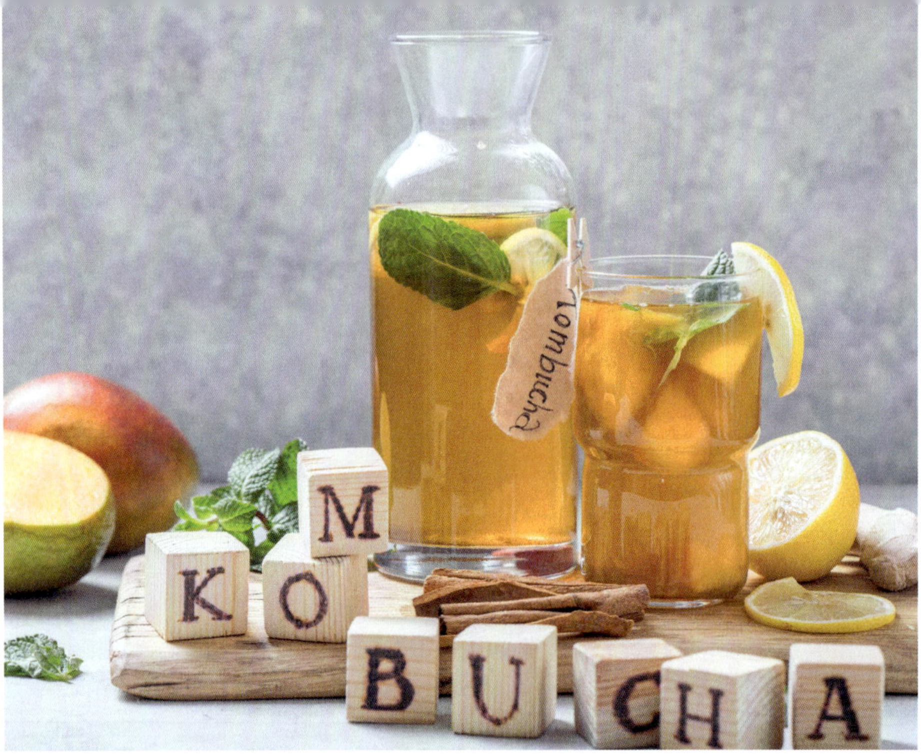

Vor allem Grüntee-Kombucha ist reich an Antioxidantien und kann so die Hautalterung verlangsamen. Die enthaltenen Polyphenole schützen Kollagenfasern vor Schäden durch freie Radikale und fördern damit Spannkraft und Elastizität der Haut.

Antioxidantien und nützlichen Mikroorganismen. Mit nur wenigen Zutaten (Tee, Zucker, Wasser und der Starterkultur) können Sie Ihren Kombucha ganz einfach auch zu Hause herstellen.

Keine Sorge wegen des Zuckers: Im Kombucha ist er sozusagen Treibstoff für die Mikroorganismen. Sie verarbeiten ihn während der Gärung zu Säuren, Kohlensäure und etwas Alkohol. Je länger das Getränk reift, desto mehr Zucker verschwindet. Der Kombucha schmeckt dann weniger süß und eher herb.

Wir müssen allerdings gar nicht in ferne Länder blicken, um spannende probiotische Getränke zu entdecken. Auch hierzulande gibt es ein ganz besonderes: den Brottrunk. Dieses eher weniger bekannte, aber ausgesprochen interessante Getränk stammt aus Deutschland und wird traditionell aus fermentiertem Vollkornbrot hergestellt. Dabei vergären Milchsäurebakterien das Brot in einem wässrigen Ansatz. Das Ergebnis ist ein säuerlich-erfrischendes Getränk, das Milchsäure, Mineralstoffe, Spurenelemente und Vitamine der B-Gruppe enthält.

Besonders bemerkenswert ist, dass Brottrunk extrem kalorienarm und nahezu zuckerfrei ist. Mit nur etwa 7–8 Kilokalorien pro 100 Milliliter und kaum verwertbaren Kohlenhydraten eignet er sich hervorragend für Menschen mit Diabetes oder für alle, die Gewicht reduzieren möchten. Wichtig ist allerdings, ihn stets mit Wasser zu verdünnen, da der Geschmack pur recht intensiv und säuerlich sein kann. Das übliche Mischverhältnis ist etwa 1 Teil Brottrunk zu 3–4 Teilen Wasser.

Mikrobiologische Untersuchungen zeigen, dass Brottrunk reich an Milchsäurebakterien ist, darunter verschiedene Lactobacillus-Arten (wie L. plantarum, L. brevis, L. fermentum, L. reuteri) sowie Leuconostoc-Stämme. Diese Milchsäurekulturen finden sich auch in anderen fermentierten Lebensmitteln wie Sauerkraut oder Joghurt. Sie können die Darmflora unterstützen und damit indirekt auch positive Effekte auf den Stoffwechsel haben.

Kombucha, Sauerkraut, Kimchi oder Brottrunk – fermentierte Lebensmittel machen den Speiseplan nicht nur bunter, sondern stärken mit ihren wertvollen Inhaltsstoffen auch unser Darmmikrobiom. Vor allem fermentierte Getränke wie Brottrunk sind ideale Durstlöscher und verbinden Erfrischung mit einem Extra an Gesundheit.

Tipp:
Vor allem fermentierte Getränke wie Kombucha, Kefir oder Brottrunk bringen ganz eigene Geschmacksnuancen mit sich, die anfangs vielleicht ungewohnt wirken. Geben Sie diesen neuen Eindrücken ruhig etwas Zeit. Was zunächst fremd oder sogar „komisch" schmeckt, kann sich mit der Zeit zu einem echten Lieblingsgetränk entwickeln.

Probiotische Nahrungsergänzungsmittel – wann machen sie Sinn?

Manche probiotischen Stämme sind gut untersucht und zeigen Wirkung. Aber: Ob ein Produkt tatsächlich hilft, hängt stark davon ab, welche Bakterien enthalten sind – und wie es um die eigene Gesundheit bestellt ist. Gut belegt ist der Nutzen bei antibiotikabedingtem Durchfall.

Hier können Probiotika wie Lactobacillus rhamnosus GG oder die Hefe Saccharomyces boulardii das Risiko deutlich senken. Auch beim Reizdarmsyndrom, das mit Bauchschmerzen, Blähungen und Stuhlunregelmäßigkeiten einhergeht, wurden in Studien positive Effekte beobachtet, beispielsweise durch Bifidobacterium infantis oder Lactobacillus casei Shirota, die Beschwerden wie Schmerzen oder Verstopfung lindern können.

Wir sehen also, dass Probiotika zwar kein Allheilmittel sind, sie jedoch in bestimmten Situationen einen wertvollen Beitrag zur Darmgesundheit leisten können.

Tipp:
Wie bereits erwähnt: Damit nützliche Bakterien im Darm gedeihen und ihre schützenden Funktionen erfüllen können, brauchen sie ein ausgewogenes Milieu. Was ist damit gemeint?

Wenn Sie Ihrer Darmgesundheit etwas Gutes tun möchten, sollten Sie in erster Linie Ihre Ernährung anpassen. Sowohl die körpereigenen Bakterien als auch die aus probiotischen Nahrungsergänzungsmitteln benötigen eine Umgebung, in der sie sich wohlfühlen und vermehren können.

Es bringt wenig, probiotische Präparate einzunehmen, solange der „Boden" hierfür nicht vorbereitet ist. Man kann es mit einem Aquarium vergleichen: Wer Fische halten möchte, muss zunächst das Wasser, die Umgebung und das Futter passend gestalten. Nur dann fühlen sich die Tiere wohl und bleiben gesund. Fehlen geeignete Bedingungen oder vertragen sich die Fischarten nicht, entsteht ein Ungleichgewicht und im schlimmsten Fall sterben die Fische.

Genauso verhält es sich mit probiotischen Nahrungsergänzungsmitteln (den „Fischen"). Stimmt das Darmmilieu (das „Aquarium") nicht, zum Beispiel durch zu viel Zucker, Konservierungsstoffe oder ungesunde Fette, werden die nützlichen Bakterien geschwächt, verdrängt und durch potenziell schädliche Keime ersetzt.

Daher gilt: Zuerst die Ernährung umstellen, dann gezielt und bei Bedarf probiotische Nahrungsergänzungsmittel einsetzen, etwa im Rahmen einer Darmkur oder zu präventiven Zwecken.

Mehr als Ballast: Präbiotika als Kraftquelle für den Darm

Unsere Darmflora ist wählerischer, als man denkt: Verschiedene Mikroorganismen bevorzugen bestimmte Nahrungsbestandteile, ähnlich wie wir Menschen unsere Lieblingsspeisen haben. Präbiotika sind, sozusagen diese „Lieblingsnahrung" der guten Darmbakterien.

Darunter versteht man vor allem spezielle, lösliche Ballaststoffe, die in pflanzlichen Lebensmitteln wie Getreide, Hülsenfrüchten, Obst und Gemüse vorkommen. Da unser Dünndarm nicht über die passenden Enzyme verfügt, gelangen diese Stoffe unverdaut in den Dickdarm. Erst dort werden sie von den ansässigen Bakterien abgebaut und entfalten dabei ihre eigentliche Wirkung.

Durch die mikrobielle Fermentation entstehen kurzkettige Fettsäuren wie Acetat, Propionat und besonders Butyrat. Wie bereits erwähnt, gilt Butyrat als eine Art „Superkraftstoff" für die Zellen der Darmschleimhaut. Zusätzlich beeinflussen die entstehenden Stoffwechselprodukte den Zucker- und Fettstoffwechsel und unterstützen das Immunsystem.

Das macht Präbiotika so besonders: Sie fördern nicht nur gezielt das Wachstum nützlicher Bakterien wie der Bifidobakterien, sondern haben gleichzeitig direkte Vorteile für unsere Gesundheit.

Präbiotische Lebensmittel müssen dabei keineswegs exotische Nischenprodukte sein. Viele finden sich ganz selbstverständlich in unserer Küche. Besonders reich ist etwa Chicorée, welcher viel Inulin enthält. Auch Äpfel mit ihrem hohen Pektingehalt, Zwiebeln, Knoblauch und Lauchgemüse zählen dazu. Spargel und Artischocken liefern ebenfalls wertvolle Ballaststoffe für die Darmflora. Besonders empfehlenswert unter den Grundnahrungsmitteln sind Hülsenfrüchte wie Linsen, Bohnen, Erbsen und Kichererbsen. Auch Vollkornprodukte, vor allem Haferflocken mit ihren wertvollen Beta-Glucanen sowie Leinsamen und andere Saaten wie Flohsamen oder Sesam, tragen viel zu einer gesunden Ernährung bei.

Je abwechslungsreicher Sie essen, desto bunter ist auch Ihr Mikrobiom. Diese Vielfalt gilt als zentrales Merkmal für ein „junges" Darmökosystem und kann dazu beitragen, den Alterungsprozess günstig zu beeinflussen.

Die folgende Pyramide soll verdeutlichen, wie eine Ernährung aussehen kann, die nicht nur ausgewogen, sondern auch darm- und hautfreundlich gestaltet ist.

Pyramide für darmfreundliche Ernährung und strahlende Haut

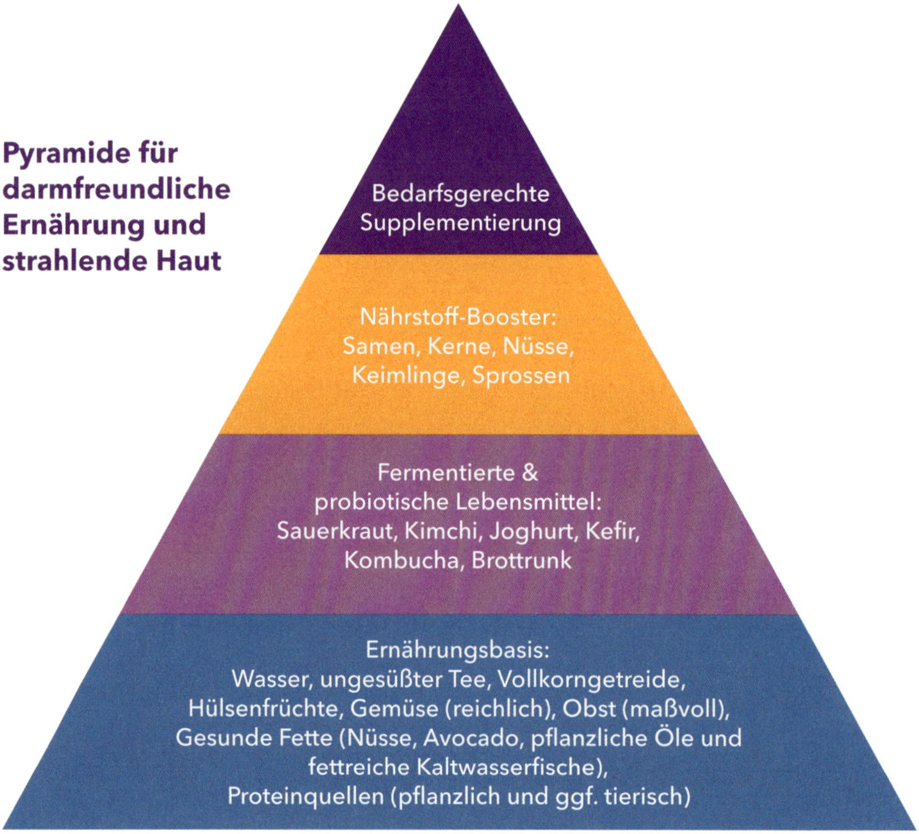

Wichtig!
Diese Pyramide ersetzt nicht die offizielle Ernährungspyramide der Deutschen Gesellschaft für Ernährung (DGE), sondern versteht sich als ergänzende Konzeption der Autorin, um die Gewichtung verschiedener Lebensmittelgruppen übersichtlich darzustellen. Je nach individueller Verträglichkeit und persönlichen Bedürfnissen kann sie als praktische Orientierung dienen.

Ernährungsbasis: Am Fundament stehen vollwertige Grundnahrungsmittel, die ballaststoffreich und möglichst naturbelassen sind. Vollkorngetreide, Hülsenfrüchte, viel Gemüse, etwas Obst, gesunde Fette (zum Beispiel aus Nüssen, Samen, Avocado oder hochwertigen Ölen) sowie pflanzliche und (je nach Ernährungsweise) auch tierische Eiweißquellen bilden die tägliche Grundlage. Wichtig ist, dass diese Basis insgesamt zuckerarm bleibt und durch kalorienfreie Getränke wie Wasser oder ungesüßten Tee ergänzt wird.

Fermentierte Lebensmittel: Darüber folgt eine Ebene, die den besonderen Wert von fermentierten, probiotischen Lebensmitteln und Getränken hervorhebt. Unter anderem Sauerkraut, Kimchi, Joghurt, Kefir, Kombucha oder auch Brottrunk liefern lebende Mikroorganismen und organische Säuren, die das Darmmikrobiom unterstützen. Sie sind eine wertvolle Ergänzung, die idealerweise täglich Platz in der Ernährung finden darf.

Nährstoff-Booster: Die nächste Ebene bilden Samen, Kerne, Nüsse, Sprossen und Keimlinge. Sie dienen nicht als Hauptnahrungsmittel, sondern als wertvolle Zusatzkomponenten: als Topping für Salate, Müsli oder Suppen oder als Bestandteil von Smoothies. So lassen sich Mahlzeiten unkompliziert mit Vitaminen, Mineralstoffen, gesunden Fettsäuren und sekundären Pflanzenstoffen anreichern.

Bedarfsgerechte Supplementierung: An der Spitze der Pyramide stehen Nahrungsergänzungsmittel. Diese sollten nicht pauschal, sondern immer individuell eingesetzt werden, zum Beispiel je nach Ernährungsweise, Lebensphase oder auf Grundlage von Laborwerten. Beispiele sind Vitamin D, Vitamin B12, Omega-3-Fettsäuren oder Magnesium. Richtig eingesetzt können sie helfen, gezielt Versorgungslücken zu schließen.

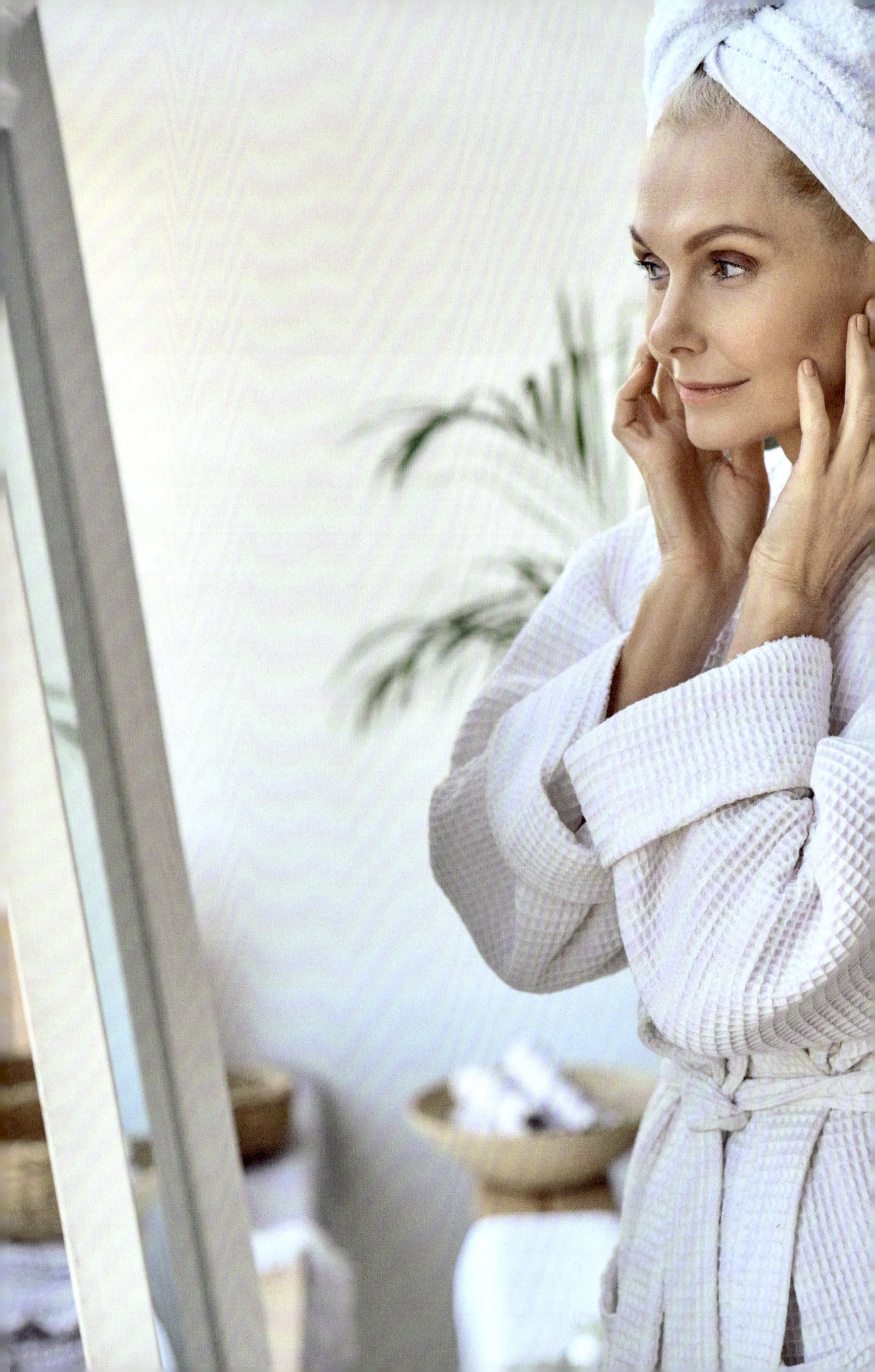

Strahlend schön durch geeignete Hautpflege von innen

In den Abschnitten über Ernährung und Darmmikrobiom haben wir die Basis geschaffen, nicht nur für einen gesunden Körper, sondern auch für ein jugendlicheres Hautbild. Denn eines steht fest: Nicht einmal die teuerste Hautcreme der Welt kann die Defizite einer unzureichenden Pflege von innen ausgleichen.

Wie bereits erwähnt, liefert eine bedarfsgerechte, nährstoffreiche Ernährung der Haut die notwendigen Ressourcen, um sich nachts optimal zu regenerieren, sich besser vor schädlichen Umwelteinflüssen zu schützen und den natürlichen Alterungsprozessen wirksamer entgegenzutreten.

Wenn Sie darüber hinaus noch etwas für ein frischeres, jünger wirkendes Hautbild tun möchten, können Sie zusätzlich auf gezielt ausgewählte Nahrungsergänzungsmittel zurückgreifen – Insbesondere auf solche Substanzen, die über die Ernährung allein oft nur schwer in ausreichender Menge aufgenommen werden können.

Im Folgenden möchten wir Ihnen Substanzen mit nachgewiesenem Nutzen für Haut und Anti-Aging genauer vorstellen.

Vitamin C: Antioxidans und Kollagen-Booster

Vitamin C ist wasserlöslich und erfüllt im Körper zahlreiche wichtige Aufgaben. Es trägt zum Aufbau von Knochen, Zähnen und Bindegewebe bei und wirkt als Antioxidans, indem es Zellen vor Schäden durch freie Radikale schützt. Besonders bedeutsam ist seine Rolle bei der Kollagenbildung. Dadurch ist es ein Schlüsselnährstoff für eine straffe und elastische Haut.

Bewusste Pflegerituale stärken die Hautbarriere und helfen, Feuchtigkeit besser zu speichern. Sorgfältiges Eincremen – am besten auf leicht angefeuchteter Haut – verbessert die Aufnahme der Wirkstoffe. Auch die Massagetechnik zählt: sanfte, aufwärts gerichtete Bewegungen fördern die Durchblutung und unterstützen ein gleichmäßigeres Hautbild.

Die Deutsche Gesellschaft für Ernährung (DGE) empfiehlt Erwachsenen täglich 110 Milligramm Vitamin C für Männer und 95 Milligramm für Frauen. Raucher haben aufgrund des erhöhten oxidativen Stresses einen höheren Bedarf: 155 Milligramm pro Tag für Männer und 135 Milligramm für Frauen.

Aktuelle Studien zeigen außerdem: Bereits die Einnahme von 80 Milligramm Vitamin C pro Tag (idealerweise in Kombination mit 5 Gramm hydrolysiertem Kollagen) über einen Zeitraum von rund vier Monaten kann die Hautstruktur sichtbar verbessern, etwa durch höhere Dichte, mehr Glätte und eine geringere Faltentiefe.[56]

Studien zeigen zudem, dass eine längerfristige tägliche Aufnahme von mindestens 80 Milligramm Vitamin C mit einem besseren Schutz vor Kollagenabbau und einer schnelleren Wundheilung verbunden ist. Für die Hautgesundheit lohnt es sich also, auf regelmäßige, ausreichende Vitamin C-Versorgung zu achten, besonders in Kombination mit hauteigenen Baustoffen wie Kollagen.[57]

Hervorragend verträgliche und magenfreundliche Formen von Vitamin C sind gepuffertes oder liposomales Vitamin C.

Mögliche tägliche Dosierung: Bis zu 1,5 Gramm besteht kein Risiko für Nierensteine. In einigen Fällen (Erkältungen, Viruserkrankungen wie Gürtelrose) können über einen begrenzten Zeitraum auch höhere Dosierungen angewendet werden.

Vitamin E: Ihr Zellschutz von innen

Vitamin E gehört zu den fettlöslichen Antioxidantien und ist für den Schutz unserer Zellen von zentraler Bedeutung. Dabei handelt es sich nicht um eine einzelne Substanz, sondern um eine Gruppe von verschiedenen verwandten Verbindungen, die in zwei Klassen eingeteilt werden: Tocopherole und Tocotrienole.

In den Zellhüllen (Zellmembranen) bewahrt das Vitamin empfindliche Fette und Eiweißstrukturen vor Angriffen durch freie Radikale. Dabei neutralisiert es diese aggressiven Moleküle, indem es selbst ein Elektron abgibt und dadurch kurzzeitig seine Schutzfunktion verliert. Der Körper verfügt jedoch über einen cleveren Mechanismus: Mithilfe von Vitamin C kann Vitamin E wieder „aufgeladen" werden und seine antioxidative Wirkung erneut entfalten. Daraus kann man schließen: Für einen wirksamen Schutz vor oxidativem Stress reicht eine einzelne Substanz nicht aus. Vielmehr handelt es sich um ein Netzwerk von Antioxidantien, die zusammenarbeiten, um Zellen optimal zu schützen. Optimal sind Kombinationspräparate mit verschiedenen Vitamin-E-Formen, da diese im Körper unterschiedlich wirken.

Mögliche tägliche Dosierung: Viele Präparate im Handel enthalten 100–400 internationale Einheiten (dies entspricht circa 67–268 Milligramm) und liegen damit im Bereich der sicheren Obergrenze.

Vitamin D: Mehr als nur ein Knochenvitamin

Wir haben bereits gesehen, dass das „Sonnenvitamin" Vitamin D nicht nur für starke Knochen und eine gute Immunabwehr wichtig ist, sondern auch antioxidativ wirkt. Für die Haut spielt es ebenfalls eine zentrale Rolle: Es wirkt entzündungshemmend, schützt vor UV-bedingter Hautalterung (Photoaging) und oxidativem Stress und unterstützt die Reparatur von DNA-Schäden. Auf diese Weise kann Vitamin D dazu beitragen, sowohl das biologische als auch das sichtbare Hautalter zu verlangsamen. Studien weisen darauf hin, dass solche Anti-Aging-Effekte, beispielsweise ein besserer Schutz vor Photoaging oder eine effizientere DNA-Reparatur, besonders bei täglichen Dosierungen von etwa 1000 bis 2000 internationalen Einheiten (IE) beobachtet wurden.[58]

Ferner zeigen Studien, dass Vitamin D die Kollagenbildung fördern und die Hautelastizität verbessern kann – zwei entscheidende Faktoren für eine glatte und straffe Haut.[59]

Mögliche tägliche Dosierung: Um die optimale tägliche Dosierung zu ermitteln, ist es sinnvoll, den Vitamin-D-Spiegel im Blut mindestens einmal jährlich zu bestimmen. Die empfohlene tägliche Dosis von 800 internationalen Einheiten (entspricht 20 Mikrogramm) ist in der Regel nicht ausreichend, um optimale Blutspiegel zu erreichen. Bis zu 4000 internationale Einheiten (entspricht 100 Mikrogramm) pro Tag gelten als sicher.

Die Beauty-Fette: Omega 3 für Elastizität und Feuchtigkeit

Auch die Omega-3-Fettsäuren stehen seit Jahren im Mittelpunkt der Forschung, vor allem wegen ihrer entzündungshemmenden Wirkung. Da die Versorgung in westlichen Ländern häufig unzureichend ist, empfiehlt es sich, den Omega-3-Index im Blut bestimmen zu lassen und mögliche Defizite gezielt, etwa mit hochwertigen Ölen, auszugleichen.

Studien zeigen, dass die langkettigen Omega-3-Fettsäuren Eicosapentaensäure (EPA) und Docosahexaensäure (DHA) die Hautgesundheit auf mehreren Ebenen unterstützen: Sie reduzieren UV-bedingten Zellstress, verlangsamen die lichtbedingte Hautalterung und verdrängen entzündungsfördernde Botenstoffe aus Omega-6-Fettsäuren. Auf diese Weise tragen sie zu einem besseren Schutz und einer gesünderen Hautstruktur bei.[60]

Selen: Antioxidative Wirkung und Schutz vor UV-bedingten Zellschäden

Ein guter Selenspiegel im Blut ist nicht nur für die Haut, sondern auch für die allgemeine Gesundheit entscheidend. Ein ausreichender Wert trägt zur Krebsprävention bei, vor allem durch den antioxidativen Schutz der Zellen. Studien zeigen zudem, dass Menschen mit höherem Selenspiegel häufig eine bessere Hautgesundheit haben, vitaler wirken und von mehr Lebensqualität sowie teilweise auch einer höheren Lebenserwartung profitieren.[61]

Bevor Sie jedoch zu Selenpräparaten greifen, sollten Sie wissen: In Europa und damit auch in Deutschland sind die Böden selenarm. Pflanzliche Lebensmittel stellen daher keine verlässliche Selenquelle dar. Deutlich bessere Lieferanten sind tierische Produkte wie Fleisch, Eier oder Milchprodukte, da Selen über das Tierfutter zugesetzt wird. Auch Fisch ist eine gute Quelle.

Oft werden Paranüsse als besonders selenreich empfohlen. Sie haben jedoch einen Nachteil: Sie enthalten von Natur aus vergleichsweise viel Radium, also ein radioaktives Element, und gelangen aus Südamerika auf unseren Markt. Deshalb gilt: Mehr als ein bis zwei Paranüsse pro Tag sollten Sie nicht verzehren. Diese Menge soll bereits ausreichen, um den Tagesbedarf an Selen zu decken.

Trotz seiner wichtigen Rolle im antioxidativen Schutzsystem darf Selen nicht in zu hohen Mengen aufgenommen werden. Bitte nehmen Sie daher keine hoch dosierten Präparate ein, ohne zuvor Ihren Selenspiegel im Blut bestimmen zu lassen. Eine Ergänzung mit Selen ist nur dann sinnvoll und sicher, wenn tatsächlich ein Mangel festgestellt wurde. Zu den Verbindungen mit der besten Bioverfügbarkeit zählen Natriumselenit und Natriumselenat. Wichtig zu wissen: Diese Formen sollten nicht gleichzeitig mit Vitamin C eingenommen werden, da sich die Aufnahme von Selen dadurch verschlechtern kann.

Mögliche tägliche Dosierung: Je nach Blutstatus maximal 250 Mikrogramm. Gängige Präparate enthalten meist 50, 100 oder 200 Mikrogramm Selen pro Tablette beziehungsweise Kapsel.

Q10: Der Zell-Booster für frische Haut

Coenzym Q10 ist eine vitaminähnliche Substanz, die für die Energieversorgung unserer Körperzellen (und damit auch der Hautzellen) unverzichtbar ist. Es wirkt als Antioxidans und schützt die Zellen vor schädlichen freien Radikalen. Unser Körper kann Coenzym Q10 zwar selbst produzieren, doch dieser Prozess lässt mit zunehmendem Alter deutlich nach. Bereits ab dem 30. Lebensjahr nimmt die körpereigene Produktion ab – ein Rückgang, der sich in Form von weniger vitaler und straffer Haut bemerkbar machen kann. Studien zeigen zudem, dass die CoQ10-Konzentration in der Haut im Laufe der Jahre deutlich sinkt, was zu einem Energieverlust auf zellulärer Ebene führt und Alterungsprozesse beschleunigt.

Für eine gute Aufnahme empfiehlt sich besonders die biologisch aktive Form Ubiquinol. Da Coenzym Q10 fettlöslich ist, sollte es immer zusammen mit einer fetthaltigen Mahlzeit eingenommen werden. So kann der Körper den Wirkstoff optimal verwerten.[62]

Mögliche tägliche Dosierung: Am besten untersucht und am häufigsten verwendet sind Dosierungen zwischen 100 und 300 Milligramm pro Tag.

Mehr Elastizität und Feuchtigkeit dank Kollagen

Kollagen ist das wichtigste Protein für die Stabilität, Festigkeit und Elastizität der Haut. Rund 70 bis 80 Prozent der festen Hautbestandteile bestehen aus Kollagen.

Klinische Studien zeigen, dass Kollagenhydrolysat (das sind in kleine Bausteine aufgespaltene Kollagenproteine, die der Körper besonders gut aufnehmen kann) die Hautfeuchtigkeit, Elastizität und Faltentiefe verbessern kann. Erste positive Effekte wurden bereits nach 8 bis 12 Wochen täglicher Einnahme beobachtet. Schon eine geringe Menge von 2,5 Gramm pro Tag führte in einer Untersuchung zu einer messbar besseren Hautelastizität.[63]

In einer weiteren Studie, in der täglich 10 Gramm Kollagenhydrolysat eingenommen wurden, zeigten sich zusätzlich eine verbesserte Hautfeuchtigkeit und Kollagenstruktur.[64]

Sehr viele Frauen sind von Cellulite betroffen, die umgangssprachlich auch als „Orangenhaut" bekannt ist. Cellulite entsteht, wenn sich Fettzellen nach oben gegen die Hautoberfläche drücken, während feste Bindegewebsstränge die Haut nach unten ziehen – so kommt es zu den typischen Dellen. Kollagenpeptide können außerdem laut Studien die Hautdichte an den Oberschenkeln erhöhen, die Elastizität der Haut verbessern und die sichtbare Ausprägung von Cellulite reduzieren. Besonders wirksam sollen Dosierungen von circa 2,5 Gramm täglich über mehrere Monate sein. Frauen mit normalem Gewicht sollen in Studien am stärksten von der Einnahme von Kollagen profitiert haben.

Auch bei Frauen mit Übergewicht konnte eine leichte Reduzierung der Cellulite-Dellen beobachtet werden, allerdings war dieser Effekt weniger deutlich. Diese Ergebnisse machen klar, dass eine energieangepasste und nährstoffreiche Ernährung eine zentrale Rolle bei der Vorbeugung und Behandlung von Orangenhaut spielt. Kollagen allein reicht dafür nicht aus. Die besten Erfolge für eine glatte Haut an den Oberschenkeln lassen sich durch eine Kombination aus regelmäßiger Bewegung, ausgewogener Ernährung, speziellen Massagetechniken und gezielter Supplementierung erzielen.[65]

Einen kleinen Haken gibt es allerdings: Zwar wurden zahlreiche Studien zur Wirkung von Kollagen in anerkannten Fachzeitschriften veröffentlicht und methodisch solide durchgeführt, doch viele dieser Untersuchungen wurden ganz oder teilweise von Herstellern oder Rohstofflieferanten finanziert.

Aber die Einnahme von Kollagenhydrolysat gilt bis zu 10 Gramm pro Tag als unbedenklich. Wer seine Haut oder Gelenke unterstützen möchte, kann Kollagen daher ohne Bedenken ausprobieren, idealerweise als Ergänzung zu einer nährstoffreichen Ernährung und regelmäßiger Bewegung.

Mögliche tägliche Dosierung: bis zu 10 Gramm.

Hyaluronsäure - Feuchtigkeitsspender von innen

Hyaluronsäure ist ein natürlicher Bestandteil unseres Körpers. Sie wird von Hautzellen wie den sogenannten Fibroblasten und Keratinozyten, aber auch in Gelenken, im Glaskörper des Auges und in vielen anderen Geweben gebildet. Rund die Hälfte der gesamten Hyaluronsäure befindet sich in der Haut, wo sie entscheidend für Feuchtigkeit, Elastizität und Spannkraft sorgt.

Schon ab Mitte 20 beginnt die körpereigene Produktion von Hyaluronsäure langsam zu sinken. Vielleicht haben auch Sie ab diesem Alter erste Veränderungen bemerkt: Die Haut wirkt nicht mehr ganz so prall und frisch wie früher. Um die 40 ist die Konzentration in der Haut bereits deutlich reduziert und ab 60 liegt sie nur noch bei etwa der Hälfte des ursprünglichen Wertes. Die Folgen sind sichtbar: Unsere Haut verliert zunehmend Feuchtigkeit und Volumen und wirkt weniger straff.

Hyaluronsäure ist vor allem für ihre beeindruckende Fähigkeit bekannt, große Mengen Wasser zu binden, und zwar ein Vielfaches ihres Eigengewichts. Dadurch trägt sie wesentlich dazu bei, die Hautfeuchtigkeit zu erhalten und sichtbar zu verbessern, sowohl durch die orale Einnahme als auch durch die Anwendung in Cremes oder Seren.

Ferner belegen Studien, dass eine orale Supplementierung (120 bis 240 Milligramm pro Tag über 8 bis 12 Wochen) die Hautelastizität steigert, die Faltentiefe reduziert und das Hautbild insgesamt glatter erscheinen lässt. Hyaluronsäure wirkt dabei nicht nur als Wasserspeicher: Sie regt auch Fibroblasten in der Dermis an, wodurch die Bildung von Kollagen und Elastin unterstützt wird.[66, 67]

Auf dem Markt sind unterschiedliche Qualitäten von Hyaluronsäure erhältlich. Achten Sie beim Kauf darauf, dass Ihr Produkt niedermolekulare Hyaluronsäure enthält, idealerweise mit einer Molekülgröße zwischen 20 und 300 Kilodalton (kDa). Genau diese Form wurde in den meisten klinischen Studien zur oralen Einnahme verwendet und konnte dort die Hautfeuchtigkeit, Elastizität und Faltentiefe nachweislich verbessern.

Hochmolekulare Hyaluronsäure wird dagegen im Dünndarm nur schlecht aufgenommen und ist daher eher für die äußerliche Anwendung in Cremes geeignet. Neuere Präparate enthalten Hyaluronsäure mit besonders kleinen Molekülen von nur 2 bis 5 kDa. Sie scheinen eine noch bessere Bioverfügbarkeit zu besitzen, ihre Wirkung wird derzeit jedoch noch intensiver erforscht.

Mögliche tägliche Dosierung: bis 240 Milligramm.

Grüntee-Extrakt - Pflanzenstoff mit Anti-Aging-Wirkung

Der Grüntee-Extrakt ist reich an Catechinen wie Epigallocatechingallat (EGCG) und gehört zu den bekanntesten Vertretern dieser sekundären Pflanzenstoffe. Klinische Studien zeigen, dass eine mehrwöchige orale Einnahme von Grüntee-Extrakt (zwischen 540 Milligramm und 600 Milligramm Catechine pro Tag über 6 bis 12 Wochen) die UV-bedingte Hautalterung verlangsamen kann.[68]

Der Gehalt an EGCG im grünen Tee schwankt je nach Sorte und Zubereitung stark. Eine Tasse (200 Milliliter) enthält im Schnitt bis zu 100 Milligramm EGCG. Um die in Studien wirksamen Mengen von bis zu 600 Milligramm EGCG pro Tag zu erreichen, wären etwa sechs Tassen grüner Tee täglich nötig. Da es kaum realistisch ist, so viele Tassen täglich zu trinken, können standardisierte Grüntee-Extrakte eine alltagstaugliche Alternative sein.[69]

Achten Sie beim Kauf von Grüntee-Extrakt auf einen hohen Polyphenolgehalt (idealerweise mindestens 90 Prozent) sowie auf eine klare Angabe des EGCG-Gehalts. Empfehlenswert sind Produkte mit mindestens 45 Prozent EGCG. In Studien, die positive Effekte auf die Haut zeigen konnten, wurden meist Dosierungen bis 600 Milligramm EGCG pro Tag über mehrere Wochen eingesetzt. Da höhere Mengen bislang nicht ausreichend untersucht sind und bei empfindlichen Personen ein Risiko für Leberschäden nicht ausgeschlossen werden kann, sollten ausschließlich Produkte gewählt werden, die sich im Bereich der in Studien geprüften Dosierungen bewegen.

Mögliche tägliche Dosierung: bis 600 Milligramm Epigallocatechingallat.

Matcha - die kunstvolle Form des grünen Tees

Beim Matcha wird feinstes Grünteepulver mit etwa 70 bis 80 Grad heißem Wasser übergossen und mit einem Bambusbesen cremig aufgeschlagen. So entsteht ein intensiv grüner Tee, der reich an antioxidativen Catechinen ist. Besonders mild schmeckt er als „Matcha Latte" - mit aufgeschäumter Milch oder Pflanzendrink, etwa Hafer oder Mandel. Auch ein Spritzer Zitrone oder etwas Ingwer harmonieren gut und fördern die Aufnahme der Wirkstoffe. Wer lieber klassischen grünen Tee zubereitet, sollte ihn ebenfalls mit nicht zu heißem Wasser aufgießen und nur kurz ziehen lassen, so bleibt das Aroma frisch und bekömmlich.

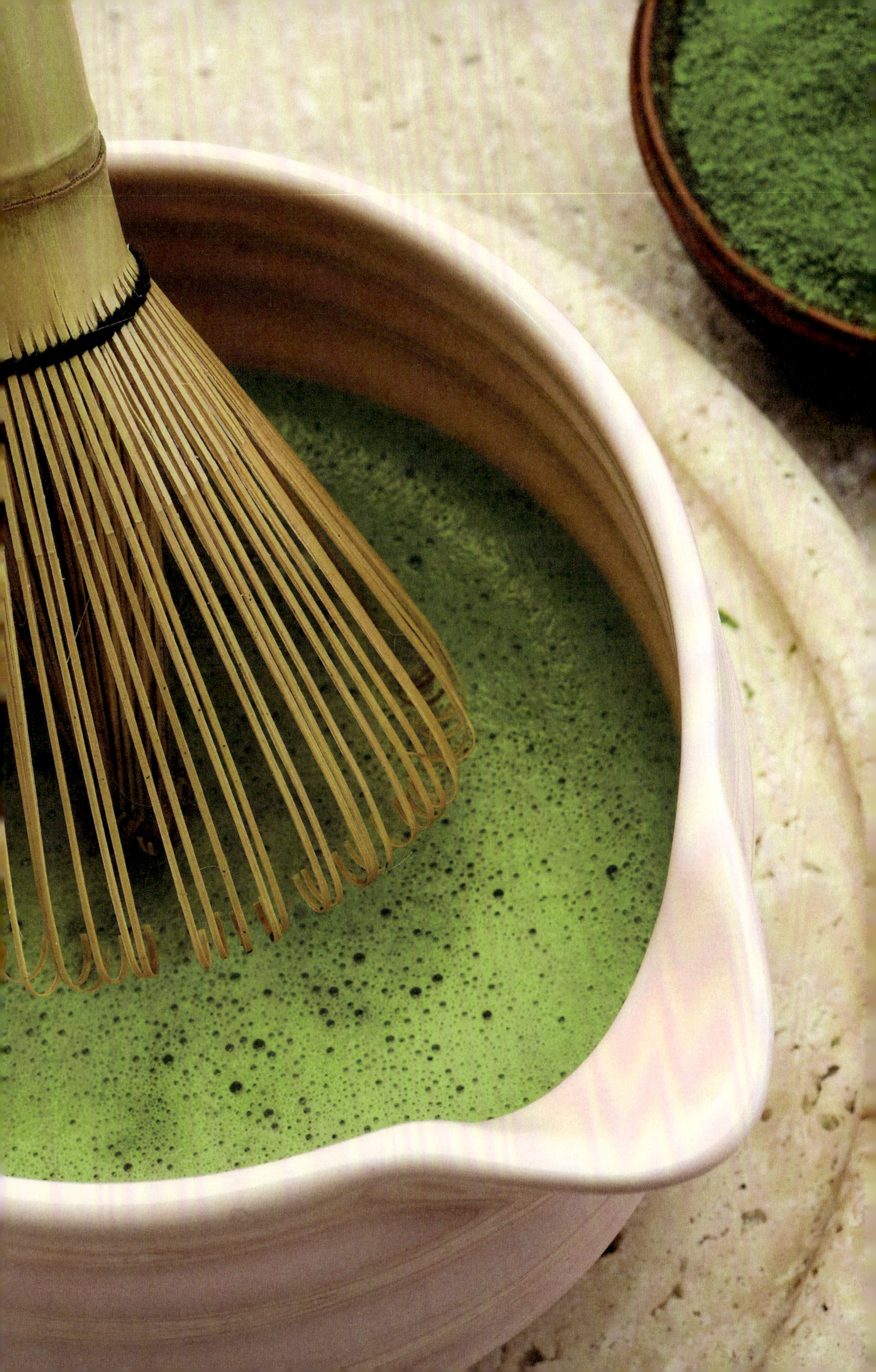

So bringen Sie Ihre Haut von außen zum Strahlen

Zum Schluss kommen wir zu einem wichtigen Aspekt für eine schöne und frische Haut: den Hautpflegeprodukten. Sie ergänzen einen gesunden und aktiven Lebensstil – können ihn jedoch nicht ersetzen. Allein können sie nur einen begrenzten Beitrag leisten, geben der Haut jedoch den entscheidenden „letzten Schliff". Man könnte es mit dem Samstagsputz zu Hause vergleichen: Erst wenn die Wohnung sauber und aufgeräumt ist, bringt eine Vase mit frischen Blumen das gewisse Etwas. Genauso ist die richtige Hautpflege das kleine Extra für unsere Haut.

Über dieses Thema ließen sich ganze Bücher schreiben. In diesem Ratgeber beschränken wir uns auf einige zentrale Punkte und Tipps, die unabhängig von Budget und Zeitaufwand umsetzbar sind. Dabei gilt: Jede Haut ist unterschiedlich und hat ihre eigenen Bedürfnisse. Ob Rosazea, Pigmentflecken oder andere Hautveränderungen: Lassen Sie sich im Zweifel von einer erfahrenen Kosmetikerin oder einem Dermatologen beraten.

Der Kosmetikmarkt ist voll von neuen, angeblich wundersamen Produkten. Würden alle Versprechen aus Werbung und Social Media zutreffen, müssten wir nach wenigen Wochen um Jahre jünger aussehen. Das ist natürlich unrealistisch. Was Pflegeprodukte tatsächlich leisten können, ist vor allem, die Haut mit Feuchtigkeit zu versorgen. Fast alle Cremes speichern Wasser in den oberen Hautschichten, wodurch die Haut glatter und praller wirkt, allerdings nur, solange die Produkte regelmäßig verwendet werden. Überdies stärken sie die Hautbarriere, sodass die Haut Feuchtigkeit besser halten kann und weniger empfindlich auf Reize von außen reagiert.

Tiefe Falten, Elastizitätsverlust oder Volumenmangel lassen sich durch äußerlich angewendete Hautpflegeprodukte jedoch nicht rückgängig machen. Diese Alterungsprozesse entstehen in der Dermis, der Lederhaut, oder noch tiefer. Damit sich Hautzellen tatsächlich erneuern und neues Kollagen aufgebaut wird, müssen Impulse direkt in der Dermis ankommen. Herkömmliche Cremes dringen kaum so weit vor. Eine Ausnahme bildet Retinol, auf das wir gleich noch näher eingehen werden.

Wer die Kollagenbildung und Hauterneuerung gezielt anregen möchte, muss auf Verfahren setzen, die diese Schicht tatsächlich erreichen.

Dazu gehören ästhetische Behandlungen wie Laser, Microneedling, Mesotherapie oder moderne Ansätze mit Polynukleotiden. Sie wirken dort, wo neue Strukturproteine entstehen, und können so die Hautelastizität nachhaltig verbessern.

Und vergessen Sie bitte Folgendes nicht:
Jeder Mensch und daher jede Haut ist anders. Und es existiert keine Creme, die für jede Haut perfekt formuliert wäre. Im Folgenden werden Sie einige Bestandteile von Kosmetikprodukten sowie deren Wirkung kennenlernen. Jede Creme und jedes Serum unterscheiden sich in ihrer Zusammensetzung und in der Konzentration der enthaltenen Wirkstoffe. Deshalb gibt es nicht das eine Produkt, das für alle passt. Der beste Rat lautet: Probieren Sie verschiedene Formulierungen aus, bis Sie herausfinden, welche Ihrer Haut am besten bekommt. Die richtige Pflege zeigt sich einfach daran, dass Ihre Haut entspannt bleibt, sich angenehm anfühlt und keine Irritationen wie Rötungen oder Brennen auftreten.

Gründliche Reinigung als Basis für eine gute Hautpflege

Tagsüber ist unsere Haut zahlreichen Schmutzpartikeln ausgesetzt. Dazu gehören Abgase, Feinstaub und andere Umweltrückstände aus der Luft, aber auch Pollen oder Rückstände von Make-up und Sonnenschutz. Gleichzeitig produziert die Haut selbst Substanzen, die sich im Laufe des Tages ablagern, etwa Talg, Schweiß oder abgestorbene Hautschüppchen. Diese Mischung kann die Poren verstopfen, die Haut fahl wirken lassen und die Wirksamkeit nachfolgender Pflegeprodukte mindern. Eine gute Hautpflege beginnt daher immer mit der Reinigung: Erst wenn die Haut frei atmen kann, entfalten Cremes und Seren ihren vollen Nutzen.

Heutzutage haben wir die Wahl zwischen einer Vielzahl von Reinigungsprodukten: Gel, Schaum, Milch, Pulver oder auch klassische Gesichtsseifen. In den letzten Jahren sind zudem Reinigungsöle beliebt geworden, die sich als sehr wirksam erwiesen haben. Grundsätzlich gibt es hier kein „besser" oder „schlechter". Entscheidend ist, dass die Konsistenz zu den eigenen Vorlieben und zum Hauttyp passt. Wichtig ist, dass die Reinigung sanft erfolgt, Schmutz und Make-up zuverlässig entfernt werden und die Haut dabei nicht übermäßig austrocknet oder spannt. Wer zu trockener oder sensibler Haut neigt, profitiert häufig von cremigen oder ölhaltigen Produkten, während fettige oder unreine Haut oft besser mit Gelen oder Schäumen zurechtkommt. Letztlich zählt, dass sich die Haut nach der Reinigung frisch, aber nicht gereizt anfühlt.

Bei fettiger, unreiner oder zu Akne neigender Haut können Produkte mit Glykolsäure (AHA) oder Salicylsäure (BHA) hilfreich sein. Beide Wirkstoffe unterstützen ein ebenmäßigeres Hautbild und verfeinern die Poren. Häufig werden sie in Peelings eingesetzt, die jedoch nur ein- bis maximal dreimal pro Woche angewendet werden sollten. Eine sanftere Alternative sind sogenannte AHA/PHA-Peeling-Cleanser (chemische Peeling-Reiniger), die sich auch für die tägliche Gesichtsreinigung eignen. Sie reinigen nicht nur gründlich, sondern fördern gleichzeitig die Hauterneuerung.

Nach der Reinigung mit einem Gel kann ein Gesichtswasser (heutzutage auch als „Toner" bezeichnet) eine gute Ergänzung sein. Es entfernt letzte Rückstände von Reinigungsprodukten, Schmutzpartikeln oder Make-up, stellt den natürlichen pH-Wert der Haut wieder her und bereitet sie optimal auf die nachfolgende Pflege vor. Viele Toner enthalten zudem beruhigende oder feuchtigkeitsspendende Inhaltsstoffe wie Aloe vera, Niacinamid (Vitamin B3), Panthenol (Provitamin B5), Grüntee oder Hyaluronsäure und verleihen der Haut ein frisches Gefühl.

Besonders praktisch ist Gesichtswasser in Regionen mit sehr kalkhaltigem Wasser: Kalkreste können nach dem Abspülen als dünner Film auf der Haut zurückbleiben und sie austrocknen. Ein mildes Gesichtswasser entfernt diese Rückstände und sorgt dafür, dass sich Ihre Haut nach der Reinigung angenehm klar und gepflegt anfühlt.

Pflegewirkstoffe für eine gesunde Haut

Nachdem Sie Ihre Haut gründlich von Talg und Schmutzpartikeln befreit haben, kann die eigentliche Pflege beginnen. Die Auswahl an Produkten in Drogerien und Parfümerien ist riesig. So groß, dass man sich als Laie oft kaum noch zurechtfindet. Angesichts der Vielzahl an Wirkstoffen ist es schwer zu entscheiden, welches Produkt wirklich zu uns passt.

Der erste Schritt ist daher eine einfache, aber entscheidende Frage: Wie ist meine Haut beschaffen? Ist sie eher trocken, empfindlich oder ölig und neigt zu Akne? Möchten Sie Pigmentflecken aufhellen oder Ihrer Haut einen Frischekick durch zusätzliche Feuchtigkeit geben?

Je nach Pflegeziel gibt es bestimmte Wirkstoffe, die sich besonders eignen und die heute in einer großen Auswahl an Produkten erhältlich sind. Einige der wichtigsten stellen wir Ihnen im Folgenden vor.

Ceramide: Ceramide gehören zu den hauteigenen Lipiden und machen einen wesentlichen Bestandteil der Hautbarriere aus. Sie unterstützen die Haut dabei, Feuchtigkeit zu bewahren, und schützen sie gleichzeitig vor äußeren Reizen und schädlichen Substanzen.

Mit zunehmendem Alter produziert die Haut weniger Ceramide. Das schwächt ihre natürliche Schutzbarriere, wodurch Feuchtigkeit schneller verloren geht, die Haut empfindlicher auf äußere Einflüsse reagiert und zunehmend weniger elastisch wird. Pflegeprodukte mit Ceramiden können hier gezielt unterstützen: Sie helfen, die Barriere zu stärken, Feuchtigkeit besser zu speichern und die Haut geschmeidig zu halten. Besonders für reifere, trockene oder empfindliche Haut sind sie daher ein wertvoller Bestandteil der Pflegeroutine.

Glycerin: Glycerin zählt zu den am häufigsten eingesetzten Wirkstoffen in Hautpflegeprodukten. Als Feuchtigkeitsspender hilft es, Wasser in der obersten Hautschicht zu speichern. So bleibt die Haut länger hydratisiert und wirkt praller und geschmeidiger. Gleichzeitig stärkt Glycerin die Hautbarriere und macht sie widerstandsfähiger gegenüber äußeren Einflüssen. Auch feine Trockenheitsfältchen können dadurch gemildert werden. Da der Wirkstoff ausgezeichnet verträglich ist, eignet er sich für nahezu alle Hauttypen, besonders aber für trockene oder empfindliche Haut.

Achten Sie bei der Produktauswahl auf Kombinationen verschiedener Feuchtigkeitsspender, etwa Glycerin zusammen mit Hyaluronsäure oder Urea. Denn so kann die Haut optimal mit Feuchtigkeit versorgt werden.

Hyaluronäure: Hyaluronsäure ist ein echter Klassiker in der Kosmetik und einer der beliebtesten Wirkstoffe überhaupt. Kein Wunder: Diese körpereigene Substanz kann große Mengen Wasser speichern und trägt so dazu bei, dass die Haut elastisch und straff bleibt. In Cremes und Seren sorgt sie für intensive Durchfeuchtung, lässt die Haut frischer wirken und polstert Trockenheitsfältchen auf. Weil Hyaluronsäure außerdem optimal verträglich ist, eignet sie sich für alle Hauttypen und zählt deshalb seit Jahren zu den unangefochtenen Favoriten in der Hautpflege.

Niacinamid: Niacinamid, auch als Vitamin B3 bekannt, hat in den letzten Jahren einen regelrechten Boom erlebt und findet sich inzwischen in unzähligen Pflegeprodukten. Der Wirkstoff gilt als echtes Multitalent, weil er gleich mehrere positive Effekte auf die Haut hat. Er stärkt die Hautbarriere, indem er die Bildung von Ceramiden unterstützt, und hilft so, Feuchtigkeit besser zu speichern. Gleichzeitig wirkt Niacinamid beruhigend, reduziert Rötungen und eignet sich daher besonders für empfindliche oder zu Rosazea neigende Haut. Auch ölige und zu Akne neigende Haut profitiert, da Niacinamid die Talgproduktion regulieren und das Hautbild verfeinern kann. Niacinamid wird unter Anwendern außerdem immer beliebter, weil es das

Hautbild glättet, Pigmentflecken mildert, Unregelmäßigkeiten reduziert und den Teint sichtbar ausgleicht. Die Haut wirkt dadurch frischer und strahlender. Schon geringe Konzentrationen von bis zu 5 Prozent in Seren, Cremes oder Gesichtswassern können ihre Wirkung zeigen. Bei speziellen Hautproblemen wie Akne oder Pigmentflecken können auch Produkte mit einem höheren Gehalt (bis zu 10 Prozent) sinnvoll sein.

Tipp: Wenn Sie zu Hause ein Peeling mit AHA oder BHA gemacht haben, können Sie anschließend ein Serum mit Niacinamid (bis zu 5 Prozent) verwenden. Der Wirkstoff beruhigt die Haut, lindert Rötungen und stärkt die Hautbarriere. So kann sich die Haut schneller regenerieren und bleibt besser geschützt.

Retinoide: Retinoide sind eine Stoffgruppe, die Vitamin A (Retinol) und seine Abkömmlinge (Derivate) umfasst. Dazu zählen unter anderem Retinal (Retinaldehyd), Retinsäure sowie sogenannte Retinylester. Im Gegensatz zu vielen anderen Wirkstoffen wie Hyaluronsäure oder Glycerin können Retinoide bis in die tiefere Hautschicht, die Dermis, vordringen. Dort regen sie die Bildung von Kollagen und Elastin an und stoßen die Zellerneuerung an. Langfristig können sie für eine glattere, ebenmäßigere und jugendlichere Haut sorgen. Genau diese Besonderheit macht sie zu einem der wirksamsten und beliebtesten Anti-Aging-Wirkstoffe in der modernen Kosmetik.

Retinol: Retinol ist das bekannteste Retinoid und gilt als einer der am besten erforschten Anti-Aging-Wirkstoffe. Retinol ist sowohl in Cremes und Seren als auch in Augenpflegeprodukten enthalten. Wenn Sie gerade erst Retinol in Ihre Hautpflegeroutine einführen, eignen sich Produkte mit niedrigen Konzentrationen ab etwa 0,1 Prozent. Haben Sie bereits Erfahrung mit Retinol und Ihre Haut daran gewöhnt, können Sie auch Seren mit bis zu 1 Prozent Retinol verwenden. Alles, was darüber hinausgeht, ist verschreibungspflichtig und sollte ausschließlich unter ärztlicher Betreuung angewendet werden.

Retinal: Retinal (auch Retinaldehyd genannt) ist wirksamer als Retinol, da es schneller in seine aktive Form (Retinsäure) umgewandelt wird. Es ist ähnlich wie Retinol in der Hautpflege meist als Serum oder Creme erhältlich. Retinal gibt es in verschiedenen Konzentrationen, meist zwischen 0,05 und 0,2 Prozent. Wenn Sie gerade erst mit Retinal beginnen, empfiehlt sich zunächst eine niedrigere Dosierung, da Retinal stärker wirkt als Retinol und Ihre Haut anfangs mit Rötungen oder Trockenheit reagieren kann. Haben Sie zuvor bereits Retinol angewendet, ist Ihre Haut in gewisser Weise schon an Vitamin A gewöhnt. In diesem Fall können Sie in der Regel etwas schneller auf eine mittlere Konzentration umsteigen. Dennoch sollten Sie die Anwendung behutsam steigern. Beginnen Sie am besten mit zwei- bis dreimal pro Woche, bevor Sie Retinal täglich verwenden.

Retinsäure: Die Retinsäure (Tretinoin) ist die stärkste Form und ist nur in verschreibungspflichtigen Präparaten enthalten. Sie wird vor allem bei ausgeprägter Akne eingesetzt, sollte aber ausschließlich unter ärztlicher Aufsicht angewendet werden, da sie hautreizend sein kann.

Aber Vorsicht bitte: Retinoide machen Ihre Haut empfindlicher gegenüber UV-Strahlen. Daher empfehlen Dermatologen, Retinolprodukte abends aufzutragen. Nachts läuft die Regeneration auf Hochtouren, wodurch die Substanzen ihre Wirkung optimal entfalten können. Wichtig ist, dass Sie während der Anwendung tagsüber immer einen Sonnenschutz mit mindestens Lichtschutzfaktor 30 verwenden.

Salicylsäure (BHA): Im Abschnitt über die Gesichtsreinigung haben Sie bereits erfahren, dass Salicylsäure (BHA) in Gesichtsreinigungsprodukten eingesetzt wird. Der Wirkstoff löst sanft abgestorbene Hautzellen, verfeinert effektiv die Poren und verbessert so das Hautbild.

Salicylsäure gibt es aber nicht nur in Reinigern, sondern auch in Form von Seren, den sogenannten Leave-on-Produkten. Diese werden idealerweise am Abend aufgetragen. Während der Nacht kann Salicylsäure ihre Wirkung besonders gut entfalten: Sie befreit die Poren von Talg und wirkt entzündungshemmend. Bei regelmäßiger Anwendung können Sie sich über weniger Hautunreinheiten und Mitesser sowie insgesamt über einen klareren, gleichmäßigeren Teint freuen.

Wenn Ihre Haut es gut verträgt, können Sie ein solches Serum auch morgens verwenden. Achten Sie dann jedoch unbedingt auf einen Sonnenschutz mit mindestens Lichtschutzfaktor 30 (da Salicylsäure die Haut empfindlicher für UV-Strahlung macht) und vermeiden Sie die gleichzeitige Anwendung weiterer starker Wirkstoffe wie hoch dosiertem Vitamin C.

Zudem sind diese Seren in der Regel vergleichsweise kostengünstig. Leave-on-Produkte mit BHA enthalten in der Regel eine Konzentration von etwa 2 Prozent Salicylsäure.

Vitamin C: Vitamin C, chemisch auch Ascorbinsäure genannt, zählt zu den wirksamsten Inhaltsstoffen in der Hautpflege und überzeugt durch seine Vielseitigkeit. Es schützt die Haut, unterstützt ihre Regeneration und verleiht ihr ein frisches, ebenmäßiges Aussehen.

Ein wichtiger Effekt ist der antioxidative Schutz: Vitamin C fängt freie Radikale ab, die durch Sonne, Umweltbelastungen oder Stress entstehen, und bewahrt so Hautzellen vor Schäden.

Besonders interessant ist die aufhellende Wirkung: Vitamin C bremst die übermäßige Bildung von Melanin, dem Farbpigment der Haut. Auf diese Weise können Pigmentflecken und auch Melasma (hormonbedingte, dunkle, unregelmäßige Hautverfärbungen, meist im Gesicht) aufgehellt werden. Zudem beugt Vitamin C neuen Hyperpigmentierungen vor und trägt so zu einem gleichmäßigeren Teint bei. Besonders wirksam zeigt sich die Kombination von Vitamin C und Niacinamid bei Pigmentflecken und lichtbedingter Hautalterung. Vitamin C greift früh in die Bildung des Farbpigments Melanin ein, während Niacinamid den Transport der Pigmentpartikel in die oberen Hautschichten hemmt. So wirken beide auf unterschiedlichen Ebenen und können braune Flecken sichtbarer mindern.

Ferner verleiht Vitamin C der Haut ein frisches Strahlen, reduziert fahle Partien und sorgt für den beliebten „Glow-Effekt". Es stärkt außerdem die Hautbarriere, indem es die Bildung von schützenden Lipiden unterstützt. Mittlerweile gibt es zahlreiche Hautpflegeprodukte mit Vitamin C, wie Cremes oder Seren, die in unterschiedlichen Konzentrationen angeboten werden. Bedenken Sie bitte dabei, dass Vitamin C eine Säure ist und je nach Stärke (vor allem, wenn Sie es zum ersten Mal anwenden) die Haut reizen kann. Wenn Sie empfindliche Haut haben, empfiehlt es sich, zunächst mit einem Serum von etwa 5 Prozent zu beginnen. Nach einer Eingewöhnungszeit können Sie dann schrittweise auch höher konzentrierte Produkte ausprobieren.

Viele Experten empfehlen, Vitamin C morgens aufzutragen, da es freie Radikale neutralisiert und in Kombination mit Sonnenschutz besonders effektiv vor lichtbedingter Hautalterung schützt. Empfindliche Haut oder höher konzentrierte Seren können jedoch auch abends angewendet werden, wenn die Haut ihre nächtlichen Reparaturprozesse durchläuft. Wichtig ist vor allem die regelmäßige Anwendung. Besonders effektiv kann die Hautpflege werden, wenn Vitamin C am Morgen und Retinol am Abend angewendet werden.

Urea: Urea (Harnstoff) spendet der Haut intensiv Feuchtigkeit, macht sie glatter und unterstützt ihre natürliche Schutzschicht. In niedriger Dosierung (bis zu 5 Prozent) versorgt es die Haut optimal mit Feuchtigkeit und macht trockene Haut geschmeidiger. Für die Gesichtshaut sind in der Regel Produkte mit bis zu 5 Prozent Urea sinnvoll: Sie wirken als hervorragende Feuchtigkeitsspender, glätten die Haut, machen sie geschmeidiger und sind auch für trockene, empfindliche oder zu Neurodermitis neigende Haut geeignet. In mittlerer Konzentration (etwa 10 Prozent) hilft Urea, raue und stark trockene Haut beispielsweise an den Händen, Ellenbogen und Füßen zu verbessern, während es in höherer Dosierung (etwa ab 20 Prozent) selbst ausgeprägte Hornhaut (zum Beispiel an Fersen) löst.

Infobox

Koreanische Kosmetik erobert derzeit den europäischen Markt, und das nicht ohne Grund. Viele Hersteller greifen auf traditionelle pflanzliche Wirkstoffe zurück, die seit Jahrhunderten in der koreanischen Heilkunst geschätzt werden, etwa Reisextrakt, fermentierte Getreideextrakte, Ginseng, grüner Tee, Propolis, Tamanu-Öl, Teebaumextrakt, Extrakte aus Pflaumen- und Mungobohnensamen, Kamelienöl oder rote Bohnen.

Ein weiterer Grund für die Beliebtheit koreanischer Kosmetik ist die besonders hautfreundliche Formulierung vieler Produkte. Zahlreiche Hersteller verzichten bewusst auf umstrittene oder potenziell reizende Inhaltsstoffe wie Parabene, Silikone, Mineralöle, Alkohol, Parfüm oder künstliche Farbstoffe. Dieser Ansatz soll die Haut so wenig wie möglich belasten und das Risiko für Irritationen, Allergien oder verstopfte Poren verringern. Stattdessen liegt der Fokus auf sanften, gut verträglichen Wirkstoffen, die die Hautbarriere stärken und ihr Feuchtigkeit spenden. Gerade für Menschen mit empfindlicher oder zu Unreinheiten neigender Haut kann dies ein entscheidender Vorteil sein.

Tipp zum Schluss:
Bedenken Sie bitte: Hautpflege ist immer etwas sehr Individuelles. Was bei einer Person sichtbar wirkt, kann bei einer anderen kaum einen Effekt zeigen. Das bedeutet jedoch nicht, dass ein bestimmter Wirkstoff grundsätzlich „nicht funktioniert". Oft liegt es an der Zusammensetzung: Hersteller setzen unterschiedliche Rezepturen ein, kombinieren Wirkstoffe auf ihre eigene Weise und variieren in den Konzentrationen. Genau diese Unterschiede machen aus, ob ein Produkt für Ihre Haut spürbar wirksam ist oder nicht. Wenn Sie also mit einem Präparat keine Veränderung bemerken, lohnt es sich, ein anderes auszuprobieren, anstatt den Wirkstoff vorschnell aufzugeben. So finden Sie Schritt für Schritt die Pflege, die wirklich zu Ihnen passt.

Ihre Nährstoffübersicht auf einen Blick

Zum Schluss dieses Ratgebers möchte ich Ihnen eine kompakte Übersicht an die Hand geben: eine Tabelle mit allen Nahrungsergänzungsmitteln, die im Verlauf des Buches vorgestellt wurden. Sie soll Ihnen als praktische Orientierung dienen, wenn Sie das Gelesene in die Praxis umsetzen möchten.

In der Übersicht finden Sie auf einen Blick, welche Substanz welchen Nutzen für die allgemeine Gesundheit und speziell für die Haut hat. Außerdem sind Hinweise zu geeigneten Verbindungen und besonderen Empfehlungen ergänzt, ebenso wie die gängigen Dosierungen. So können Sie leicht nachvollziehen, welche Präparate für Ihre persönliche Situation interessant sein könnten und worauf Sie bei der Auswahl achten sollten.

Bitte bedenken Sie: Die Tabelle ersetzt keine individuelle Beratung, sondern versteht sich als Leitfaden und Gedächtnisstütze. Nutzen Sie sie, um sich im Alltag schnell zu orientieren und um das, was Sie im Kapitel 4 über Ernährung, Lebensstil und Mikronährstoffe erfahren haben, gezielt und bewusst umzusetzen.

Wichtiger Hinweis:
Bei einzelnen Nährstoffen weichen die angegebenen Werte von den Referenzwerten der Deutschen Gesellschaft für Ernährung (DGE) ab. Sie orientieren sich am aktuellen Stand der Forschung und berücksichtigen unter anderem die in wissenschaftlichen Studien eingesetzten Mengen. Nach heutigem Wissensstand gelten alle in der Tabelle genannten Dosierungen als sicher.

Bitte beachten Sie, dass eine unüberlegte Einnahme von Nahrungsergänzungsmitteln zu Überdosierungen führen kann. Während Präparate wie Omega-3, Vitamin D oder Kollagen in angegeben Dosierungen als gut verträglich gelten, können andere Mikronährstoffe, beispielsweise Zink oder Selen, in zu hohen Mengen toxisch wirken. Deshalb sollten sie nur nach individuellem Bedarf und idealerweise nach einer Bestimmung der Blutspiegel eingenommen werden.

Substanz	**Nutzen für die allgemeine Gesundheit**	**Nutzen für die Haut**	**Geeignete Verbindungen / Hinweise**	**Dosierung**
B-Vitamine	Energiestoffwechsel, Nervensystem, Stressresistenz	Hautregeneration, frischer Teint	Methylierte Formen z. B. Vitamin B 12: Methylcobalamin, Folsäure: 5-Methyltetrahydrofolat (5-MTHF) sind besonders gut bioverfügbar	Hochwertiger Vitamin-B-Komplex mit allen B-Vitaminen, vorzugsweise in gut bioverfügbaren Formen
Vitamin C (Ascorbinsäure)	Antioxidans, stärkt Immunsystem, wichtig für Knochen und Bindegewebe	Kollagenbildung, Schutz vor oxidativem Stress, straffere Haut	Gepufferte Formen (Calcium-/Magnesiumascorbat) und liposomales Vitamin C für empfindlichen Magen	Bis zu 1,5 g pro Tag gelten als sicher
Vitamin D	Knochenstabilität, Immunabwehr, Entzündungshemmung	Schutz vor Photoaging, Kollagenbildung, Hautelastizität	Vitamin D3 (Cholecalciferol), gleichzeitig sollte der Bedarf an Vitamin K2 und Magnesium gedeckt sein Unbedingt mit einer Hauptmahlzeit einnehmen (bessere Aufnahme)	Zielwert Blutspiegel 25(OH)D: mindestens 30 ng/ml ideal 40–60 ng/ml Dosierung je nach Status: 2000 bis 4000 I.E. pro Tag

Vitamin E	Antioxidans, Gefäß- und Zellschutz	Schutz der Hautzellen vor freien Radikalen	Gemischte Tocopherole & Tocotrienole besser als reines α-Tocopherol Unbedingt mit einer Hauptmahlzeit einnehmen (bessere Aufnahme)	Handelsüblich sind Präparate mit täglicher Dosierung von: 100-400 I.E. (≈ 67-268 mg), nahe der sicheren Obergrenze
Magnesium	Muskel-und Nervenfunktion, Energieproduktion	Weniger Hauttrockenheit und -entzündungen	Besonders gut bioverfügbar: Magnesiumbisglycinat, Magnesiumcitrat	300–400 mg pro Tag; bei Bedarf bis 600 mg
Selen	Antioxidans, Schilddrüsenfunktion, Krebsprävention	Bessere Hautqualität, besonders wichtig bei entzündlichen Hautsymptomen, z. B. bei Psoriasis, Ekzemen, Neurodermitis	Natriumselenit und Natriumselenat Bitte nicht zusammen mit Vitamin C einnehmen.	Je nach Blutspiegel; 50, 100, 200 µg pro Tag; maximal 250 µg pro Tag
Zink	Immunsystem, Wundheilung	Hautregeneration und Entzündungshemmung bei Psoriasis und Neurodermitis	Zinkbisglycinat, Zinkhistidin sind gut bioverfügbar und magenfreundlich	10–15 mg pro Tag; kurzfristig bis 25 mg pro Tag

Omega-3 (EPA/DHA)	Herz-Kreislauf-Schutz, Entzündungshemmung	Hautfeuchtigkeit, starke Hautbarriere Elastizität, Entzündungshemmung	Hochgereinigtes Fischöl oder Algenöl Unbedingt mit einer Hauptmahlzeit einnehmen (bessere Aufnahme)	250–500 mg pro Tag EPA+DHA; bei speziellen Indikationen 2-4 g pro Tag
Coenzym Q10	Zellenergie Antioxidans	Anti-Aging – Schutz der Hautzellen vor freien Radikalen	Ubiquinol Unbedingt mit einer Hauptmahlzeit einnehmen (bessere Aufnahme)	100–300 mg pro Tag
Kollagenpeptide	Gelenke, Bindegewebe	Hautelastizität und -feuchtigkeit, weniger Falten, Reduktion von Cellulite	Kollagenhydrolysat	2,5–10 g pro Tag
Hyaluronsäure (oral)	Gelenkgesundheit	Hautelastizität, Reduktion der Faltentiefe	Niedermolekulare Hyaluronsäure bis 300 Kilodalton (kDa), je kleiner das Molekül desto besser die Aufnahme und mögliche Wirkung in Haut- und Bindegewebe.	120–240 mg pro Tag
Grüntee-Extrakt	Antioxidativ, kardioprotektiv	Schutz vor UV-bedingter Hautalterung	Epigallocatechingallat EGCG aus grünem Tee	EGCG: 540–600 mg pro Tag

Nachwort

Gesundheit, Ausstrahlung und Vitalität lassen sich nicht auf eine einzige Formel reduzieren. Dieser Ratgeber versteht sich daher als Orientierung, als eine Art Fahrplan, der Ihnen Wege zu mehr Wohlbefinden, frischerem Aussehen und mehr Energie im Alltag aufzeigt.

Wie bei einem Fahrplan gibt es unterschiedliche Stationen und Richtungen, und jeder Mensch hat sein eigenes Reiseziel. So können auch Sie die Inhalte dieses Buches auf Ihre persönliche Lebenssituation übertragen: Je nach Lebensphase und Bedürfnissen wählen Sie die Aspekte aus, die für Sie gerade am wichtigsten sind. Vielleicht sind es Ernährungsumstellungen, gezielte Nährstoffe, mehr Entspannung oder kleine Veränderungen in Ihrer Pflegeroutine. Alles darf Schritt für Schritt in Ihr Leben integriert werden.

Gleichzeitig möchte ich betonen: Gesundheit und gesunde Haut sind hochkomplexe Themen, über die man ganze Bücherreihen füllen könnte. In diesem Ratgeber haben wir uns bewusst auf die wesentlichen Faktoren konzentriert.

Und eine Botschaft liegt mir besonders am Herzen: Finden Sie Ihren eigenen Weg. Alles, was Sie hier lesen, soll nicht als Pflichtprogramm verstanden werden, sondern darf Freude machen. Besser ist es, in kleinen, realistischen Schritten vorzugehen, die Sie langfristig beibehalten können, als alles auf einmal umzusetzen und sich dabei zu überfordern. Genießen Sie die Veränderungen. So wird daraus ein nachhaltiger Gewinn für Ihre Gesundheit, Ihre Haut und Ihr allgemeines Wohlbefinden.

Ihre *Agnieszka Peralta Martin*

Literaturverzeichnis

1 Epigenetics and lifestyle. Jorge Alejandro Alegría-Torres, Andrea Baccarelli, Valentina Bollati. 3, s.l. : Epigenomics, 2011, Bd. 3, S. 267-277.
2 Transgenerational Epigenetic Contributions to Stress Responses: Fact or Fiction? Nestler, Eric J. 3, 2016, Bd. 14. e1002426.
3 Examining nutrition strategies to influence DNA methylation and epigenetic clocks: a systematic review of clinical trials. Isabel García-García, Giorgia Grisotto et al. 5, s.l. : Front Aging, 2024, Bd. 15.
4 Estrogens and aging skin. Thornton, M Julie. 2, s.l. : Dermatoendocrinology, 2013, Bd. 5, S. 264-270.
5 Bundesministerium für Landwirtschaft, Ernährung und Heimat. Salzzufuhr in Deutschland: Ergebnisse der DEGS- und KiGGS-Studie. [Online] 9. 12 2024.https://www.bmleh.de/SharedDocs/Downloads/DE/_Ernaehrung/Ergebnisse-DEGS-Salzaufnahme.html.
6 Time to Form a Habit: A Systematic Review and Meta-Analysis of Health Behaviour Habit Formation and Its Determinants. Ben Singh, Andrew Murphy et al. 23, 2024, Healthcare (Basel), Bd. 12.
7 Influence of food type, oil type and frying frequency on the formation of trans-fatty acids during repetitive deep-frying. Shaziya Manzoor, F.A. Masoodi, Rubiya Rashid. 2023, Food Control, Bd. 147.
8 Kommission, Eurpäische. EUR-Lex. Verordnung (EU) 2019/649 der Kommission vom 24. April 2019 zur Änderung des Anhangs III der Verordnung (EG) Nr. 1925/2006 des Europäischen Parlaments und des Rates betreffend andere Trans-Fettsäuren als solche, die auf natürliche Weise in Fett tierischen . [Online] 2019. https://eur-lex.europa.eu/legal-content/DE/TXT/?uri=CELEX:32019R0649.
9 Coupling Phase Behavior of Fatty Acid Containing Membranes to Membrane Bio-Mechanics. Arwen I. I. Tyler, Jake L. Greenfield et al. 2019, Frontiers in Cell and Developmental Biology, Bd. 7.
10 Diet and Skin Barrier: The Role of Dietary Interventions on Skin Barrier Function. Milbrey A Parke, Ariadna Perez-Sanchez et al. 1, 2021, Dermatology Practical & Conceptual, Bd. 11.
11 Effect of industrially produced trans fat on markers of systemic inflammation: evidence from a randomized trial in women. Nathalie T Bendsen, Steen Stender et al. 10, 2011, Journal of Lipid Research, Bd. 52, S. 1821–1828.
12 Effects of food additives on gut microbiota: What's new in 2024. Ivanovic N., Dimitrijevic Brankovic S. 2024, Microbiota in Health and Disease, Bd. 6.
13 Exercise-stimulated interleukin-15 is controlled by AMPK and regulates skin metabolism and aging. Justin D Crane, Lauren G MacNeil et al. 4, 2015, Aging Cell, Bd. 14, S. 625-634.
14 Neuromodulation of Aerobic Exercise – A Review. Saskia Heijnen, Bernhard Hommel et al. 2016, Frontiers in Psychology, Bd. 6.
15 The Effects of Acute Exercise on Mood, Cognition, Neurophysiology, and Neurochemical Pathways: A Review. Julia C Basso, Wendy A Suzuki. 2, 2017, Brain Plasticity, Bd. 2, S. 127-152.
16 Effects of forest bathing on pre-hypertensive and hypertensive adults: a review of the literature. Katherine Ka-Yin Yau, Alice Yuen Loke. 23, 2020, Environmental Health and Preventive Medicine, Bd. 25.
17 Oxytocin and the Biopsychology of Performance in Team Sports. Gert-Jan Pepping, Erik J Timmermans. 2012, ScientificWorldJournal.
18 Exercise training increases size of hippocampus and improves memory. Kirk I Erickson, Michelle W Voss et al. 7, 2011, Proceedings of the National Academy of Sciences of the United States of America, Bd. 108, S. 3017-3022.
19 A meta-analytic review of the effects of exercise on brain-derived neurotrophic factor. Kristin L Szuhany, Matteo Bugatti, Michael W Otto. 2014, Journal of Psychiatric Research, Bd. 60, S. 56-64.

20 Mitochondrial response to inactivity-induced muscle disuse and exercise training. Pillon, Nicolas J. 2023, European Journal of Applied Physiology, Bd. 123, S. 243-245.
21 Efficacy of omega-3 highly unsaturated fatty acids in the treatment of depression. Brian Hallahan, Timothy Ryan et al. 3, 2016, British Journal of Psychiatry, Bd. 209, S. 192-201.
22 Efficacy of omega-3 PUFAs in depression: A meta-analysis. Yuhua Liao, Bo Xie et al. 1, 2019, Translational Psychiatry, Bd. 9.
23 Extracts of Sideritis scardica as triple monoamine reuptake inhibitors. Knörle, Rainer. 12, 2012, Journal of Neural Transmission (Vienna), Bd. 119, S. 1477-1482.
24 The Acute and Chronic Cognitive and Cerebral Blood Flow Effects of a Sideritis scardica (Greek Mountain Tea) Extract: A Double Blind, Randomized, Placebo Controlled, Parallel Groups Study in Healthy Humans. Emma L Wightman, Philippa A Jackson et al. 8, 2018, Nutrients, Bd. 10.
25 Solan, Matthew. Harvarth Health Publishing. 10 minutes of daily mindfulness may help change your outlook about health improvements. [Online] 1. 12 2024. https://www.health.harvard.edu/mind-and-mood/10-minutes-of-daily-mindfulness-may-help-change-your-outlook-about-health-improvements.
26 Die Vagus-Meditation – Eine Chance gegen Stress und Burnout im Klinikalltag. Schnack, Prof. Dr. med. Gerd. 01, s.l. : Georg Thieme Verlag Stuttgart · New York, 2016, Der Klinikarzt, Bd. 45, S. 6-8.
27 Magnesium-L-threonate improves sleep quality and daytime functioning in adults with self-reported sleep problems: A randomized controlled trial. Heather A Hausenblas, Tarah Lynch et al. 2024, Sleep Medicine: X, Bd. 8.
28 Gut-Skin Axis: Current Knowledge of the Interrelationship between Microbial Dysbiosis and Skin Conditions. Britta De Pessemier, Lynda Grine et al. 2, 2021, Microorganisms, Bd. 9.
29 A review of vitamin B12 in dermatology. Jennifer Brescoll, Steven Daveluy. 1, 2015, American Journal of Clinical Dermatology, Bd. 16, S. 27-33.
30 Hyperinsulinemia in Obesity, Inflammation, and Cancer. Anni MY Zhang, Elizabeth A Wellberg et al. 3, 2021, Diabetes & Metabolism Journal, Bd. 45, S. 285-311.
31 V., Deutsche Gesellschaft für Ernährung e. DGE-Ernährungskreis. Getreide, Getreideprodukte und Kartoffeln. [Online] [Zitat vom: 5. 09 2025.] https://www.dge.de/gesunde-ernaehrung/gut-essen-und-trinken/dge-ernaehrungskreis/getreide-getreideprodukte-und-kartoffeln/.
32 Skeletal muscle protein metabolism in the elderly: Interventions to counteract the 'anabolic resistance' of ageing. Leigh Breen, Stuart M Phillips. 2011, Journal Nutrition & Metabolism (London), Bd. 8.
33 Clinic, Cleveland. Sarcopenia. [Online] 3. 6 2022. https://my.clevelandclinic.org/health/diseases/23167-sarcopenia.
34 Immunosenescence: molecular mechanisms and diseases. Zaoqu Liu, Qimeng Liang et al. 2023, Signal Transduction and Targeted Therapy, Bd. 8.
35 Nutrition, anabolism, and the wound healing process: an overview. Demling, Robert H. 2009, Eplasty, Bd. 9.
36 Dietary protein recommendations and the prevention of sarcopenia. Douglas Paddon-Jones, Blake B Rasmussen. 1, 2009, Current Opinion in Clinical Nutrition & Metabolic Care, Bd. 12, S. 86-90.
37 Jürgen M. Bauer, Paolo Colombani et al. Nutrition Hub. Proteinzufuhr - brauchen wir mehr? [Online] Mai 2024. https://www.ernaehrungs-umschau.de/branche-aktuell/16-05-2024-proteinzufuhr-brauchen-wir-mehr-expertinnen-diskutieren-aktuellen-forschungsstand/.
38 Platter, Felix. Universitäre Altersmedizin. Wissenswertes zur Aminosäure Leucin. [Online] [Zitat vom: 2. 8 2025.] https://cdn.felixplatter.ch/files.felixplatter.ch/p/assets/pdf/infoblatt_klinische-ernaehrung_leucin.pdf.

39 Handgrip Strength: An Irreplaceable Indicator of Muscle Function. Lee, Sang Yoon. 3, 2021, Annals of Rehabilitation Medicine, Bd. 45, S. 167-169.
40 Strong or Weak Handgrip? Normative Reference Values for the German Population across the Life Course Stratified by Sex, Age, and Body Height. Steiber, Nadia. 10, 2016, PLoS One, Bd. 11.
41 The Effects of Protein and Supplements on Sarcopenia in Human Clinical Studies: How Older Adults Should Consume Protein and Supplements. Jang, Young Jin. 2, 2022, Journal of Microbiology and Biotechnology, Bd. 33, S. 143-150.
42 Authority, European Food Safety. EFSA assesses safety of long-chain omega-3 fatty acids. [Online] 27. 7 2012. https://www.efsa.europa.eu/en/press/news/120727.
43 Review of harmful gastrointestinal effects of carrageenan in animal experiments. Tobacman, J K. 10, 2001, Environmental Health Perspectives, Bd. 109, S. 983-994.
44 Nordrhein-Westfalen, Landwirtschaftskammer. Ratgeber Pflanzenbau und Pflanzenschutz . Probenahme zur Bodenuntersuchung. [Online] 2025. [Zitat vom: 5. 8 2025.] https://www.landwirtschaftskammer.de/landwirtschaft/ackerbau/duengung/basisinfos/probenahme-bodenuntersuchung-pdf.pdf.
45 Mlekusch, Irene. Österreichische Ärztezeitung. Nächtlicher Wadenkrampf: Überlastungs-Folge. [Online] 10. 4 2011. https://aerztezeitung.at/2011/oaz-artikel/medizin/naechtlicher-wadenkrampf-fluessigkeitsverlust-muskelkraempfe/.
46 An Alarming Decline in the Nutritional Quality of Foods: The Biggest Challenge for Future Generations' Health. Raju Lal Bhardwaj, Aabha Parashar et al. 6, 2024, Foods, Bd. 13.
47 Insulin and Autophagy in Neurodegeneration. Natália Prudente de Mello, Ana Maria Orellana et al. 2019, Frontiers in Neuroscience, Bd. 13.
48 Autophagy: renovation of cells and tissues. Noboru Mizushima, Masaaki Komatsu. 4, 2011, Cell, Bd. 147, S. 728-741.
49 Extending healthy life span--from yeast to humans. Luigi Fontana, Linda Partridge, Valter D Longo. 5976, 2010, Science, Bd. 328, S. 321-326.
50 (Destatis), Statistisches Bundesamt. Zahl der mindestens Hundertjährigen im Jahr 2021 auf neuem Höchststand. [Online] 12. 7 2022. https://www.destatis.de/DE/Presse/Pressemitteilungen/Zahl-der-Woche/2022/PD22_28_p002.html?templateQueryString=Zahl+der+mindestens+Hundertj%C3%A4hrigen+im+Jahr+2021.
51 Bevölkerung. Lebenserwartung und Sterblichkeit. [Online] [Zitat vom: 10. 8 2025.] https://www.destatis.de/DE/Themen/Querschnitt/Demografischer-Wandel/Aspekte/demografie-lebenserwartung.html.
52 Caloric Restriction, Energy Balance and Healthy Aging in Okinawans and Americans: Biomarker Differences in Septuagenarians. Bradley J Willcox, D Craig Willcox et al. 2007, Okinawa Journal of American Studies, Bd. 4, S. 60-72.
53 Beyond the Gut: Unveiling Butyrate's Global Health Impact Through Gut Health and Dysbiosis-Related Conditions: A Narrative Review. Arda Erkan Kalkan, Mona N. BinMowyna et al. 8, 2025, Nutrients, Bd. 17.
54 Gut microbial age modulates cardiovascular disease risk in metabolically unhealthy older people. Tiange Wang, Zhun Shi, Weiqing Wang. 2024, Nature Medicine, Bd. 30, S. 1541-1542.
55 Lactotripeptides and antihypertensive effects: a critical review. Esther Boelsma, Joris Kloek. 6, 2008, British Journal of Nutrition, Bd. 101, S. 776-786.
56 The Effects of Dietary Supplementation with Collagen and Vitamin C and Their Combination with Hyaluronic Acid on Skin Density, Texture and Other Parameters: A Randomised, Double-Blind, Placebo-Controlled Trial. Katja Zmitek, Janko Zmitek et al. 12, 2024, Nutrients, Bd. 16.
57 Vitamin C and scar strength: analysis of a historical trial and implications for collagen-related pathologies. Philippe P Hujoel, Margaux LA Hujoel. 1, 2022, The American Journal of Clinical Nutrition, Bd. 115, S. 8-17.

58 Impact of vitamin D on ultraviolet-induced photoaging and skin diseases. Sankalya S. Ambagaspitiya, Gayan A. Appuhamillage, Rohan S. Dassanayake. 2024, Exploration of Medicine, S. 363-383.
59 Vitamin D3 and the Molecular Pathway of Skin Aging. Adeltrudis Adelsa Danimayostu, Endang Lukitaningsih et al. 3, 2023, Indonesian Journal of Pharmacy, Bd. 34, S. 357-371.
60 Institute, Linus Pauling. Micronutrient Information Center. Essential Fatty Acids and Skin Health. [Online] [Zitat vom: 1. 9 2025.] https://lpi.oregonstate.edu/mic/health-disease/skin-health/essential-fatty-acids.
61 Impact of Selenium on Biomarkers and Clinical Aspects Related to Ageing. A Review. Urban Alehagen, Trine B. Ostad et al. 10, 2021, Biomolecules, Bd. 11.
62 Modulation of Coenzyme Q10 content and oxidative status in human dermal fibroblasts using HMG-CoA reductase inhibitor over a broad range of concentrations. From mitohormesis to mitochondrial dysfunction and accelerated aging. Fabio Marcheggiani, Ilenia Cirilli et al. 2019, Aging (Albany NY), Bd. 11, S. 2565-2582.
63 Oral supplementation of specific collagen peptides has beneficial effects on human skin physiology: a double-blind, placebo-controlled study. E Proksch, D Segger et al. 1, 2014, Skin Pharmacology and Physiology, Bd. 27, S. 47-55.
64 The effect of oral collagen peptide supplementation on skin moisture and the dermal collagen network: evidence from an ex vivo model and randomized, placebo-controlled clinical trials. Jérome Asserin, Elian Lati et al. 4, 2015, Journal of Cosmetic Dermatology, Bd. 14, S. 291-301.
65 Dietary Supplementation with Specific Collagen Peptides Has a Body Mass Index-Dependent Beneficial Effect on Cellulite Morphology. Michael Schunck, Vivian Zague et al. 12, 2015, Journal of Medicinal Food., Bd. 18, S. 1340-1348.
66 Ingested hyaluronan moisturizes dry skin. Chinatsu Kawada, Takushi Yoshida et al. 2014, Nutrition Journal, Bd. 13.
67 Oral Hyaluronan Relieves Wrinkles and Improves Dry Skin: A 12-Week Double-Blinded, Placebo-Controlled Study. Tzu-Fang Hsu, Zi-Rong Su et al. 7, 2021, Nutrients, Bd. 13.
68 Green Tea Catechin Association with Ultraviolet Radiation-Induced Erythema: A Systematic Review and Meta-Analysis. Mahendra P Kapoor, Masaaki Sugita et al. 12, 2021, Molecules, Bd. 26.
69 Canada, Government of. Health Canada's proposal to enable the use of green tea extract (EGCG/catechins) as a supplemental ingredient in foods. [Online] 2. 4 2025. https://www.canada.ca/en/health-canada/services/food-nutrition/public-involvement-partnerships/notice-proposal-enable-use-green-tea-extract-supplemental-ingredient/document.html.

Bildnachweise

Adobe Stock: WavebreakmediaMicro (Coverfoto)

Estera Laskowska: Autorenfoto (Umschlagklappe hinten)

Shutterstock: Design Projects (8), NDAB Creativity (24), Ground Picture (34, 74, 208), Timphotoman (41), Olena Yakobchuk (45), Vladfotograf (48), Jiri Hera (61), Gustavo Frazao (68), PeopleImages (76), Gorodenkoff (78), Monkey Business Images (80), LightField Studios (82), nblx (95), Pedal to the Stock (97), Kitreel (103), Ingrid Balabanova (131), Antonina Vlasova (157), Joshua Resnick (163), Julia Mikhaylova (176), SewCreamStudio (185), Mariya Surmacheva (187), Esin Deniz (199), Sokor Space (202), vetre (219)

Klaus Lingenauber: (21)

Privat: Achilleas Ieronymos (149)